태극선법

태극선법

초판 발행 2013년 4월 28일

개정판 1쇄 인쇄 2015년 10월 20일

개정판 2쇄 인쇄 2020년 9월 5일

개정판 3쇄 인쇄 2022년 9월 26일

엮은이 | 기우근

펴낸이 | 기우근

펴낸곳 | k-Books

출판등록 | 2000. 6. 12(제215-92-26359)

주소 | 서울시 송파구 송파동 오금로 188

홈페이지 | www.k-books.kr

전화번호 | (02)423-8411

팩스| (02)423-8465

PAPER | 무림페이퍼 네오스타스노우화이트 120g/㎡

ISBN 979-11-85038-01-8

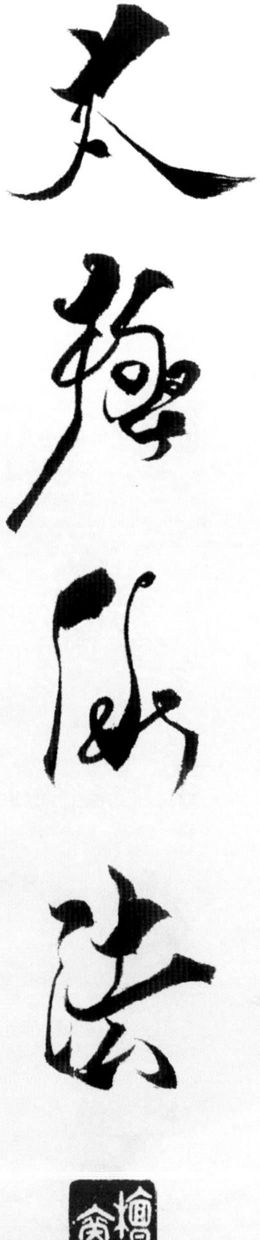

서문

단전호흡의 역사는 선사시대 이전으로 거슬러 올라간다. 그만큼 유구한 역사를 지니고 있고 그 법방도 헤아릴 수 없이 많다. 하지만 여태껏 인체에 태극 문양이 생겨나는 수련법은 없었다. 이것이 사실이라면 [인간 = 소우주]의 공식이 구현되어 인간 존엄의 가치를 드높일 것이다. 가히 홍익인간의 실현이라 할 만하다.

이런 경천동지할 수련법이 바로 태극선법이다. 이 수련법은 100여 년 전 만주에서 배달총사가 끊어졌던 단군시대의 호흡법을 복원하면서 시작되었다. 당시 배달총사가 여러 명에게 전수했으나 기이하게도 그 맥이 끊기고 겨우 한 가닥 남아 있던 것을 단예 선사가 이어 받게 된다. 전수 단계에서 미흡한 점이 많아 단예 선사가 그것을 다시 원형에 맞게 복원함으로써 태극선법은 세상에 나오게 되었다.

나는 운이 좋아 대학교 선배였던 단예 선사와 행보를 같이 하며 태극선법의 전수와 복원 과정에 직접 참여할 수 있었다. 1990년 무렵에 단예 선사가 계룡산 문필봉과 수정봉을 왕래하며 태극선법을 복원하던 현장에도 있었고, 이후 그것을 세상에 내놓게 되면서는 태극선법의 수석 전수자로서 활동하게 되었다. 이때부터 교사 생활도 접고 수행자의 길에 전념하게 되었다.

몇 년 뒤 2001년 3월 무렵, EBS에서 氣를 과학적으로 증명하는 다큐멘터리를 제작한다는 통보를 받게 되었다. 당시에 단전호흡이 크게 유행하면서 氣를 경계하는 목소리가 높아졌고 이에 그 허실을 진단한다는 취지였다. EBS는 거대 단전호흡 단체를 비롯해서 유명세를 떨치던 분들에게 공문을 보냈는데, 氣는 과학의 영역이 아니라는 일관된 말로 거절당했다.

당시 나는 단예선사로부터 태극선법은 과학이며 현실이라는 말을 자주 듣곤 했다. 만일 그렇다면 EBS의 실험에 응하지 못할 이유가 없을 것이다. 그래서 참여에 당당히 응했고, 여의도 성모병원과 한국정신과학연구회의 실험을 거쳐 氣의 존재를 입증해 내었다. 공영방송에서 氣를 과학적으로 증명한 사례는 전무후무한 일이었다.

이 일이 있고부터 나는 유명세를 타게 되었고 각종 TV프로그램에 참여하는 것과 더불어 태극선법의 지도자로서 더욱 왕성히 활동하게 되었다. 당시에 나는 태극선법의 내공을 활용해 33 종류의 고조선 무예를 복원하기 시작했고, 내친김에 태극선법의 도인법(導引法)인 한요가도 완성을 하였다. 최근에 들어선 고조선 무예의 타지(打地) 보법을 춤에 접목한 브로드댄스(broad-dance)를 창안하고, 또한 태극선법의 氣를 미용 건강에 접목한 키뮨(kimmune) 이론을 완성했다. 이 모든 활동은 태극선법이 있었기에 가능한 일이었다. 이처럼 태극선법을 제대로 익힌다면 그 응용이 무궁무진할 것이다.

태극선법을 소개한 첫 번째 책은 2000년 7월 10일 단예선사가 직접 쓴 [풍류도 태극선법/정신세계사]이다. 이 책을 교과서로 삼고 현장에서 내가 태극선법을 가르치면서 많은 자료가 쌓이게 되었다.

당시 단예 선사는 오대산에 주로 기거하며 수행에만 전념하셨기에 태극선법의 전수는 내가 홀로 맡아 행할 수밖에 없었다. 그 무렵 정신세계원과의 협력으로 수련생은 계속해서 늘어났고, 힘에 부친 나는 20대의 젊은 사범들을 양성해 전수를 확장시켰다. 허나 태극선법의 보급엔 도움이 되었지만, 결과적으로 수련법이 일부 왜곡되고, 심지어 전혀 엉뚱한 건강 체조로 전락되는 낭패를 보기도 했다. 이런 시행착오를 하나둘씩 거치면서 태극선법의 이론은 다듬어지고 더욱 정교해질 수 있었다.

이렇게 해서 모여진 자료들은 특정 개인의 것이 아닌 전수자와 이수자들의 경험과 지혜가 모여 이룬 공동의 자산으로 보아야 한다. 그래서 본서를 어느 한 개인의 저작으로 삼는 데는 무리가 있다.

물론 태극선법의 실제 저자를 따진다면 당연히 단예선사일 것이고, 더 나아간다면 배달총사에 있을 것이다. 따라서 본서는 배달총사와 단예선사의 가르침을 엮어 만든 편저라 함이 마땅하다.

그동안 저작권의 오류가 간간이 있어 왔지만 그것을 엄중히 바로잡아 재판을 내놓는다. 모쪼록 허상의 단전호흡을 멀리하고 현실적이고 과학적인 태극선법을 익혀 실생활에 도움을 받고, 더 나아가 영적 도약의 계기가 되기를 기대해 본다.

2020년 8월 30일,

K-books 편집부를 대신하며, 度海 기우근 謹書

|관련 보도 및 기사|

- **KBS** [무엇이든 물어보세요]
- **KBS** [언제나 청춘]
- **KBS** [쟁점토론]
- **EBS** [건강클리닉]
- **EBS** 다큐멘터리 [우리의 전통문화] 2회 연속 방영
- **SBS** [모닝와이드]
- **SBS** 대하사극 [자명고]
- **MBN** [천기누설]
- **머니투데이** [율려선] 칼럼 연재
- **중앙일보** [병 고치는 교장 선생님]
- **주간한국** [명품 웰빙, 율려선]
- **굿뉴스피플** [우리학교 최고, 송원고등학교]
- **광남일보** [송원대, 굿모닝병원과 기치료 공동연구 협정]

목차

제3장 태극선법의 효과

제4장 태극선법 수련법

제5장 태극선법 수련 단계별 과정

제7장 풍류공

제1장

태극선법의 기원

호흡의 중요성

호흡(呼吸)을 하지 않는 생명은 없다. 호흡과 생명은 불가분(不可分)이지만, 너무 당연하다 보니 잊고 살기 쉽다. 하지만 생명 현상에서 호흡만큼 중요한 것은 찾아보기 어렵다.

호흡에서 호(呼)란 태아가 어머니의 자궁을 뚫고 나와 양수를 토하면서 뱉는 숨을 말한다. 그리고 흡(吸)이란 생을 마감할 때 들이쉬는 숨을 말한다. 이런 면에서 호흡은 생사의 반복을 의미하기도 한다.

생물학적으로 호흡이란 산소를 들이마시고 이산화탄소를 내보내는 과정을 통해 유기물을 분해하고 생활에 필요한 에너지를 만드는 작용이다. 즉, 호흡은 생체에 에너지를 공급하는 일련의 산화환원반응으로 볼 수 있다.

호흡은 외호흡과 내호흡으로 구분된다. 외호흡은 우리가 일반적으로 코나 입으로 숨을 쉬는 것을 말한다. 내호흡은 세포호흡이라고 하는데, 혈액이 산소를 세포 내 미토콘드리아(mitochondria)[1]로 운반해주면 미토콘드리아에서 산소를 이용하여 포도당과 같은

---

1) 미토콘드리아(mitochondria): 세포에서 에너지 대사의 중추를 이루는 세포 내 소기관 중 하나. 호흡이 활발한 세포일수록 많은 미토콘드리아를 함유하고 있다.

영양분을 분해시켜 에너지를 얻는 작용을 말한다.

우리가 음식물을 먹는 이유는 에너지를 얻기 위함이다. 에너지는 탄수화물, 지방, 단백질과 같은 영양소들이 미토콘드리아에서 산소를 이용한 산화과정에 의해 생겨나게 된다. 따라서 이러한 내호흡을 진정한 의미의 호흡이라 할 수 있다.

어찌 되었든 일생을 살아가는 동안 멈출 수 없는 것이 호흡이다. 이런 막중한 호흡에 고차원의 질료인 氣와 연결할 수 있는 통로가 있다. 그것이 바로 단전호흡이다.

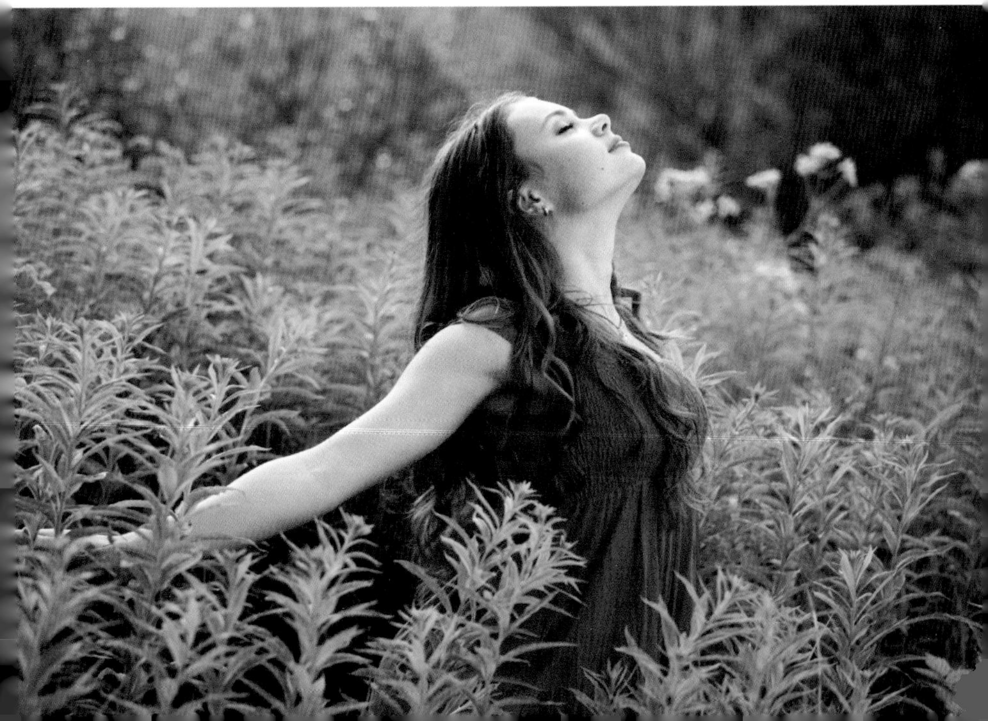

산소와 미토콘드리아, 활성산소

미토콘드리아는 내호흡(세포호흡)에서 산소를 이용하여 에너지를 얻게 해주는 핵심 역할을 하게 된다. 생명체에게 미토콘드리아의 중요성은 이루 말할 수 없다. 그런데 생명체는 미토콘드리아를 이용해 산소로부터 에너지를 얻지만 결국은 그것 때문에 값비싼 대가를 치르게 된다. 그것이 노화와 죽음이다.

산소는 모든 생명체를 계속해서 녹슬게 한다. 산화작용을 통해 쉬지 않고 산화폭탄을 터뜨리며 세포 조직을 파괴한다. 기뢰처럼 혈류 속을 둥둥 떠다니며 수시로 폭격을 가하는 것이다.

그런데 이보다 더 무서운 것이 있다. 그것은 미토콘드리아가 산소를 에너지로 바꾸면서 발생하는 활성산소(活性酸素)[2]이다. 산소의 분자구조가 불안정하게 되어 그 활동력이 왕성해진 상태이다. 이것은 마치 원자력 발전소의 핵폐기물처럼 생체환경에 치명적이다.

활성산소 역시 혈류를 따라 몸의 구석구석을 누비며 세포조직을 무차별 공격한다. 피해가 누적되면 마치 녹슨 것처럼 장기나

2) 활성산소(active oxygen): 호흡과정에서 몸 속으로 들어간 산소가 산화과정에 이용되면서 여러 대사과정에서 생성되어 생체조직을 공격하고 세포를 손상시키는 산화력이 강한 산소.

피부조직이 누렇게 변해간다. 이것을 노화라고 한다. 생명체가 산화되어 죽어가는 것이다.

그런데 조용히 늙어만 가면 그래도 괜찮다. 활성산소는 폐와 심장, 간, 위, 콩팥 등은 물론이고 동맥혈관의 벽까지 공격한다. 공격이 잘 안 될 때는 콜레스테롤과 결합하여 혈관 안쪽에 들러붙는다. 기름덩어리를 덕지덕지 붙이고 산화시켜 썩은 버터처럼 만든다. 20대부터 이런 노폐물이 쌓여가다가 5~60대가 되면 생명을 위협할 정도로 심각해진다.

인체에서 가장 중요한 뇌도 예외는 아니다. 뇌는 체중의 2%밖에 안 되지만 전체 산소의 20%를 쓰니 심각하지 않을 수 없다. 연약한 뇌세포는 산소의 독성에 더욱 취약하다. 그래서 최대한 산소 사용을 자제하기 위해 망각과 생략, 모방의 기능이 발달되었다. 하지만 의외의 곳에서 산소가 대량 유입된다. 바로 스트레스이다.

스트레스를 받게 되면 온갖 번뇌망상(煩惱妄想)이 일어나면서 뇌는 활발히 반응하게 된다. 이때 많은 양의 산소를 필요로 하고, 뇌세포 속에서 미토콘드리아가 열심히 에너지와 함께 활성산소를 토해낸다. 부정적 생각을 하면 할수록 산소의 유입량은 많아지고 활성산소가 대량으로 생산된다. 결국 이들의 폭격을 맞아 뇌세포가 하나둘씩 죽으면서 기억력 감퇴가 오고 심하면 치매에 걸리게 된다.

더 무서운 것은 암과도 관련이 깊다는 것이다. 산소와 활성산소의 무차별 폭격을 받다 보면 기형이 된 단백질이 생성된다.

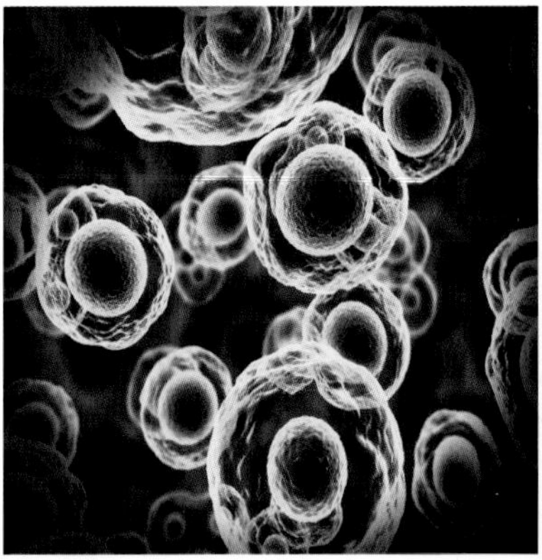

바로 열충격 단백질[3]이다. 이것은 암세포의 자연사를 방해하는 역할을 하기 때문에 암세포가 죽지 않도록 방어하는 셈이다.

임상보고에 의하면 열충격 단백질은 유방암, 대장암, 백혈병 등 대부분의 암종에서 높게 발현되는 것이 관찰된다. 따라서 열충격 단백질의 활성을 억제하는 것이 암 치료의 중요한 목표 중의 하나가 되고 있다.

이렇게 온몸이 산소와 활성산소에 의해 만신창이가 되면서도 산소의 공급을 멈출 수는 없다. 왜냐하면 생명활동을 하는 근본 에너지원이기 때문이다.

결국 생명체는 미토콘드리아가 에너지를 만들기 위해 사용하는 산소와 그 부산물인 활성산소에 의해 서서히 죽게 되는 것이다.

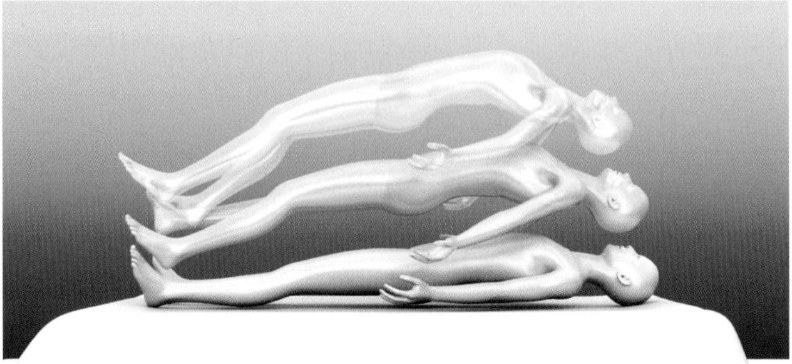

3) 열충격 단백질(heat shock protein, HSP) : 세포나 조직 또는 개체가 생리적 온도보다 높은 온도에 노출될 때 합성되는 단백질. 다양한 유해자극에 대한 반응으로 발현이 유발되는 스트레스 단백질이다.

단전호흡

산소는 생명의 젖줄이면서도 각종 질병과 노화, 그리고 죽음의 원인이기도 하다. 호흡과 산소는 떼려야 뗄 수 없는 관계이다. 여기에서 단전호흡(丹田呼吸)으로 대변되는 선도수련(仙道修練)이 나오게 된다. 물론 옛 선인들이 산소나 활성산소의 존재를 알았던 것은 아니지만, 직관적으로 호흡의 중요성을 인식하고 있었던 것이다.

그렇다면 선도수련은 정말로 산소의 독소로부터 안전을 지켜줄 수 있는가?

연구 결과에 따르면, 모든 동물은 10억 번의 심장박동을 하면 사망한다고 한다. 들쥐는 1분에 500번 가량 뛴다. 대략 4년이면 10억 번 정도 되니, 이때 들쥐는 죽게 된다. 코끼리는 1분에 30번 가량 뛰므로 80년이 돼야 죽게 된다. 거북은 심장박동이 느리기에 더 오래 산다.

왜 심장박동이 수명과 연결되는가? 활동한 만큼 에너지가 소모되고 그 에너지는 산소에서 온다. 따라서 심장박동이 빠를수록 산소와 활성산소의 공격을 더 받게 되는 것이다. 한 마디로 굵고 짧게 사는 것이다.

그런데 예외가 있다. 굵으면서도 길게 사는 생명체가 있으니, 그것은 박쥐를 포함한 조류(鳥類)이다. 조류만이 심장박동수보다 몇 배 오래 산다. 날갯짓을 하려면 에너지가 많이 필요한데도 더 오래 산다.

옛 선인들은 새들이 날갯짓을 하면서 복식호흡(腹式呼吸)을 하고, 이로써 단전이 조성된다는 놀라운 사실을 발견하게 된다. 바로 단전호흡인 것이다.

복식호흡을 통해 호흡을 길고 깊게 함으로써 산소의 유입량을 줄이고, 정신을 안정시킴으로써 스트레스를 비롯한 불필요한 에너지 소모를 막을 수 있다.

이렇게 조류의 호흡을 본떠 불로장생을 추구한 데에서 선도 수련은 시작되었다. 그래서 선도 수련은 호흡에서 시작해 호흡으로 끝난다. 이러한 복식호흡을 통한 단전호흡을 단도태(單道胎) 수련이라고 한다.

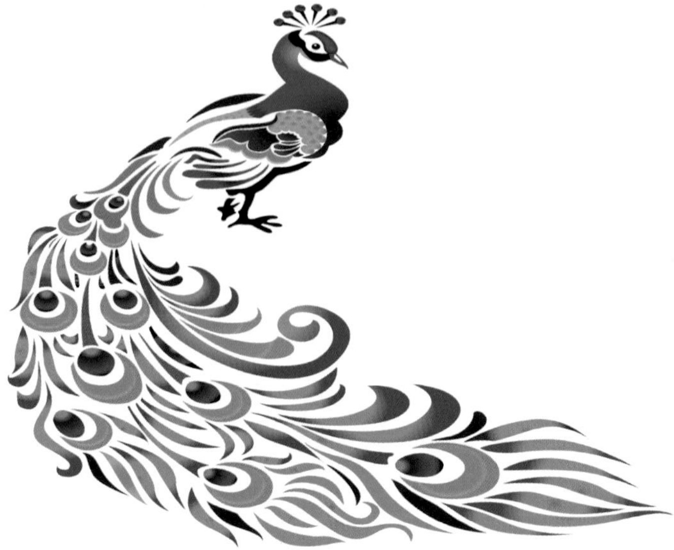

태극선법의 탄생

새의 복식호흡만 본떠서 만든 기존의 단도태 수련은 한계가 있었다. 그래서 보다 효과적이고 우수한 공효를 지닌 단전호흡을 연구하게 되었고, 오랜 노력 끝에 나오게 된 것이 바로 태극선법(太極仙法)이다.

태극선법은 기맥을 바탕에 깔고 여기에 새들의 날갯짓과 인체 구조를 비교 관찰한 데에서 시작되었다. 새들의 호흡이 날갯짓에 따라 일정한 패턴이 있다는 놀라운 사실을 발견하고, 이것을 기운의 흐름에 적용한 것이다.

사람의 양팔을 날개처럼 양옆으로 혹은 앞뒤로 대칭을 이루어 행공하면서 새의 역동적 호흡을 흉내 낸다. 이렇게 되니 놀랍게도 복식호흡이 몇 배로 깊어지고 기운의 축적도 활발해졌다. 기운이 배꼽 세 치 밑이 아닌 허리띠를 따라 대맥(帶脈)에 쌓인다는 사실도 알았다. 바로 좌우 대칭인 음양쌍도태(陰陽雙道胎)가 생겨나는 것이다.

목소리 또한 단전에서 울려 나와 새의 맑고 깊은 소리를 닮아간다. 여기에 독특한 손 모양으로 공간의 氣를 끌어모으는 수인(

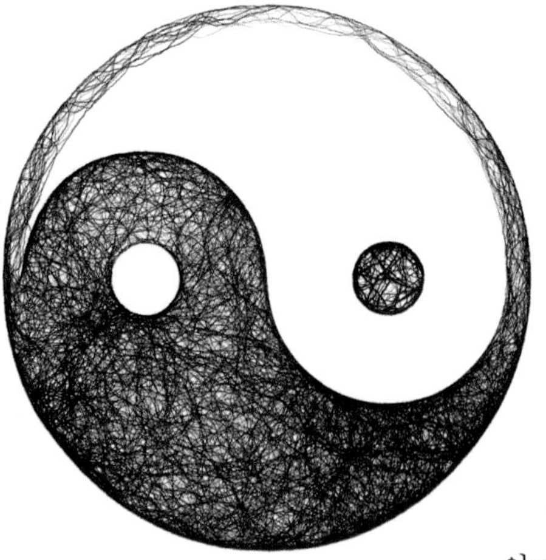

手印)과, 땅의 氣를 끌어와 대맥에 저장하는 행공(行功)이 더해지면 쌍도태가 온전하게 조성된다.

이때 대맥을 따라 형성된 쌍도태의 모습이 흡사 태극문양을 닮았기에 태극선법이라 불리게 되었다. 좁은 의미의 태극선법은 음양쌍도태를 이용한 기수련을 의미하지만, 넓은 의미로는 정기신(精氣神) 삼법수련(三法修練)을 의미하기도 한다.

따라서 태극선법에는 여러 이름이 있다. 정기신 삼법을 쓰기에 삼원선법(三元仙法)이라 하고, 독특한 손동작을 쓰기에 수인선법(手印仙法)이라 한다. 단전이 율려 운동을 하기에 율려선(律呂仙)이라 하고, 무술의 근간인 내공이 축적된다 하여 내공진법(內攻眞法)으로 불리기도 한다.

태극선법의 원류를 살펴보면 새의 날갯짓과 호흡에서 경이로운 발견을 이루었으니 태극선법을 익혀 선인(仙人)이 되는 것을 우화등선(羽化登仙)[4] 혹은 우화등천(羽化登天)이라 한다.

태극선법에서는 기본적인 단전이 조성될 때까지 몸에 힘을 주어 행공을 하지만, 일정 단계에 도달하게 되면 몸에 힘을 빼고 흐름을 타며 행공을 하게 된다.

이렇게 태극선법의 행공은 마치 새가 하늘을 나는 것처럼 유연하게 이루어진다. 세상만사 모든 시름을 잊고 한 마리 새가 되

4) 우화등선(羽化登仙): 사람이 신선이 되어 하늘로 올라감을 이르는 말.

어 유유히 창공을 비상하는 것이다. 이때 저절로 단전호흡이 이루어지며 항산화 물질이 넘쳐나고 이로써 활성산소의 공격을 막아 질병을 예방하고 활력을 샘솟게 한다.

이렇게 새의 날갯짓을 반복하며 번뇌를 씻고 정신을 맑게 하다 보면 어느덧 초월경에 머무는 신선(神仙)이 된다.

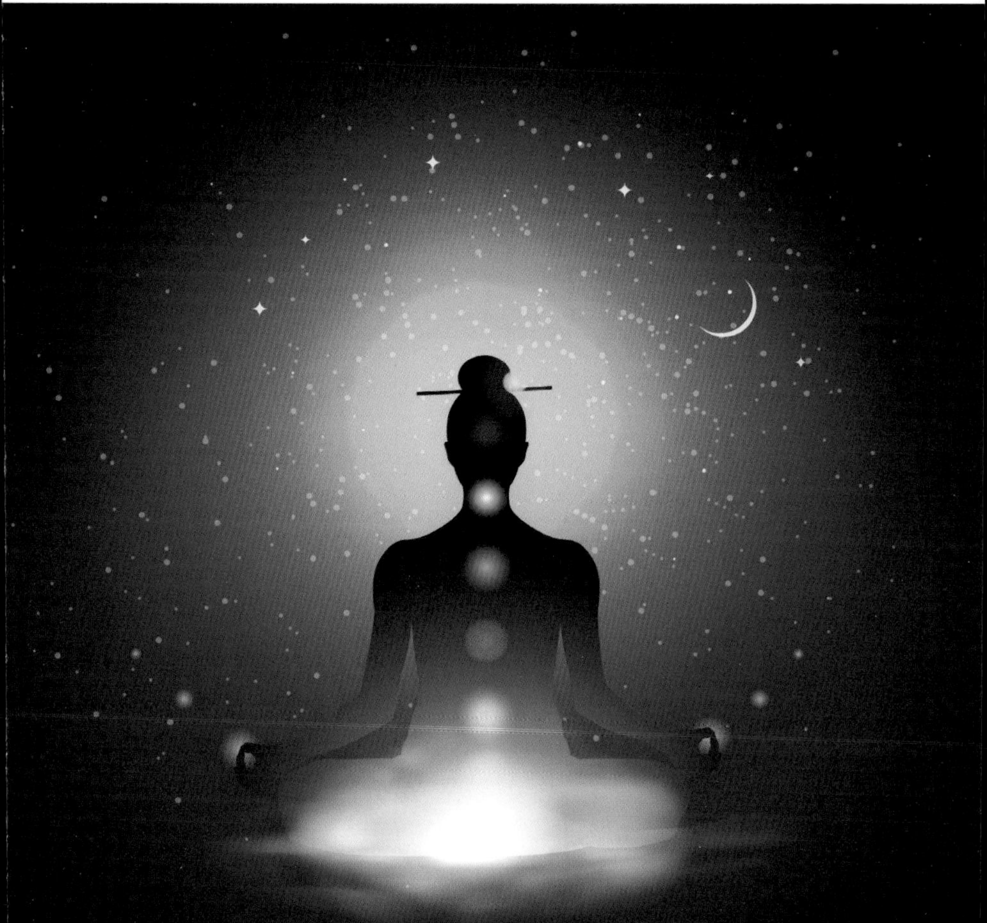

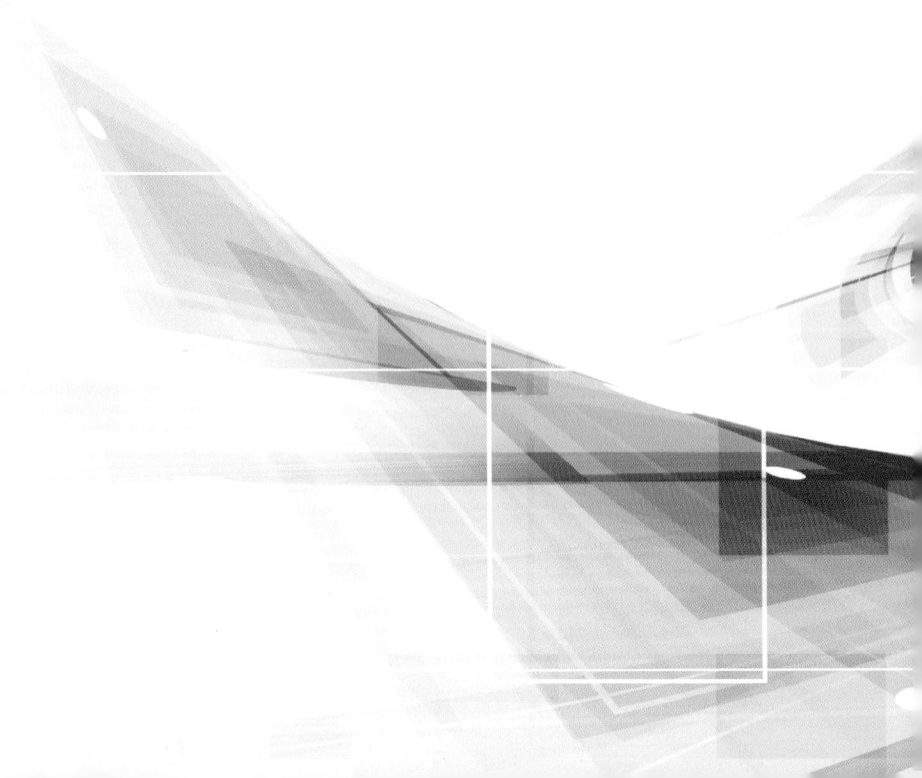

제2장

태극선법의 이론체계

태극숨결 음양쌍도태

도통(道通)을 하기 위한 수련에 있어서 정법을 논한다면, 가장 먼저 떠오르는 것이 번뇌망상을 거두어 한얼(一心)로 돌아가는 참선법(參禪法)이다. 그런데 [氣 써서 생각한다]는 말에서 보듯, 생각이란 것은 氣를 타고 제멋대로 움직인다. [생각 사(思)]자가 [田(단전)+心(마음)]으로 되어 있는 것도 이런 연유이다.

그래서 정법이긴 하지만 참선을 통해 고요한 경지에 이르는 것이 결코 쉽지만은 않다. 여기서 氣를 먼저 통제하고, 연후에 마음을 가라앉히자는 생각이 대두하게 되었다. 즉, 氣를 잡은 후에 참선법을 통해 본성을 깨치자는 지소선후(知所先後)의 도리이다. 이렇게 氣를 잡는 수련, 이것을 일러 단전호흡이라 한다.

요즘 단전호흡이 널리 유행하여 어느 정도 일반화가 되었다고 할 수 있다. 그런데 사실상 기존에 알려져 있는 단전 수련은 배꼽 세치 밑의 부위에 맺히는 기합(氣合)을 일러 말하는 것으로, 이는 진정한 단전이라 할 수 없다. 이것을 일명 단도태[5]라 하는데, 이는 지

---

5) 도태(道胎): 천지의 기운을 허리띠 모양의 대맥에 축적하여 만든, 기(氣)를 생산하고 돌리는 발전소. 도(道)의 싹을 틔울 수 있는 씨앗이란 의미로 도태(道胎)라 한다.

식(止息)이나 조식(調息) 같은 호흡을 꾸준히 가다듬는 수련 외에 무술을 하거나 소리 공부를 하여도 생기는 것으로, 氣가 일정한 부위에 맺혀 형성된 기합의 일종이다.

단전의 비밀은 붉을 단(丹)자에 있다. 단(丹)의 원래 글자는 갱도 속에 붉은 광석(•)이 들어있는 형상이다. 여기서 붉은 광석은 양기(陽氣)이다. 철학적으로는 군화(君火)라 한다. 양기를 음기가 에워싸고 있는 형국으로, 괘상으로 표현하면 ☵이다. ☵은 철학적 용어를 빌리면 일태극수(一太極水)라 한다.

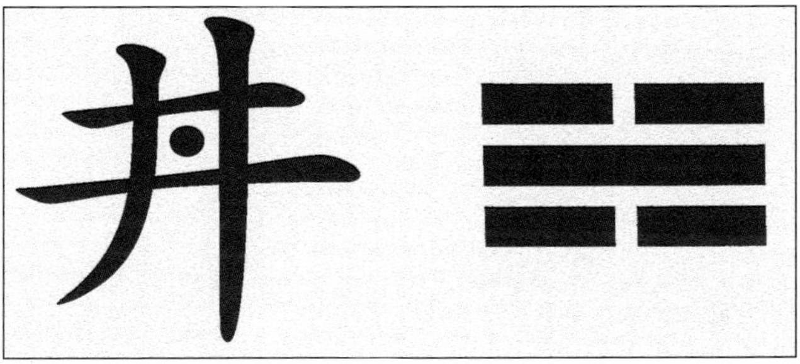

일태극수란 율려(律呂)[6]운동을 하며 지속적 순환을 통해 변화를 일으키는 조화옹이다. 따라서 단(丹)이란 율려 운동을 하는 태극이어야 한다. 바로 태극인 음양쌍도태로 이루어져야 그 실효를 거둘 수 있다. 이 음양쌍도태를 이용한 단전호흡이 바로 태극선법이다.

6) 율려(律呂): 율려란 삼라만상이 하나의 끈으로 연결되어 늘어나고 줄어드는 운동을 지속적으로 반복하는 것을 말한다. 현대물리학에서 말하는 초끈이론과 유사점이 있다.

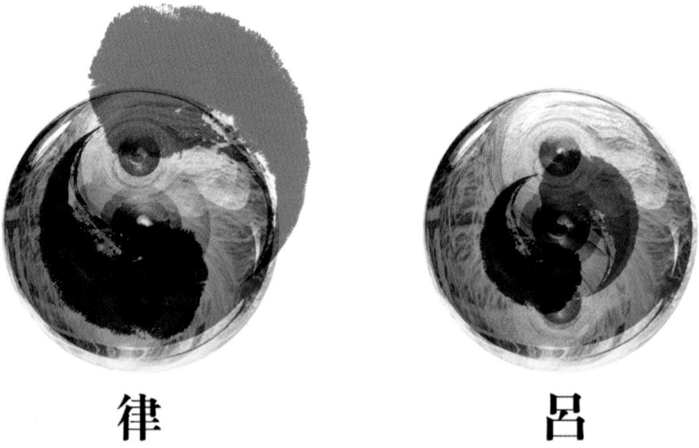

음전기와 양전기가 만나야 불이 들어오듯, 氣 또한 음기와 양기가 마주해야 도태가 형성되어 축기(縮氣)가 이루어지고, 나아가 운기(運氣)[7]가 가능해진다. 즉, 음도태(陰道胎)와 양도태(陽道胎)로 이루어진 음양쌍도태라야 제대로 축기하여 氣를 돌릴 수 있는 것이다.

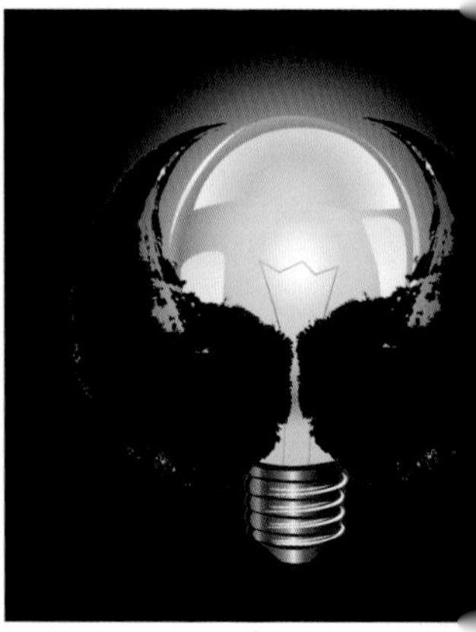

운기에 의하여 영(靈)이 열리는 것을 한 자로는 '主(주)'라 한다. '主'의 원 글자는 촛대에 불이 켜진 모습이다. 불이란 '밝(白)'이며, '밝'은 한얼 진리이다.

따라서 불을 밝혀 主(주)가 되고 밝(白)에 이르기 위해서는 음양으로 이루어진 쌍도태라야만 가능하다.

7) 운기(運氣): 발전소에서 전기를 생산하여 전선을 통해 집집마다 공급해 주듯이, 단전에서 기운을 움직여 기맥을 통해 인체의 구석구석까지 공급해 주는데, 이것을 운기라 한다.

利在田田陰陽田 田中十勝我生者

이로움은 쌍단전(雙丹田)에 있는데 이는 음도태와 양도태로 이루어진 단전이다. 쌍단전이야말로 진리를 완성하는(십승) 수련이며 또한 나를 진정으로 살리는 수련이다. －《격암유록》 중 [은비가(隱秘歌)]－

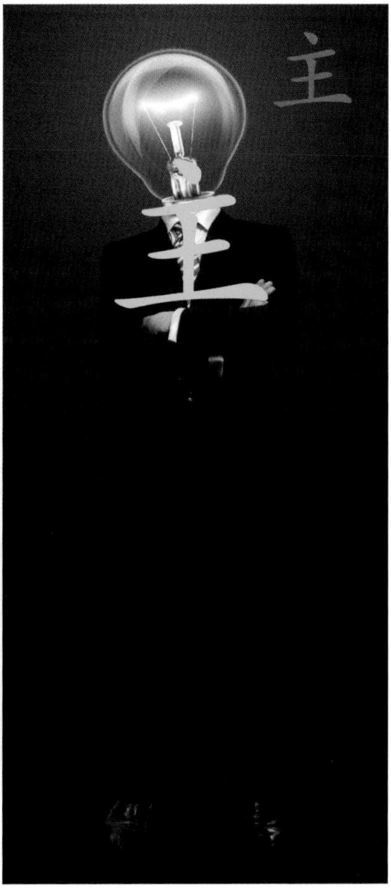

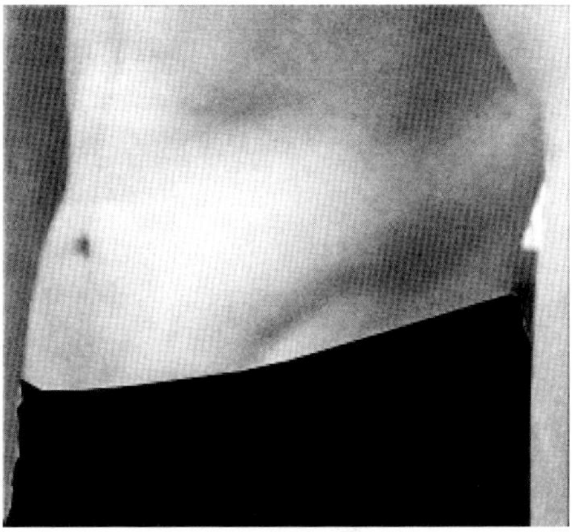

대맥축기

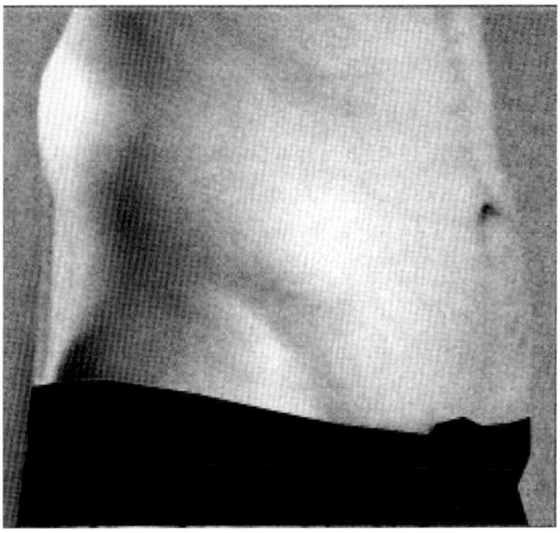

태극선법을 하면 몇 주 내에 氣를 체감하게 되고, 한두 달이 지나면 육안으로도 식별이 가능한 태극 무늬가 아랫배에 새겨지기 시작한다. 아랫배의 텅 빈 무극에서 태극이 생겨난 것이다. 그리고 70일 정도가 지나면 음양이 돌기 시작하고 중통(中通)이 끝날 무렵에는 다섯 군데[8]에 단(丹)이 형성되어 오행이 생겨난다. 즉, '무극 → 태극 → 음양 → 오행'이 차례로 이루어지는 것이다. 우주변화의 근본 원리이며 동양정신 문화의 정수라 할 수 있는 무극, 태극, 음양, 오행이 인체 내에서 그대로 재현되는 기적을 보인다. 그래서 옛 사람들은 이것을 보고 인간을 소우주라 칭했던 것이다.

태극선법 수련은 1~2주 내에 가능성을 보게 되고, 3~4주가 지나면 진기(眞氣)를 직접 느끼게 된다. 35일이 지나면 태극도태가 아랫배에 서서히 새겨지게 되고, 70일이 경과하면 그 형상이 뚜렷이 드러난다. 이때쯤이면 운기할 만반의 준비가 되어 현통문(現通文) 수련에 들어간다.

이때에는 쌍도태에서 음양을 뽑아 운기에 돌입하게 된다. 이것을 주천(周天)이라 하는데, 한자의 '말미암을 유(由)' 자로 풀이된다. 단전(田)에 모아진 氣가 위로 상승한다는 뜻이다.

이때부터 한두 달 안에 소주천(小周天)이 열려 기파(氣波)가 머리를 감싸게 된다. 마치 서양의 천사처럼 머리 둘레에 원형의 고리가 형성되는 것이다. 이것을 선환(仙環) 또는 소주환(小周

8) 다섯 군데: 대맥에 쌓인 두 개의 태극 단전과, 그 축에 형성된 한 개의 정전(精田), 그리고 대맥이 등 뒤까지 연결되어 생겨나는 두 개의 배후 단전을 합하면 다섯 개가 된다. 정전이란 정핵(精核)이 위주가 되어 이루어진 단전으로 두 개의 쌍도태를 조절하는 역할을 한다.

環)이라 한다. 그리고 여기서 더 나아가면 수련의 진전에 따라 소주환은 점점 구형으로 커져 나간다. 탱화에 나오는 불보살님의 후광(後光)과 같이 되는 것이다. 이때 반구를 넘는 순간부터를 대주천(大周天)이라 한다. 그리고 반구 이상의 기파를 선구(仙球), 선광(仙光), 법광(法光) 등으로 부른다.

여하튼 세간에 천차만별의 단전 호흡과 기공 수련들이 난무하고 있으나, 이런 수련들로써는 진기를 느낄 수 없고 나아가 운기(運氣=周天)를 할 수 없다. 이것은 겨레의 숨결인 얼숨[9]을 잊고 중국의 호흡을 수입하거나 자작(自作)하였기 때문이다. 얼숨은 우주의 숨결인 율려를 인체에 그대로 재현한 것이다. 따라서 얼숨만이 율려의 숨결을 타고 둥그런 한얼에 이르게 할 수 있다는 사실을 바로 알아야 한다.

태극선법은 천체의 운행 원리를 인간의 신체에 적용한 수련법으로서 氣의 체득과 함께 우주의 변화 원리를 깨달을 수 있는 토대를 마련해 주는 무상(無上)의 수련법이다.

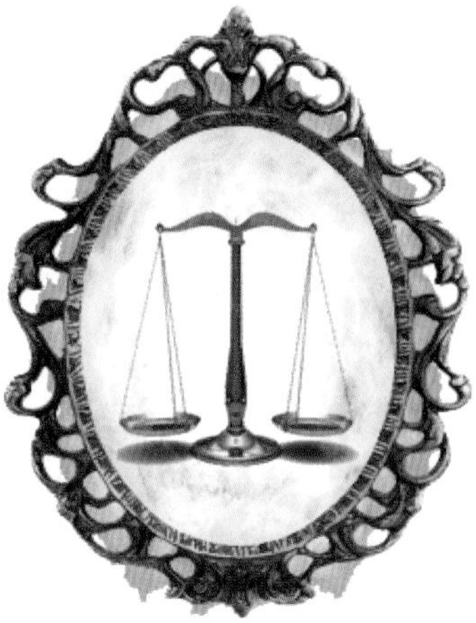

천체가 균형을 잃지 않고 운행하는 것을 인체에서 본받아 저울같이 반듯한 대칭을 이루어 행공(行功)하는 수련법으로서, 수련 동작을 하는 과정에서 저울과 같은 공평 무사한 정신이 길러지게 되고 또한 건강한 신체와 아울러 영적 성장도 이루게 된다.

9) 얼숨: 일반적인 숨은 몸뚱이가 살기 위해 들이쉬는 호흡이다. 그런데 숨이 깊어져 쌍도태를 이루게 되면 몸뚱이뿐만 아니라 정신까지 살리게 된다. 이렇게 되었을 때의 호흡을 얼숨이라 한다.

단전의 위치

지금까지 수천 년 동안 단전의 위치는 배꼽 세 치 밑, 혈(穴) 이름으로는 기해(氣海)라고 보는 것이 정설로 여겨져 왔다. 이외에도 배꼽 밑 두 치 반, 배꼽 밑 한 치, 배꼽과 신장 사이의 전칠후삼(前七後三) 부위의 혈, 배꼽 자체가 단전이라는 등의 여러 설들이 있었지만 전반적으로는 배꼽 세 치 밑이 정설로 받아들여지고 있다.

인간은 직립 보행을 하기 때문에 인체 내의 기맥은 대부분 상하로 흐른다. 상하로 연결된 맥은 氣가 멈추지 않고 끊임없이 흘러야 하는 유통맥(流通脈)이다. 잘 소통되어야 할 연통이 막히면 곧바로 가스에 질식되듯이 유통맥 또한 흐름이 차단되면 부작용이 발생하게 된다.

氣가 막혀 죽는다는 말처럼 잘 흘러야 할 氣가 막히게 된다면 필연적으로 신체적, 정신적 질병이 생기게 된다. 그러므로 상하로 이어져 있는 기맥에는 단전이 만들어져서는 안 된다.

기존 수련에서 주장되고 있는 단전은 한결같이 상하로 연결된 임맥(任脈)에 붙어 있다. 이것은 흘러야 하는 곳을 막아 썩게 만드는 것이니 자연의 원리에 어긋난 것이다.

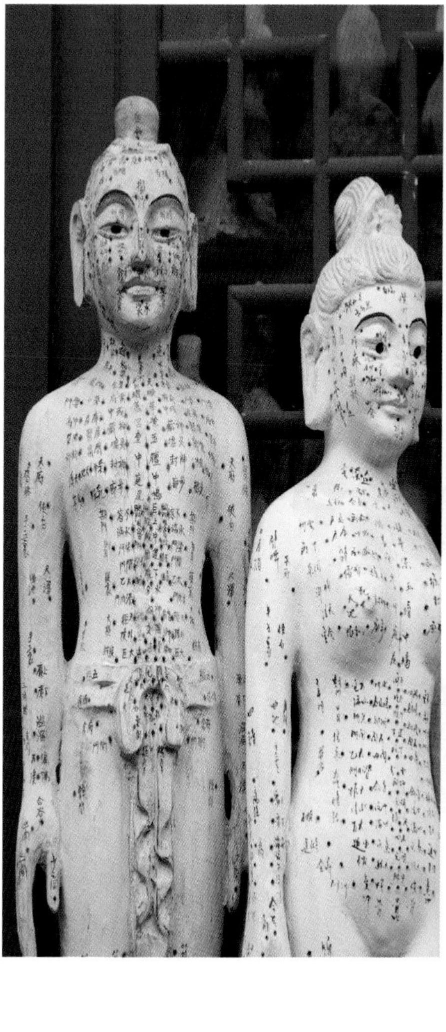

즉 상하로 연결되어 끊임없이 흐르는 기맥이 유통의 역할을 해주는데 반해, 좌우로 연결된 기맥은 흐르지 않고 고정되게 된다. 따라서 대맥(帶脈)에만 氣가 저장될 수 있다.

그렇다고 해서 지금까지 주장되어 온 배꼽 밑의 단전이 아주 무용지물인 것은 아니다. 이것은 마치 물레방아와 같은 역할을 하고 있다. 氣가 흘러가는데 있어서 역류하지 못하도록 해주고 그 흐름을 더욱 강하게 해주는 것이다. 그러나 그 이상 그 이하의 기능은 없다. 물레방아에 어느 정도의 물은 머물 수 있지만 결국 흘러갈 수밖에 없는 것이다. 만약 무리하게 물을 저장하려고 한다면 물레방아는 멈추거나 역류하게 될 것이다.

氣의 흐름도 마찬가지이다. 흘러야 하는 곳에 억지로 저장하려고 한다면 물이 역류하듯이 부작용이 생기게 되는 것이다. 따라서 인체에서 氣를 저장하고 뿜어줄 수 있는 장소는 유일하게 좌우로 형성되어 있는 대맥 뿐이다.

기존 단도태 수련의 특징 중 하나가 삼단전(三丹田)에 대한 이론이다. 삼단전은 상단전, 중단전, 하단전을 말하며 여기에 정기신 이론을 추가하는데 이것을 정리하면 다음과 같다.

정(精) – 하단전 – 정충(精充) – 배꼽 아래 기해(氣海)
기(氣) – 중단전 – 기장(氣壯) – 양 가슴 사이의 단중(膻中)
신(神) – 상단전 – 신명(神明) – 양 눈썹 사이의 인당(印堂)

뒤에 정기신에 대해서 자세히 설명하겠지만 상단전, 중단전, 하단전을 정기신과 관련지은 것은 큰 오류이다. 게다가 이 중에서 상단전, 중단전의 위치에 대해서도 각각의 주장이 다르다.

상단전의 경우 정수리에 위치한 백회(百會)로 보기도 하고 두 눈썹의 중간인 인당(印堂), 또는 두 눈 사이의 중간 점인 조규(祖竅)라고 보기도 한다. 그리고 중단전의 위치에 대해서도 배꼽 자체라는 주장과 명치 끝자리에 위치한 단중(膻中)이라는 주장 등 서로 상이한 점이 많다.

앞서 살펴본 것처럼 단전을 나누는 데 있어서 단순히 혈을 가지고 구분해서는 안 된다. 기운이 잠시 고인다고 해서 그것이 단전이 되는 것은 아니다. 단전이 되기 위해서는 핵융합 발전을 일으키듯 음기와 양기를 이용하여 불을 지필 수 있어야 한다.

지금까지의 단전호흡에서 가장 문제가 되는 것은 중단전이다. 중단전은 실제적 단전이 아니기 때문이다. 예를 들어 하단전을 발전소에 비유한다면 중단전은 변전소 정도로 비유할 수 있다. 다시 말해서 기운이 흐르다가 잠시 머무는 곳 정도에 불과하다. 자체적으로 기운을 응집해 氣를 돌릴 수 있는 기능이 결여되어 단전의 개념 속에 포함할 수 없다. 오히려 중단전 부위에 氣가 정체되면 그 폐해가 심각해진다.

또 하나의 문제점은 혈(穴)과 단전을 착각하는 것이다. 세간에는 혈 이름에 호흡을 붙여 사용하는 우스꽝스런 사례도 있다. 혈은 율려 운동을 하지 않기에 호흡과는 하등의 관련이 없다. 아무튼 율려 운동을 해야만 단전과 호흡이란 단어를 결합해 쓸 수 있고, 고차원 에너지인 氣를 끌어와 활용할 수 있다.

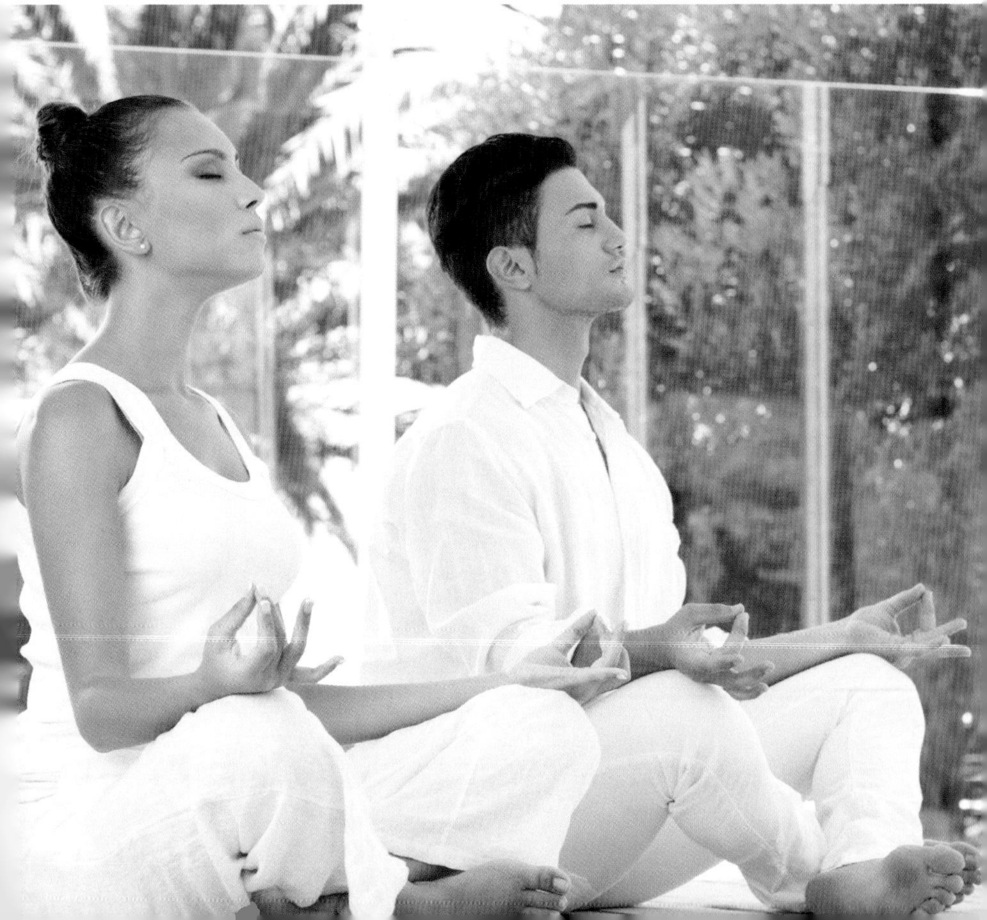

정기신이란

한얼은 삼위일체로 이루어져 있다. 절대(絶對)인 한얼이 상대(相對)계로 작용함에 정(精), 기(氣), 신(神) 셋으로써 한다. 한자에 보면 밝을 '정(晶)' 자가 있다. 세 개의 태양이 모여 거대한 밝음을 이룬 것이다. 이 셋이 바로 精과 氣와 神이다. 정기신이 통일될 때 비로소 한얼의 광명을 자아내게 된다.

精이란 맺히는 힘으로, 과학에서 말하는 입자성에 해당한다. '정(精)' 자의 구성을 보면, '米(씨알) + 主(촛불) + 丹(단전)' 으로 되어 있다. 맺히는 힘(米)으로써 단전을 만들고, 이로써 불(主)을 밝힌다는 뜻이다. 여기서 불이란 '얼빛' 이다.

氣란 끊임없이 움직이고 변화하는 힘으로, 파동성에 해당한다. '기(氣)' 자는 '气(기운) + 米(씨알)' 로 , 맺히는 정(精)에 반발해 제멋대로 사방으로 퍼지는 기운을 뜻한다.

神이란 스스로 반응하려는 자율적 힘을 말한다. '신(神)' 자의 구성을 보면, '示(보다) + 申(기운)' 으로 되어 있다. '示' 는 어떤 현상을 본다는 것으로 생명을 뜻하며, '申' 은 단전(田)에서 氣가 위아래로 퍼지는 것을 말한다. 즉, 氣를 써서 이리저리 반응하는 자율반응체를 가리킨다.

정기신 삼극 중에 精과 氣는 물질 세계를 형성하고, 여기에 神이 추가되면서 생명이 발생하였다. 그래서 《주역》에서는 "정기는 물질을 만들고 신은 변화를 일으킨다(精氣爲物游魂爲變)"고 하였다. 이렇게 온 우주는 정기신 셋의 작용에 의하여 조합되고 변화해 나간다. 가히 천지인(天地人) 삼계(三界)의 존립 근간인 셈이다.

精 → 맺히는 힘(−) → 입자성
氣 → 퍼지는 힘(+) → 파동성
神 → 자율적 힘(0) → 자율성

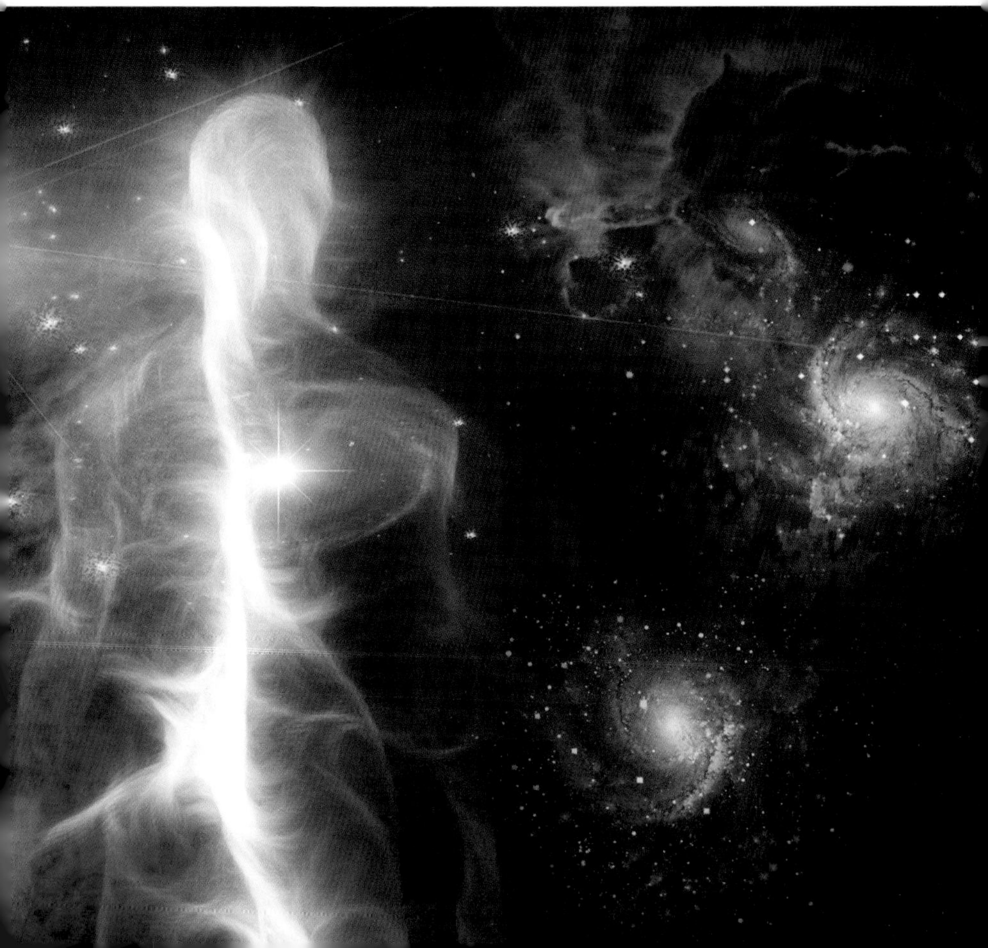

중국 부류의 철학은 음양의 두 축으로써 전개하였다. 서양의 과학 또한 +와 −를 근간으로 삼았다. 그러나 두 축으로는 통일장 이론을 완성할 수 없다.

한자의 '적을 사(些)' 자를 보면 '此(이것) + 二(둘)'로, 둘만 가지고는 부족하다는 뜻이다. 따라서 적어도 셋은 되어야 완전하게 된다. 우리가 예로부터 복삼(福三)이라 하여 3이라는 숫자를 좋아한 이유도 여기에 있다.

가령, 3월 3일은 삼짇날이라고 떡을 해 먹고, 10월 3일은 개천절이라고 천제를 올렸다. 민족의 시조인 환인, 환웅, 단군을 삼성(三聖)이라 불렀고, 자손의 잉태를 주관하는 신을 삼신(三神), 그리고 하늘임을 삼신상제(三神上帝)라 불렀다. 심지어 우주 변화의 원리마저 삼태극(三太極)에서 찾았다. 그래서 민족의 경전인 《천부경(天符經)》은 3의 원리로 풀었고, 《삼일신고(三一神誥)》는 노골적으로 3의 의미를 표제화하였다. 이렇게 3이란 숫자는 민족 얼의 상징이 되어 왔다.

사실 알고 보면 불교의 법신(法身), 보신(補身), 화신(化身), 도교의 태청(太淸), 상청(上淸), 옥청(玉淸), 기독교의 성부(聖父), 성자(聖子), 성신(聖神)도 3에 그 원류를 두고 있다.

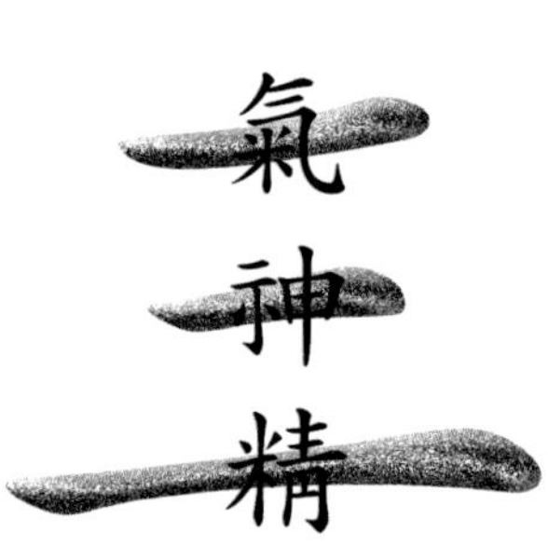

삼라만상의 원리를 하나로 꿰는 완성 이론은 오직 세 축, 즉 정기신으로써만 풀 수 있다. 이것이 우리의 삼일사상(三一思想)이 부활해야 하는 당위성이다. 우리는 여기서 氣를 위주로 수련하면서 精과 神을 아울러 통일하는 태극선법을 배우게 된다.

三數之理弓乙田 一理貫通 三妙之十勝

3수의 이치인 정기신으로 모든 이치를 하나로 꿰뚫으니, 즉 인간의 본질과 우주변화의 원리를 확연히 밝히니, 이로써 진리의 완성을 기할 수 있도다. －《격암유록》 중 [은비가(隱秘歌)] －

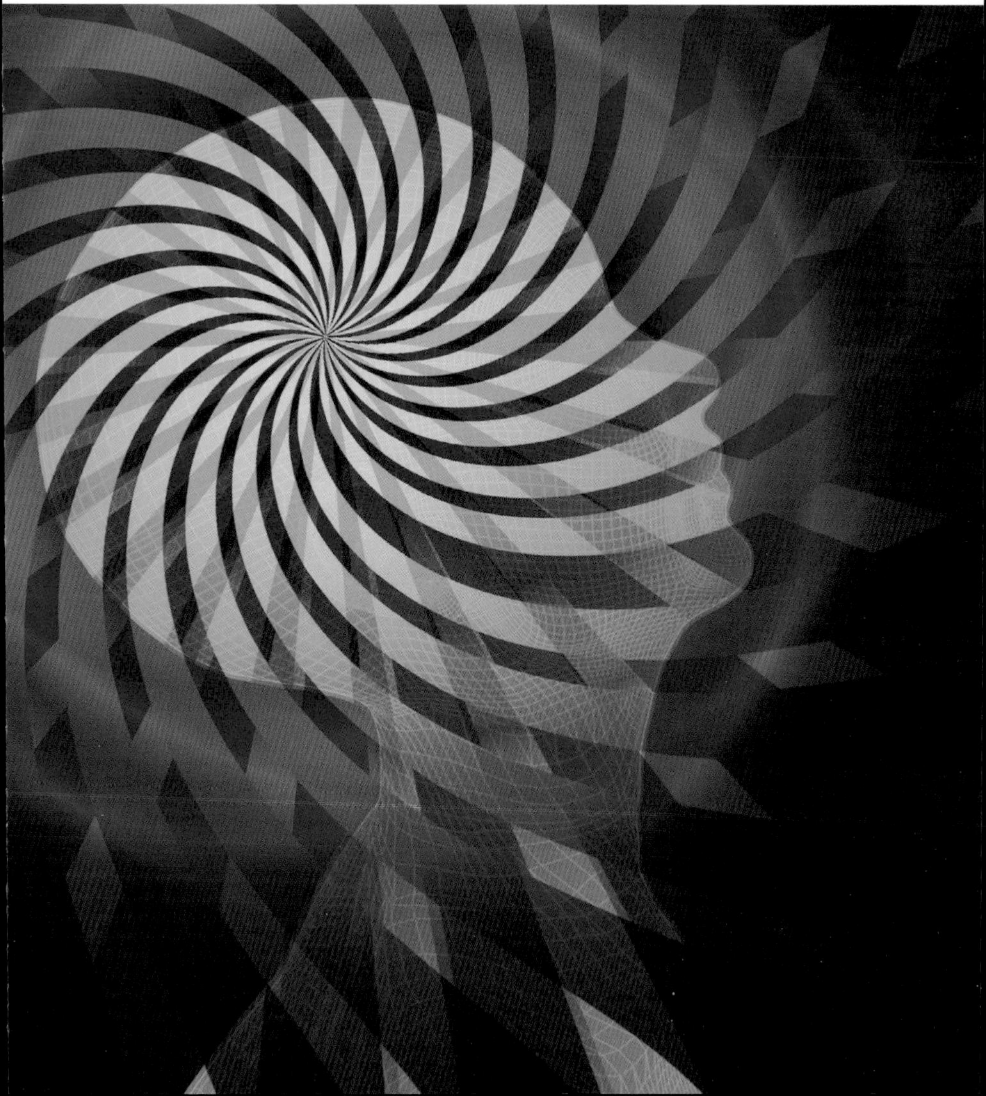

가위바위보에 담겨 있는 정기신의 원리

정기신은 서로 맞물려 돌아가며 우주 변화를 관장하는 근원적 힘을 말한다. 우리 겨레의 선조들은 가위 바위 보 놀이에 정기신의 원리를 쉽게 담아 놓았다.

바위는 주먹을 꽉 쥐어 표현하는데 바로 精을 의미한다. 앞서 보았듯이 精은 맺히는 힘으로 입자성에 해당한다.

'정(精)' 자의 부수로 쓰인 '쌀 미(米)' 자를 보면, 사방팔방의 기운이 가운데 한 점을 향해 집중되는 형상을 취하고 있다. 이렇게 주변의 기운이 한 점에 모여 덩어리를 이루려는 힘을 주먹을 쥐는 바위로 표현하고 있다.

가위는 氣를 의미한다. 氣를 몸짓으로 표현한 것이 바로 가위이다. 그런데 세간에서 하듯 주먹에서 엄지와 검지를 편 것이 아니라 엄지손가락과 새끼손가락을 편 모양이다. 꽉 뭉친 기운(주먹)에서 가벼운 양기는 위로(엄지손가락), 무거운 음기는 아래(새끼손가락)로 퍼지는 형상을 취한 것이다. 즉, 가위에서 가리키는 두

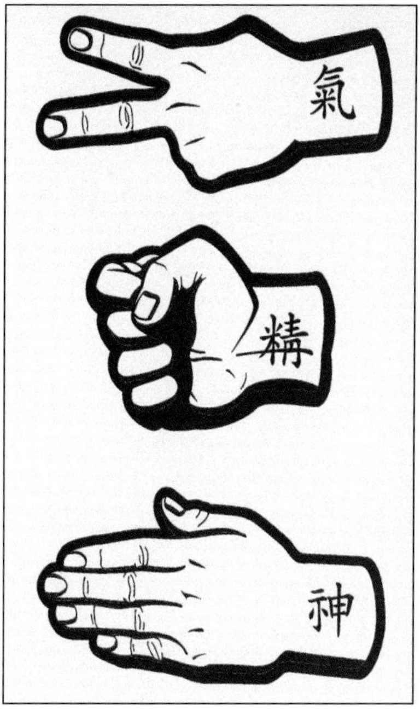

손가락은 음과 양을 뜻하는 것으로 끊임없이 움직이고 변화하는 파동적 힘을 나타낸다.

보는 神을 의미한다. 神이란 자율적 힘을 말하는데 氣를 써서 이리저리 생각하는 것이다. 생각이 제멋대로 불규칙하게 피어오르는 것을 손가락이 사방팔방을 향하는 보로써 표현하고 있다.

복잡하기만 한 생각과 꿈의 원리도 정기신으로 풀면 간단해진다. 앞서 말한 가위바위보 놀이와 흡사하기 때문이다. 승부 원리에 따라 神(보자기)이 精(바위)을 가지고 氣(가위)를 붙였다 떼었다 하면서 생각을 하게 된다. 이때 가장 피곤한 것이 精(바위)인데, 이리저리 도망가려는 氣(가위)를 계속해서 잡아야 하기 때문이다.

우리가 잠을 자는 것은 바로 精이 지쳐 쉬기 때문이다. 천적인 精이 쉬게 되니 살판나는 것은 당연히 氣가 된다. 氣가 제멋대로 움직이며 그림을 그리게 되는데, 이것이 꿈이다. 精이 휴식을 마치고 활동을 시작하면, 잠과 꿈에서 깨어나 다시 현재의식으로 돌아오게 된다. 이렇듯 정기신의 원리는 인간 정신의 작용에 있어서도 매우 중요한 의미를 지닌다.

삼법수행

삼라만상은 精과 氣와 神으로 이루어졌다. 물론 인간 또한 예외가 아니다. 따라서 수행에는 크게 精을 닦는 것과 氣를 닦는 것, 그리고 神을 닦는 방법이 있다.

精을 닦는 것은 맺히는 힘, 즉 집중력을 강화시키는 수행이다. 염불이나 주문, 화두, 진언 등에 몰입하여 잡념을 거두고 하나로 통일하는 수련이다. 일명 지감법(止感法) 또는 아리수(我裏修)라 한다. 지감법이란 흐트러지는 감정을 안으로 모아 정신을 통일하는 수련을 말한다. 그래서 '나(我)' 속의 알맹이(裏)를 닦는다 하여 아리수라 부르기도 한다.

氣를 닦는 것은 번뇌망상의 원인이 되는 氣를 잡는 것이다. '氣써서 생각한다'는 말이 있듯이 氣를 타고 생각이 일어난다. 그래서 생각을 통제하기 위해서는 먼저 氣를 잡는 것이 우선이다. 단전호흡이나 기공 류의 수행이 여기에 해당한다. 일명 조식법(調息法) 또는 쌍도태라 하는데, 태극선법이 여기에 해당한다.

조식법이란 공기(空氣)가 기맥의 구석구석까지 고르게 미치는 호흡법을 말한다. 이런 호흡을 하려면 쌍도태를 이용해 얼숨을 쉬어야 가능해진다.

神을 닦는 것은 마음을 직접적으로 다루어 '얼나(참나)'로 거듭나기 위함이다. 수행의 궁극적인 목적으로, 명상이나 참선이 여기에 해당한다. 달리 금촉법(禁觸法) 또는 밝달선(白達禪)이라 한다. 금촉법이란 외계에 대한 집착과 욕심을 없애는 수련을 말한다. 이렇게 무소유를 실천하다 보면 밝은 광명에 이를 수 있다 하여 일명 밝달선이라 한다.

정(精) → 지감법(止感法) → 아리수(我裏修)
기(氣) → 조식법(調息法) → 쌍도태(雙道胎)
신(神) → 금촉법(禁觸法) → 밝달선(白達禪)

유명한 고승들 중에는 호흡 수련에 매달리지 않았는데도 氣의 달인이 된 분들이 있다. 精과 氣와 神이 하나로 연결되어 있기에 가능한 일이다. 神(마음)이 제대로 발달되면 精과 氣 또한 그 영향을 받게 된다. 이런 점에서 기존 호흡 수련에서는 '氣만 제대로 발전시켜도 득도에 이를 수 있다' 라고 주장한다. 이론적으로는 당연히 맞지만, 한 가지 간과한 점이 있다. 精과 氣와 神이 낮은 단계의 수련에선 그 구분이 확연히 갈라지지만, 그 이상의 일정 단계에 이르면 상호 연관성이 깊어진다는 사실이다.

氣가 온몸에 충만하게 되면 번뇌망상이 줄어 精이 총명하게 되고, 마음 또한 초월의식에 휩싸이게 된다. 이때 氣만을 가지고 계속해서 발전시키는 것에는 한계가 있다. 바로 精·氣·神이 하나로 돌아가기 때문이다.

氣수련을 중단하고 마음 공부만 하라는 것이 아니고, 氣수련이 한계에 도달하면서 精수련(아리수)과 神수련(밝달선) 또한 병행해야만 그 공효가 있게 된다는 것이다. 한마디로 정기신을 다 함께 공부해야만 득도(우화등선)를 기대할 수 있다.

물론 그중에서 가장 중요한 것을 꼽자면 역시 神(마음)이다. 精수련과 氣수련은 그 자체가 목적이 아니고 神(마음)을 완성하기 위한 수단이다.

요컨대 우리 겨레의 전통 수련은 조식, 지감, 금촉의 세 가지로 되어 있다. 그래서 이를 총칭해 삼법수행(三法修行)이라 한다. 단군의 삼일사상(三一思想)이 수련에 그대로 적용된 것이다.

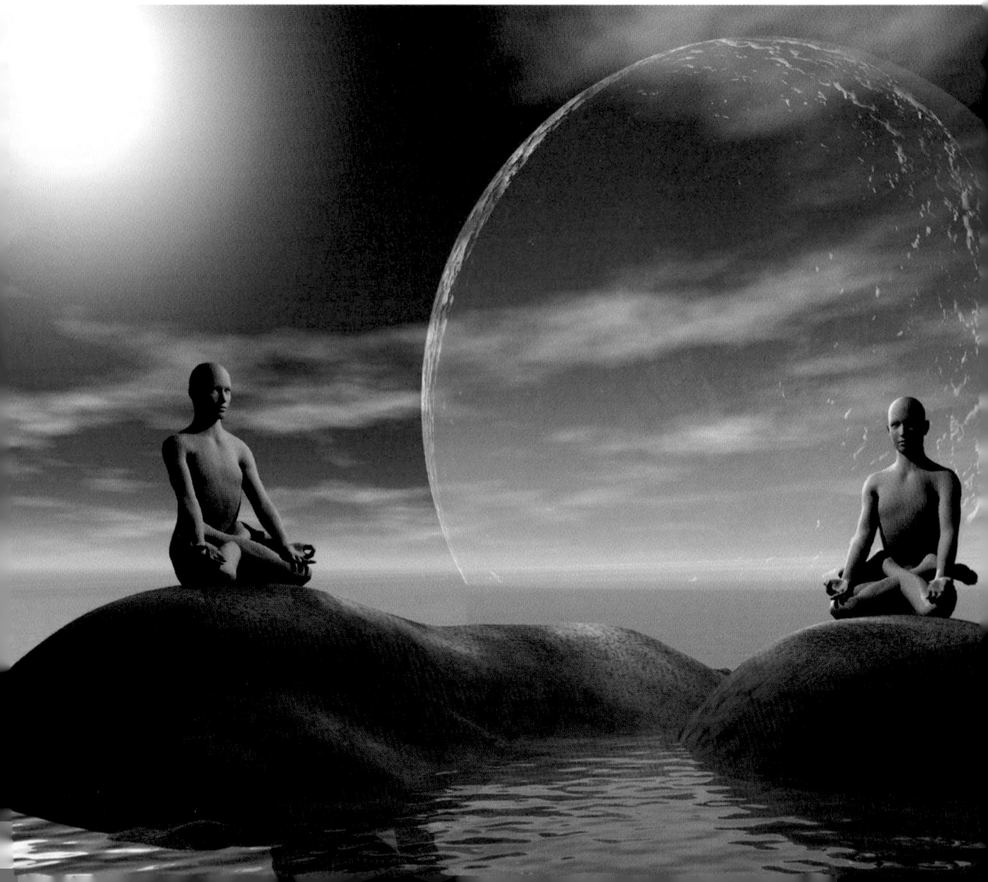

아리수

아리수(我裏修)를 달리 지감법이라고 한다. 지감(止感)이란 글자 그대로 감정(感情)에 휘둘리지 않는 것을 말한다. 감정에는 기쁨과 두려움, 슬픔과 성냄, 탐냄과 싫어함 등의 온갖 것이 있다. 지감은 이러한 감정들을 통제하고 다스리는데 그 목적이 있다. 그러나 인간의 감정이란 변화막측(變化莫測)하여 예측하기가 어렵다.

숱하게 쏟아지는 범죄 관련 뉴스를 보면 사소한 일에서 유발된 사건이 적지 않다. 어떤 경우는 공중전화박스에서 앞 사람이 통화를 길게 한다는 이유만으로 살해한 사건도 있었다.

이렇게 감정의 변화가 심하고 통제가 어려운 것은 전적으로 氣의 작용 때문이다. 앞서 언급했듯, 氣 자체가 動적이면서도 변화무쌍하기에 감정 역시 그런 성향을 띄게 된다.

지적 작용은 氣가 精의 통제를 받아 이루어지지만, 감정의 영역에서는 氣가 精의 통제에서 벗어나 있다. 그저 神의 반응에 따라 제멋대로 솟아나올 뿐이다. 지적 작용에서는 침착하고 냉정했던 神이 감정의 영역에서는 精을 놓으면서 이성의 힘이 약화된다.

이렇게 氣의 성향에 따라 제멋대로 일어나는 감정에 휩싸이게 되면 낭패를 볼 수밖에 없다. 물론 예술 분야에선 그것이 창조의 밑거름이 될 수 있지만 일상사에선 득보다 실이 클 수 있다.

그러므로 精을 공고히 해 神의 중심을 잡고, 이로써 氣의 독주를 막을 필요가 있다. 다시 말해 氣의 작용으로 인해 흐트러지는 감정들을 추슬러 정신을 온전히 하려면 氣의 천적에 해당하는 精의 강화가 필수이다. 이러한 精의 계발을 위해 생겨난 수련법이 바로 아리수이다.

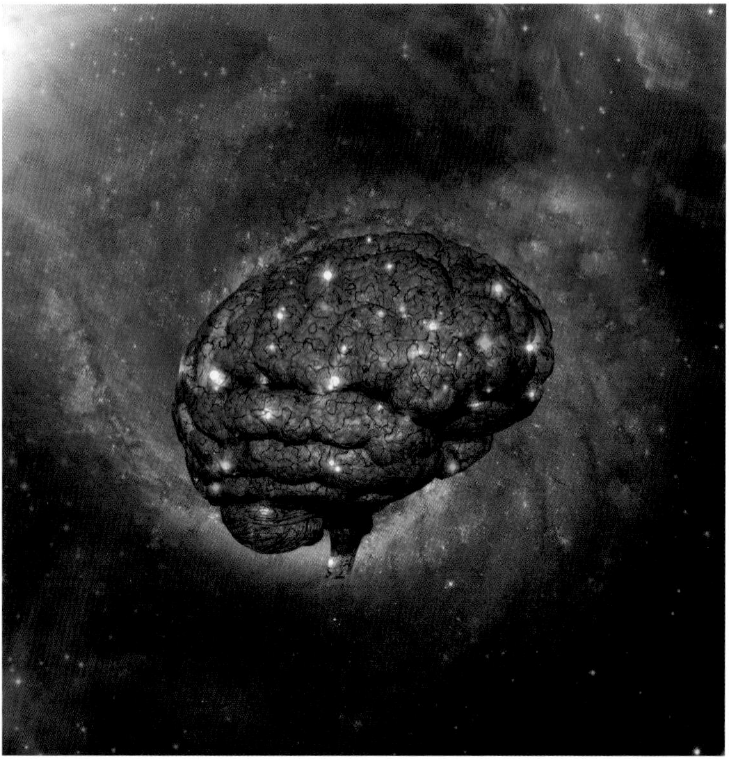

밝달선

한자의 선(禪) 자를 보면, '示+口口+田+十'으로 되어 있다. '示'는 두루 섬긴다는 통일의 뜻이고, '口口'는 두 눈을, '田'은 단전, 그리고 '十'은 마음을 말한다. 다시 말해, '口口'는 精, '田'은 氣, '十'은 神으로, 정기신을 통일하는 것이 선(禪)이란 뜻이다.

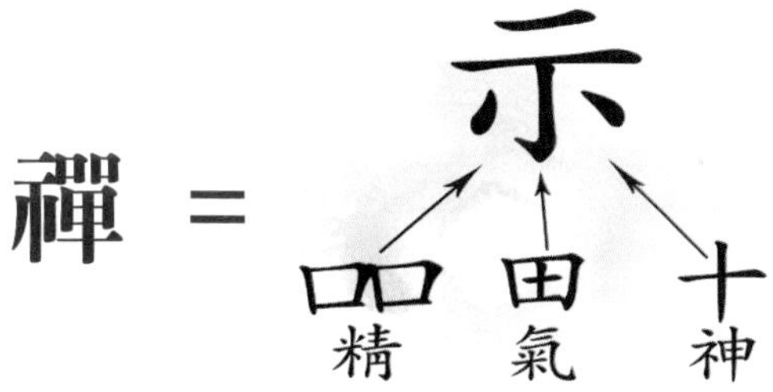

精과 氣를 모아 원기(元氣)로 통일시키고, 여기에 神을 더해 원신(元神)을 이루어, 최종적으로 원기와 원신의 통일로써, 한얼로 복귀해야 한다. 다시 말해 精과 氣가 통일하여 원기가 되고, 연이어 神이 지극히 고요하게(至靜) 되어 원신화 되면, 비로소 원기, 원신의 통일장인 한얼로의 복귀가 이루어지는 것이다.

이러한 우리 고유의 정기신 통일의 선법(禪法)을 일러 밝달선이라 한다. 밝달선 수련으로 자성(自性)을 밝게 하여 수도자로 하여금 능히 그 본성을 보게 한다. 점수(漸修)하여 돈오(頓悟)하고 연후에 정수(正修)한 즉 능히 대오(大悟)에 이르게 된다.

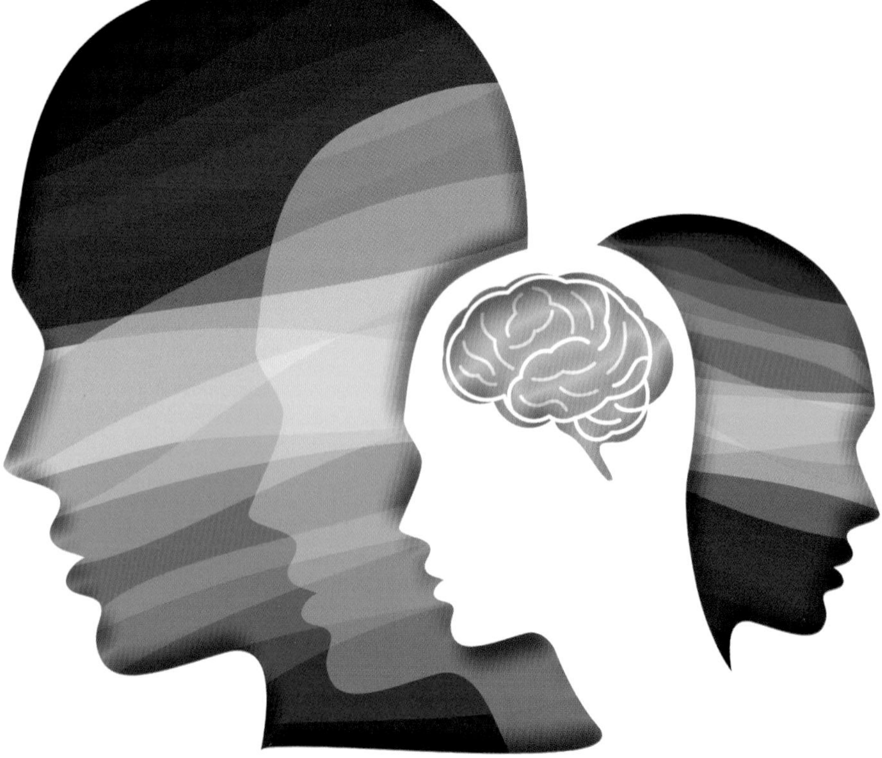

얼숨

숨이란 '수+움'이다. '수'란 '하는 수 없다, 말할 수 없다' 등에 쓰이는 도리, 방법을 말한다. 즉, 움을 틔우기 위한 수단이 숨이다. 그리고 이런 숨을 일러 얼숨이라 한다. 고로 움을 틔우지 않는다면 숨을 쉬는 것이 아니다. 살아도 산 것이 아니다.

숨을 한자로는 호흡이라 한다. 공기 중의 산소를 얻기 위한 것이라 하는데, 그 외에도 공기(空氣)와 토기(土氣)와 수기(水氣)를 흡수한다. 여기서 공기는 공간 속에 내재된 기운을 말한다. 그래서 예로부터 공기를 주관하는 칠성(七星)과, 토기를 주관하는 산신(山神), 그리고 수기를 주관하는 용황(龍皇)을 3대 신으로 섬겨 왔다.

수행에 있어서도 호흡은 득도(得道)에 이르는 한 방편으로 귀중히 여겨졌다. 호흡의 흡(吸)자를 보면 '口(입 구)+及(미칠 급)'으로, 숨이 단전에까지 미쳐 氣를 축적해야 된다는 의미이다. 이때 주의할 것이 호흡이 자연스러워야 한다는 점이다. '숨쉴 식(息)' 자가 '自(자연)+心(마음)'으로 되어 있는 것도 그런 이유이다.

축기를 할 때의 호흡은 코로 들이쉬고 입으로 내쉬는 것을 원칙으로 한다. 이는 코로 들이쉬어야 숨이 깊이 들어가고, 입으로 내쉬어야 숨이 얕게 나가기 때문이다. 다시 말해 들숨은 깊고 길게, 날숨은 얕고 짧게 하여 흡입된 공기를 모두 방출하지 않고 단전에 남게끔 한다. 남은 공기가 쌓이고 쌓여 기화되고, 이렇게 생성된 氣가 또한 쌓이고 쌓여 정핵(精核)[10]을 형성하게 된다. 이렇게 될 때 비로소 도태가 이루어지는 것이다.

단전호흡에서의 호흡은 크게 유정호흡(有精呼吸)과 무정호흡(無精呼吸)으로 나누는데, 호흡 시 의념(意念)[11]을 가지고 하는 것을 유정호흡, 의념 없이 호흡하는 것을 무정호흡이라 한다. 축기를 할 때 도태의 형성이 일단락 되기 전에는 유정호흡을 해야 진전이 빠르다.

가령, 태극선법 지침에 따라 동작과 호흡을 반복할 때, 천기가 양손을 타고 어깨를 거쳐 독맥(督脈)과 임맥(任脈)[12]을 타고 단전에 집중된다는 의념을 갖는다. 그리고 지기(地氣)를 모으는 정례(正禮)의 동작[13]을 할 때는 삼각의 지장혈(地藏穴)[14]에서 지구중심으로부터 地氣가 빨려와 단전에 집중된다는 의념을 갖는다.

처음에는 명확히 못 느끼지만 의념을 갖고 계속하다 보면 얼마 지나지 않아 氣의 흐름을 느끼게 된다. 운기가 원활하게 되면 더 이상 의념을 주지 않아도 된다. 이때는 무정호흡으로써 자연

10) 정핵(精核): 정이란 앞서 설명했듯이 덩어리를 이루려는 입자성(粒子性)을 말한다. 이런 정이 맺히고 맺혀 형성된 것이 정핵(精核)으로, 이렇게 되어야 흐트러지는 기운을 수습하여 단전을 이룰 수 있는 것이다.

11) 의념(意念): 의식적인 생각.

12) 독맥(督脈)과 임맥(任脈): 척추를 따라 이루어진 기맥을 독맥이라 하며, 가슴의 중앙선을 따라 이루어진 기맥을 임맥이라 한다. 뒤의 기경팔맥 참조.

13) 정례의 동작: 정례읍(正禮揖). 하늘 기운과 땅 기운을 동시에 뽑아오는 수련법으로, 쌍도태 수련의 3계부터 배우게 된다.

14) 지장혈(地藏穴): 손을 일정한 형식에 따라 마주 대어 원방각(圓方角)에서 각(角)에 해당하는 삼각형을 만든 것. 이것을 통해 지구의 진기(眞氣)를 뽑아오게 된다.

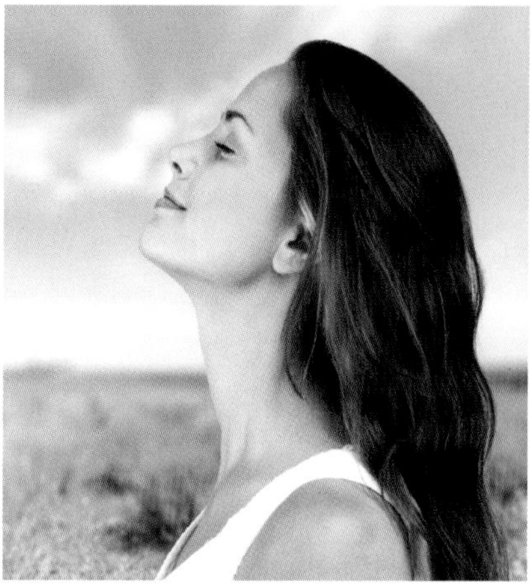

스럽게 호흡하면 된다. 유정호흡은 축기와 운기의 일부 과정에 적합한 면이 있지만 기본적으로는 무정호흡을 원칙으로 삼는 것이 좋다.

코로 들이쉴 때 코와 연결된 입속의 구멍에 의식을 주는 것을 지(祗)라 한다. 이때 혀끝이 윗 잇몸에 붙기도 하고 혹은 떨어져 위로 향해 약간 말린 형태가 되기도 한다. 어떤 것도 무관하나 관건은 입속의 구멍에 의식을 놓지 않는 것이다. 그래야 좀 더 깊은 호흡이 이루어지기 때문이다.

가령 들숨의 경우 입의 모양을 '옴'을 소리 낼 때의 구조로 한다. 이때 실제로 '옴'을 소리 내는 것이 아니라 이런 구강 구조로 숨을 들이쉬어야 보다 깊은 호흡이 이루어진다. 날숨의 경우는 '허' 발음에 가깝게 내뱉고, 이때 입 안쪽에 있는 구멍이 열리게 한다. 그래야만 단전 주위의 불필요한 탁기(濁氣)나 허기(虛氣)가 빠져나오게 된다.

그리고 1~2주마다 반드시 호흡의 변화를 체크해야 한다. 만일 호흡이 점점 깊어지고 숨소리가 줄어드는 변화가 없다면 수련이 잘못되고 있는 것이다. 어떤 숨찬 동작일지라도 몇 주 안에 숨소리가 없어질 정도로 고요해져야 한다. 숨소리가 줄어든 만큼 허파호흡이 아닌 단전호흡이 되는 것이다.

호흡의 방법

호흡법을 선도 용어로는 토납법(吐納法)이라 한다. 토납이란 토고납신(吐古納新)의 준말로 낡은 기운은 뱉고 좋은 기운만 간직한다는 뜻이다. 이 말을 최초로 사용한 장자(莊子)는 토고납신을 호흡 자체라고까지 규정하고 있다.

흔히 사용되는 토납법에는 입으로 들이쉬고 입으로 내 쉬는 방법과 코로 들이쉬고 코로 내 쉬는 방법이 있다. 그러나 이러한 방법으로는 축기의 극대화를 꾀하기 어렵다. 축기를 위한 토납법은 앞서 말한 얼숨법으로서, 코로 들이쉬고 입으로 내쉬는 방법이 효과적이다. 왜냐하면, 코로 들이쉬어야 숨을 깊이 끌어들일 수 있고 입으로 내쉬어야 숨을 얕게 내뱉을 수 있기 때문이다.

이것은 진기는 거두고 허기는 방출하는 원리에 기인한 것이다. 이것을 일러 산택통기(山澤通氣)라 한다. 산은 코에 연못은 입에 비유한 것으로, 코로 들이쉬고 입으로 내쉬라는 뜻이다. 가능한 한 들숨은 깊고 길게 하고 날숨은 얕고 짧게 한다.

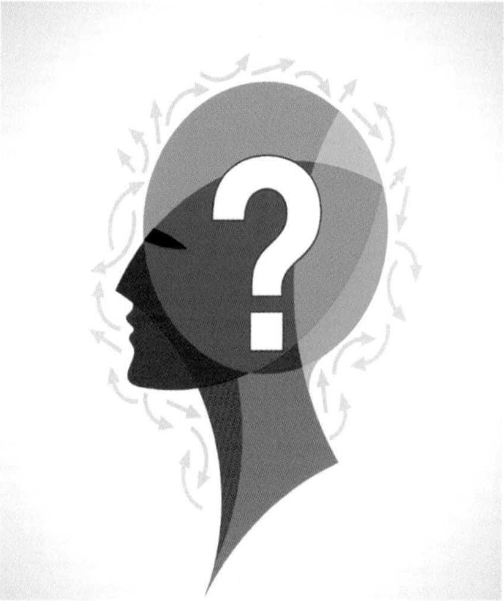

1. 순호흡(巡呼吸)

순호흡이란 축기 과정에서 사용되는 호흡의 방법이다. 숨을 들이쉴 때는 아랫배가 나오고 숨을 내쉴 때는 아랫배가 들어가게 하는 것이 일반적으로 알려진 순호흡의 방법이다.

그러나 태극선법 수련에서는 숨을 내뱉을 시 아랫배에 힘을 주면서 밖으로 팽창되게 하는 것이 특징이다.

순호흡 시는 코로 들이쉬고 입으로 내뱉는 것을 원칙으로 하는데, 코로 들이 쉬어야 氣의 흡입이 가능하며 입으로 내뱉으면서 아랫배의 힘을 그대로 유지하여야 氣의 방출을 최소화 할 수 있다.

2. 지식법(止息法)

지식법은 숨을 들이쉬고 나서 내쉬기 전에, 또는 숨을 내쉬고 나서 들이쉬기 전에 잠깐씩 호흡을 멈추는 방법을 말한다. 이렇게 하면 복강내압의 변화가 커지고 특히 소화 기능 증강에 효과가 있게 된다.

태극선법 수련에서는 이런 호흡 방법을 초급과정(축기)에서 사용하고 고급과정(운기)에 가면 특수한 경우를 제외하고는 사용하지 않는다. 지식법은 氣를 몸 안에 머무르게 하는 효과가 있는 반면 기체와 같은 부작용이 있을 수 있기 때문이다.

3. 역호흡(逆呼吸)

역호흡은 숨을 들이쉴 때 아랫배가 들어가고 숨을 내뱉을 때 아랫배가 나오는 호흡법을 말한다. 역호흡은 축기 과정이 끝나고 운기 과정에서 주로 사용한다.

운기 시에 이수통문(理數通文)을 하게 되면 들숨시 아랫배가 들어가고 날숨시 아랫배가 나오면서 매우 역동적이게 된다. 역호흡은 횡격막의 승강(昇降) 운동을 강화해줌으로써 氣의 운행을 세차게 하여 개혈과 주천(周天)에 도움을 주게 된다.

4. 율려식(律呂息)

율려식은 명상 호흡법을 말한다. 율려란 수축과 팽창을 끊임없이 지속하며 존재를 지탱하는 힘이다. 삼라만상은 결국 율려라는 하나의 끈에 매여 진동하고 있는 셈이 된다. 그 율려의 진동을 호흡에서 찾아 명상으로 들어가는 것이 율려식이다. 율(律)을 날숨에서, 려(呂)를 들숨에서 각각 찾아 우주의 숨결을 느끼는 것이 율려식의 목적이다.

둥그런 우주의 형상을 본받아 들숨 시 구강 구조를 둥그렇게 할 필요가 있다. 그러기 위해서는 가급적 '옴' 소리를 낼 때의 입 모양을 유지하여야 한다. 그리고 날숨 시에는 삼라만상의 균형과 조화를 이룬다는 생각으로 '훔'의 모양을 취하면 좋다.

진정한 율려식이 이루어지기 위해서는 아랫배에 율려성(律呂

城)을 쌓는 것이 필수이다. 이 율려성이 바로 쌍도태이다. 쌍도태가 움직이기 시작할 때 율려식은 저절로 따라온다.

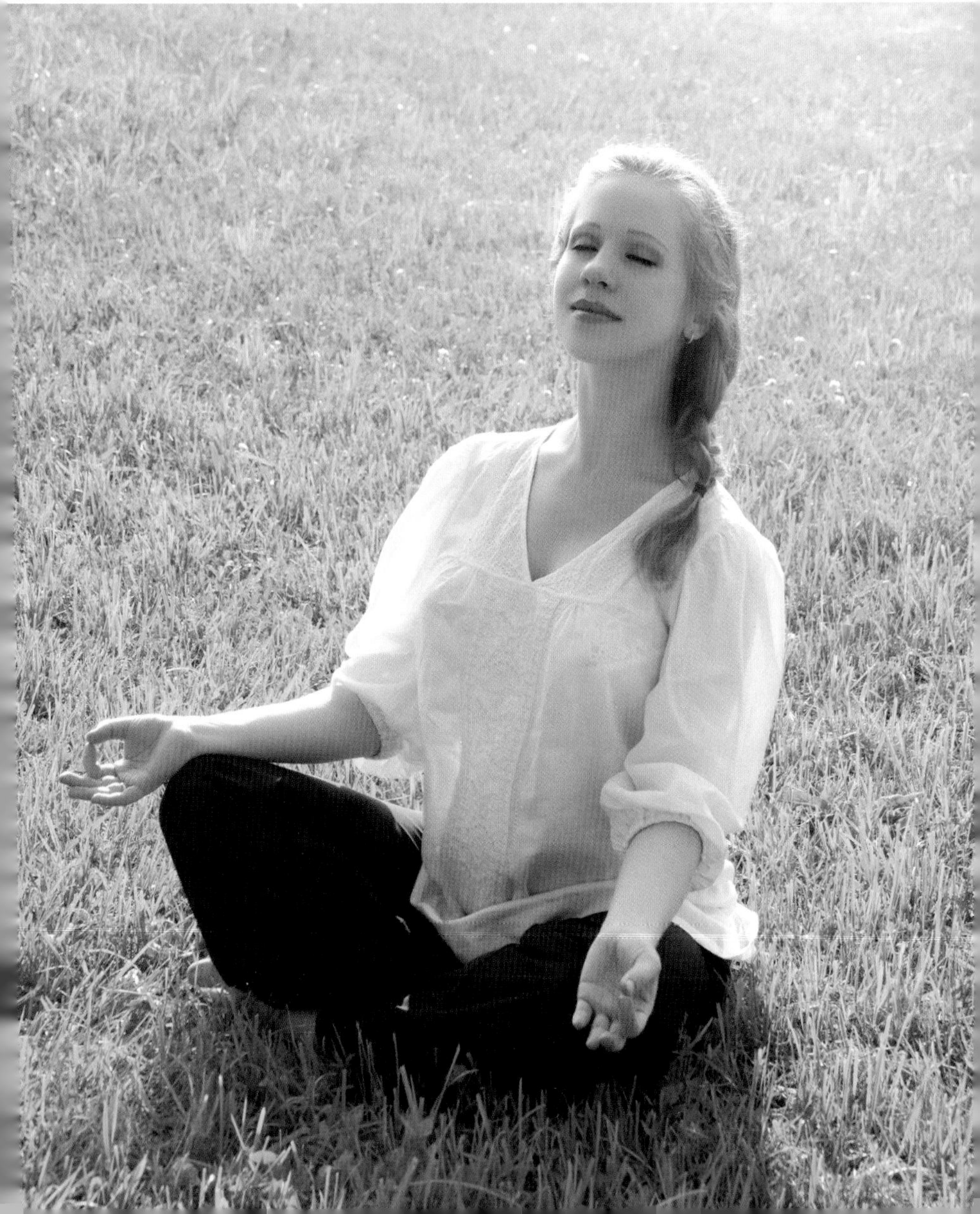

수련주기

지구는 두 개의 태양을 가지고 있다. 하나는 우리가 보는 태양이고, 다른 하나는 북극성으로 이것을 원태양(元太陽)이라 한다. 지구는 축을 북극성에 매달고 있으며 이 축을 천축(天軸)이라 한다. 천축을 따라 북극성 주위를 도는 12운성인 북두칠성(七星)과 카시오페이아(五星)의 열두 기운이 지구에 뻗쳐 내려 열두 파장대(十二地支)가 형성된다.

그런데 이 파장대를 관장하는 일을 칠성 부근에 존재하는 신계(神界)에서 주관한다. 즉, 氣를 다루는 단전호흡에 있어서는 칠성의 영향을 받아 7도수로 변화하게 된다는 얘기다. 그렇기 때문에 다른 10주기나 5주기보다도 7주기에 더 많은 효험을 기대할 수 있다.

단군신화에 나오는 삼칠일(三七日) 공부 또한 이런 사실을 반영한다. 석가세존이 득도한 후 칠칠일(七七日) 간을 법열에 젖어 선정에 잠긴 것도 같은 연유에서이다. 실제로 《팔리성전-율장》을 보면, 석가세존이 최초의 7일간은 보리수 아래 앉아서 스스로 깨달은 진리를 즐겼다고 한다. 그리고 계속해서 7일간씩 일곱

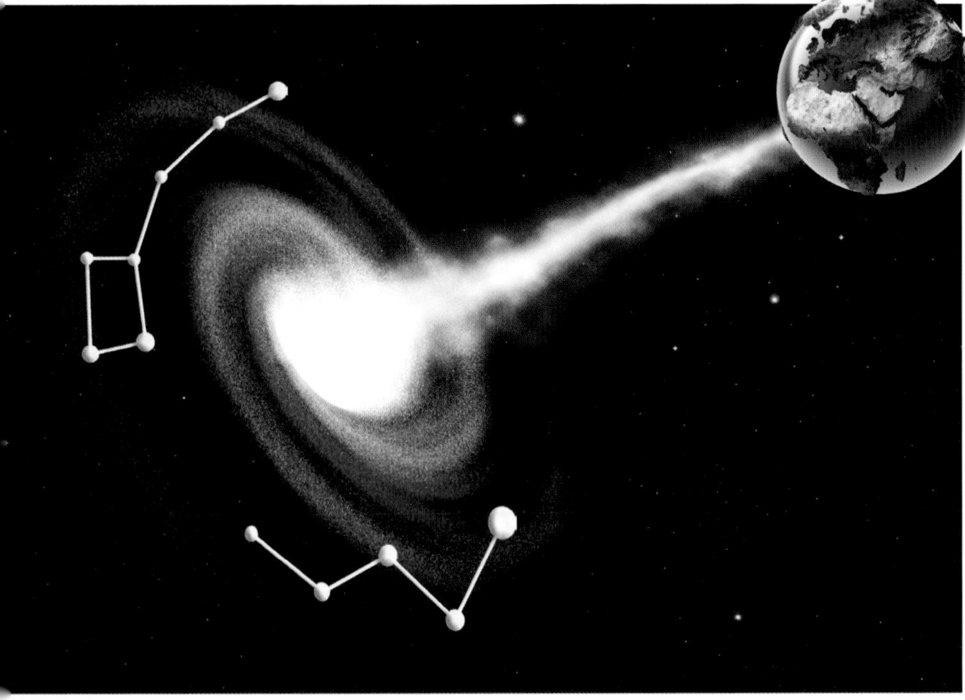

번에 걸쳐 아자파라 나무와 무칠린 나무 아래에서 깨달음을 즐겼다고 한다.

7주기에 대한 보다 구체적인 언급으로 《천부경》의 '還五七(환오칠)'이란 구절이 있다. 원운동을 하는 주기로는 5와 7이 있는데, 5는 우주 변화의 근원적 축이며, 7은 정핵이 맺히는 축이다. 5축만 있고 기운이 농축하는 7축이 없다면 지금과 같은 물질 세상은 만들어질 수 없었을 것이다.

그래서 《구약》의 <창세기>에서 천지를 창조하는 데 걸린 주기가 7일로 잡은 것이다. 또한 이슬람교도가 메카에 있는 카바 성전을 순례할 때 정확히 성전을 일곱 번 돌고 일곱 번 성전에 키스하는 것도 같은 맥락이다.

옛적에 창힐(蒼頡)[15]이 한자를 지을 때 끊을 절(切)자를 '七(일곱)+刀(칼)'로 그린 이유 또한 여기에 있고, 물질 세계에서 그나마 氣에 가깝다 할 수 있는 빛의 파장이 일곱 개인 것도 마찬가지이다.

아무튼 이런 연유에서 일반 과정이 아닌 정식 과정의 태극선법 수련에서는 105일(7×5×3)을 초통(初通) 수련의 기간으로 잡는다. 그리고 이를 35일(7×5)씩 세 번으로 나누어 수련에 들어가게 되는데, 대체로 수련상의 변화가 7주기에 부합하여 일어난다. 수련에 임하는 자는 항상 7주기에 맞추어 수련을 해야 하며, 또한 단전의 축기와 운기 상황을 7주기마다 점검해야 한다.

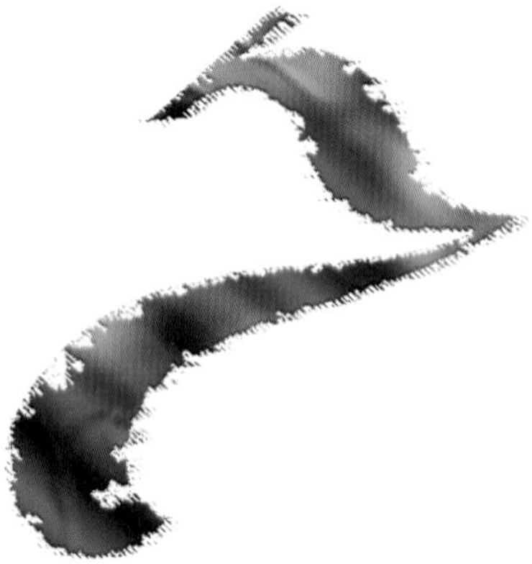

15) 창힐(蒼頡): 고대 치우 천황이 세상을 다스리던 무렵의 사관(史官)으로, 새와 짐승의 발자국을 본떠 문자를 만들어 그때까지 새끼의 매듭으로 기호를 만들어 쓰던 불편을 덜어 주었다.

가온의 도

가온이란 중도(中道), 중용(中庸)의 우리 식 표현이다. ‘물이 너무 맑으면 고기가 안 온다’는 말이 있듯이, 가온이란 양 극단에 치우지지 않는 지혜이다.

주자가 말하기를 “중용이란 치우치지 않고 기대지 않아, 지나침도 부족함도 없는 평상의 도리이다”라고 하였고, 공자는 “오로지 하겠다는 바도 없으며, 또 하지 않겠다는 바도 없으니, 단지 의(義)를 좇을 따름이다”라고 하였다. 또 세존이 말하기를 “세간에서 욕망을 구하는 것은 부족함이요, 산 속에서 고행을 하는 것은 지나침이다. 두 쪽을 다 여의어 버리면 이것이 곧 중도이다”라고 하였다.

‘성인(聖人)도 시속(時俗)을 따른다’고 너무 높고 고고한 곳만을 지향하지 않는다. 그럼에도 고고하고 청아하다. 세속과 어우러지면서도 세속을 떠난다. 세속을 벗어났지만 세속과 함께한다. 풍류도라고 일컫는 겨레의 전통 수행은 이런 가온의 도에서 시작한다. 세속과 더불어 수행하며 세속에 머무르지 않는 것, 이것을 한 글자로 표현하면 仙이다.

仙이란 속세를 떠나 산 속에서 도를 닦는 사람을 가리키는 것이 아니다. 仙자에서 山은 자연을 가리킨다. 자연과 함께 어우러져서 사는 것이 선(人+山)이다.

자연에는 두 가지 뜻이 있다. 하나는 아름다운 환경이요, 또 하나는 순리(順理)이다. 아름다운 경치 속에서 순리를 따라 사는 소박한 삶이 곧 仙이다. 仙은 속세도 아니요 그렇다고 탈속도 아니다. 그래서 아득하고 오묘하여 현묘지도(玄妙之道)라 부른다. 이것이 노자의 무위(無爲)이고, 유교의 중용(中庸)이며, 불교의 중도(中道)이다.

가온이란 글자 그대로 어느 한 면에만 치우치지 않는다는 뜻이다. 치우치지 않는다는 것은 중심을 잡았다는 것이고, 중심을 잡았다는 것은 본 바탕에 서서 모든 것을 판단하고 행동한다는 뜻이다. 본 바탕이란 만물의 근원인 한얼이다. 그러므로 한얼을 잊지 않고 사는 것이 가온이다. 모든 존재가 진리에 어긋남이 없이 통일과 질서와 조화를 이루어 자유롭고 만족한 삶을 살게 하는 원리가 가온이다.

한자에 전수한다는 전(傳)자가 있다. '人(사람)+專(오직)'으로, 오로지 하나만을 전해 준다는 뜻이다. 이 하나가 바로 가온이다. 그래서 요(堯)임금은 순(舜)에게 왕위를 넘기며, "진실로 가온을 잡도록 하라(允執其中)"하였다. 공자 또한 "중용의 덕이야말로 지극한 것이다(中庸之爲德也其至矣乎)"라고 하였고, 노자는 다음과 같이 가온의 도를 극찬하였다.

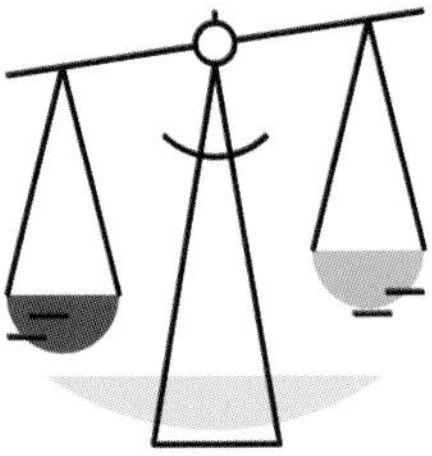

"강물 위에 떠서 흐르는 나무토막이 바다에 도달하기 위해서는 강의 양쪽 기슭에 걸리지 말아야 한다. 이쪽이고 저쪽이고 간에 어디든지 걸려서는 목적지에 도달할 수 없다. 수행 또한 이와 같아서 치우침이 없어야 한다."

한자의 '마칠 료(了)' 자를 보면, '아들 자(子)'에서 양팔이 떨어진 형상으로 되어 있다. 바로 균형과 조화를 잡아주는 잣대를 잃고 한쪽으로 치우치면서 인생을 마치게 된다는 뜻이다.

부처를 가리키는 '불(佛)' 자 역시 가온으로 이루어져 있다. '人(사람)+弓(활)+刂(두 화살)'로, 절대계와 상대계 양쪽을 동시에 겨냥하고 있는 사람을 뜻한다. 부처(佛)와 같이 어느 곳에도 치우치지 않고 오직 한얼만을 지키며 사는 것, 이것이 참다운 가온이다. 가온만이 저 너머 피안에 안전하고 빠르게 도달할 수 있다. 태극선법은 시종일관 가온의 원리, 즉 저울의 원리에 의하여 진행된다.

天地都來一掌中 執衡接察心靈化

천지의 기운을 뽑아 오는 것은 손바닥(廻光返照) 안에서 이루어진다. 이것은 저울을 잡고 하는 듯한 반듯한 수련으로 손바닥을 누르며 언제나 균형과 대칭을 이루며 행공하는데, 신묘한 영험이 절로 나오게 된다. -《격암유록》 중 '농궁가(弄弓歌)' -

기맥의 형성

한의학 또는 氣를 수련하는 자들은 이구동성으로 氣가 흐르는 길이 있다고 한다. 이것을 기맥(氣脈)이라고 하는데, 그 길이 막히거나 좁아지면 병이 든다고 한다. 또한, 기맥이 다 뚫리게 되면 깨달음에 도달한다고까지 말한다.

그런데 문제는 기맥이 어떻게 형성되고 그 정확한 기능이 무엇인지에 대해서는 모두 입을 다물고 있다는 것이다. 한의학에서도 그저 임상적으로 그 효과에 대해 짐작할 뿐이지, 기맥이 어떻게 형성과 목적에 대해서는 묵묵부답이다. 사실이 이러하니 기맥을 활용한다는 기수련의 주장이 더욱 부실할 수밖에 없다.

기맥에는 크게 기경팔맥(寄經八脈)[16], 정경십이맥(正經十二脈), 그리고 낙맥(絡脈) 등이 있는 것으로 알려져 있다. 지금까지 기맥은 신경의 조직처럼 하나의 일정한 길이 존재한다는 가정에서 출발했다. 그러나 문제는 가정 자체가 잘못되었다는 것이다. 그래서 지금까지 그 누구도 기맥에 대하여 온전히 알 수 없었다.

16) 기경팔맥(奇經八脈): 한의학에서 기가 흐르지 않는 것으로 알려진 여덟 맥. 독맥(督脈), 임맥(任脈), 충맥(衝脈), 대맥(帶脈), 양교맥(陽 脈), 음교맥(陰 脈), 양유맥(陽維脈), 음유맥(陰維脈)이다.

결론부터 말하자면 기맥은 원래 존재하지 않는다. 기맥은 장부의 기능이 활성화되어 에너지(氣)가 흐르게 되면서 자연스럽게 만들어진 길이다.

인간이 엄마의 뱃속에서 태아로 있을 때에 장부를 비롯한 인체의 기틀이 만들어진다. 이때부터 자연스럽게 뼈와 근육을 따라 최적의 에너지 흐름 통로가 조성된다.

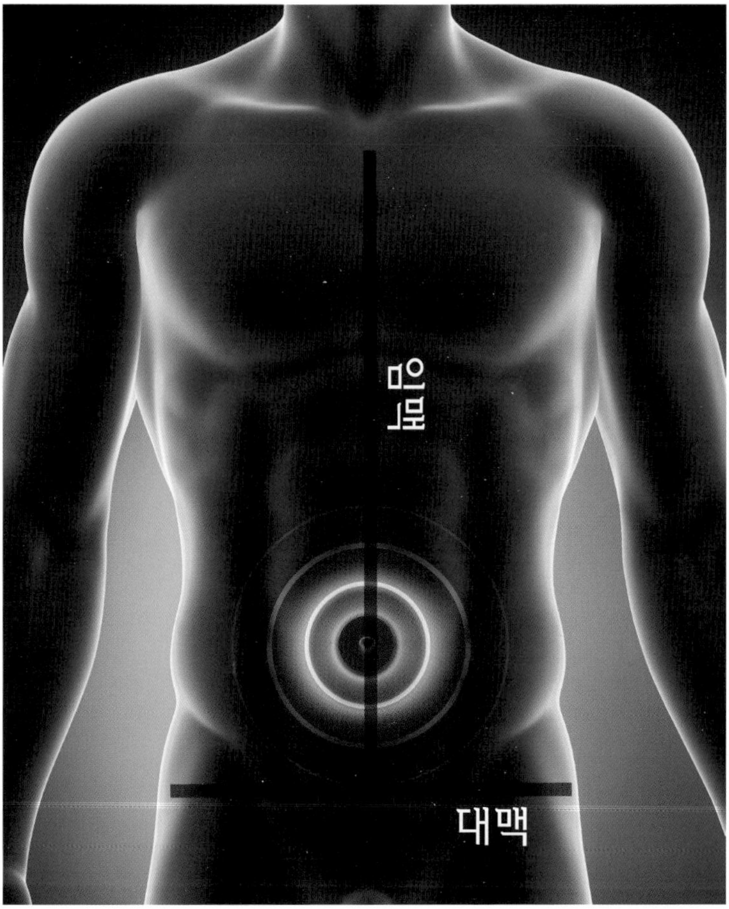

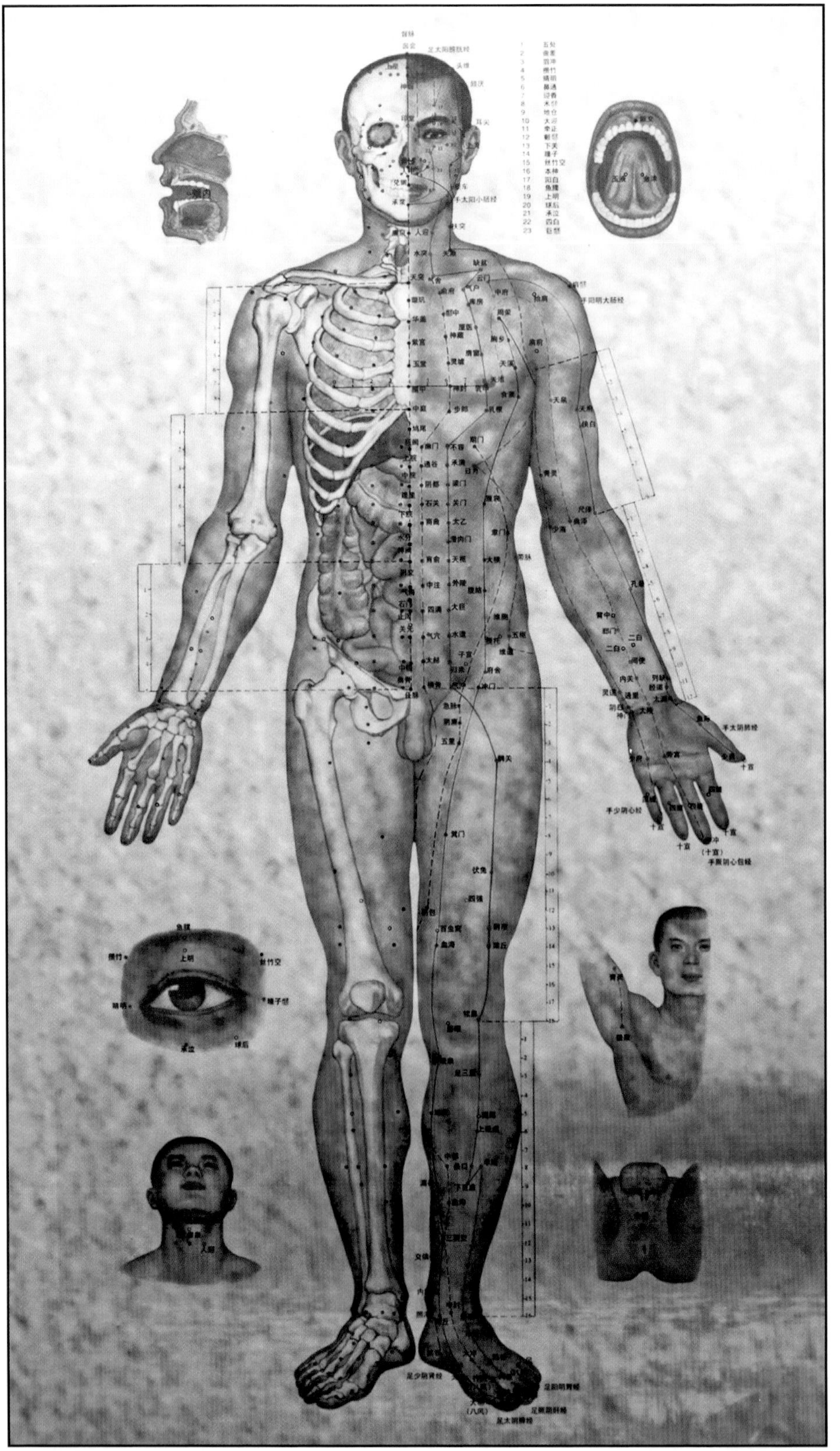

督脉
足太阳膀胱经
手太阳小肠经
手阳明大肠经
1 五处
2 曲差
3 眉冲
4 攒竹
5 睛明
6 鼻通
7 迎香
8 禾髎
9 地仓
10 大迎
11 牵正
12 颧髎
13 下关
14 瞳子
15 丝竹空
16 本神
17 阳白
18 鱼腰
19 上明
20 球后
21 承泣
22 四白
23 巨髎
手太阴肺经
十宣
手少阴心经
手厥阴心包经
鱼腰
上明
攒竹
丝竹空
睛明
瞳子髎
承泣
球后
足少阴肾经
足阳明胃经
足厥阴肝经
足太阴脾经
(八风)

육체에 에너지가 흐를 수 있도록 최적화된 氣의 통로, 이것이 기맥이다. 다시 말해 원래부터 정경과 기경 같은 통로가 만들어져 있는 것이 아니라 장부의 활성화로 인해 길이 생겨나게 된다. 장부의 위치와 조직의 상호작용에 따라 에너지의 흐름이 가장 원활한 곳에 접근하여 기맥이 위치하게 되는 것이다.

그러나 인간이 태어나 생활을 하면서 잘못된 습관이나 부정적인 외부 환경에 노출되면서 기맥은 점점 사라지게 된다. 건강한 상태에서는 에너지의 방향이 일관성 있게 유지되며 기맥이 형성되지만, 몸이 굳는다든지 뼈와 근육의 조직이 활성화되지 못하면 기맥은 그만큼 퇴색되어 유명무실하게 된다.

기맥이 퇴화하면서 氣의 흐름이 정체되면 각종 질병에 노출하게 된다. 장부의 조화가 깨지고 氣의 흐름이 막혀 기맥 자체가 사라지게 되면, '氣 막혀 죽는다'는 말처럼 심각한 결과를 초해한다. 바로 죽음이다. 숨을 쉬지 않으면 죽는 것처럼 氣가 완전히 막히면 산송장처럼 되었다가 서서히 인체의 기능이 정지하게 된다.

반대로 장부 기능의 활성화가 강하게 이루어지면 에너지 통로 자체가 밖으로 돌출하게 된다. 즉 온몸 자체가 기맥이 되는 것이다. 이것을 일러 도가에서는 대주천 이상의 경지라고 한다. 여기서 끊임없이 확장과 수축을 반복하며 발전하여 율려와 비슷한 상태에 이른 것을 일러 양신이라 한다.

기맥에서 기경과 정경은 차이가 있다. 보통 기경은 어린 아기 때까지는 氣가 흐르나 어른이 되면서 氣가 흐르지 않게 된다고 말한다. 따라서 보통 한의학에서는 기경보다는 정경을 위주로 발전하게 된다.

그런데 사실상 기경은 氣가 흐르지 않는 것이 아니다. 기경은 氣 중에서도 우주의 氣를 받아들이는 기맥이다. 즉 우주의식의 정보가 녹아 있는 氣가 흐르는 것이다. 우주의식과 같아지는 것을 일러 깨달음이라 한다. 깨달음을 얻는 첫 단추가 어릴 때 막혀버린 기경을 뚫어 우주의식의 기운을 받는 데에 있다. 그렇기 때문에 단전호흡을 하는 자들이 기경에 氣를 보낸다고 의념을 해대는 것이다.

정경은 우주의 정보가 아닌 자신의 영혼과 육체가 형성되면서 갖게 되는 정보를 담고 있는 氣가 흐르는 통로이다. 즉 정경십이맥이라는 것은 우주의 氣를 받거나 담는 기맥이 아니라, 자신이 태어나면서 가지고 있는 氣가 흐르는 통로라는 것이다.

기경과 정경의 차이에 대해 비유하면, 산에 비가 오는 것을 상상하면 이해가 쉽다. 비가 오면 산에 내리는 빗물은 누가 알려주지 않아도 최적의 상태로 계곡을 향해 흘러간다. 어떤 경우는 물길을 새로 내기도 한다. 즉 이렇게 산에 모인 빗물이 저절로 흘러가는 물길이 바로 기경팔맥이다. 천수(天水), 우주의식의 정보를 담고 있는 氣가 흘러가는 길이 기경인 것이다.

이에 비해 정경은 산 밑을 흐르는 지하수를 연상하면 된다. 그리고 낙맥은 그 지하수가 구석구석 미치는 가느다란 기맥을 말한다. 정리하면 비가 왔을 때, 그 빗물이 흘러 저절로 생성된 계곡이 기경팔맥이고, 그냥 원래 지하수가 굵직하게 흘러가는 맥이 정경이다. 그리고 마치 실핏줄처럼 가늘게 지엽적으로 흘러가는 것들이 낙맥이다.

우주에 있는 정보(氣)는 기경을 따라 큰 폭으로 돌게 된다. 이게 돌면서 정경과 낙맥으로 연이어 스며들면서 氣로 충만하게 된다. 바로 이런 이유로 태극선법은 기경에 氣를 모아 운기한다. 그래야만 인체의 세포 하나하나까지 우주의 정보를 받을 수 있다. 우주의식을 지니며 살아가는 사람, 仙은 이렇게 해서 등장한다.

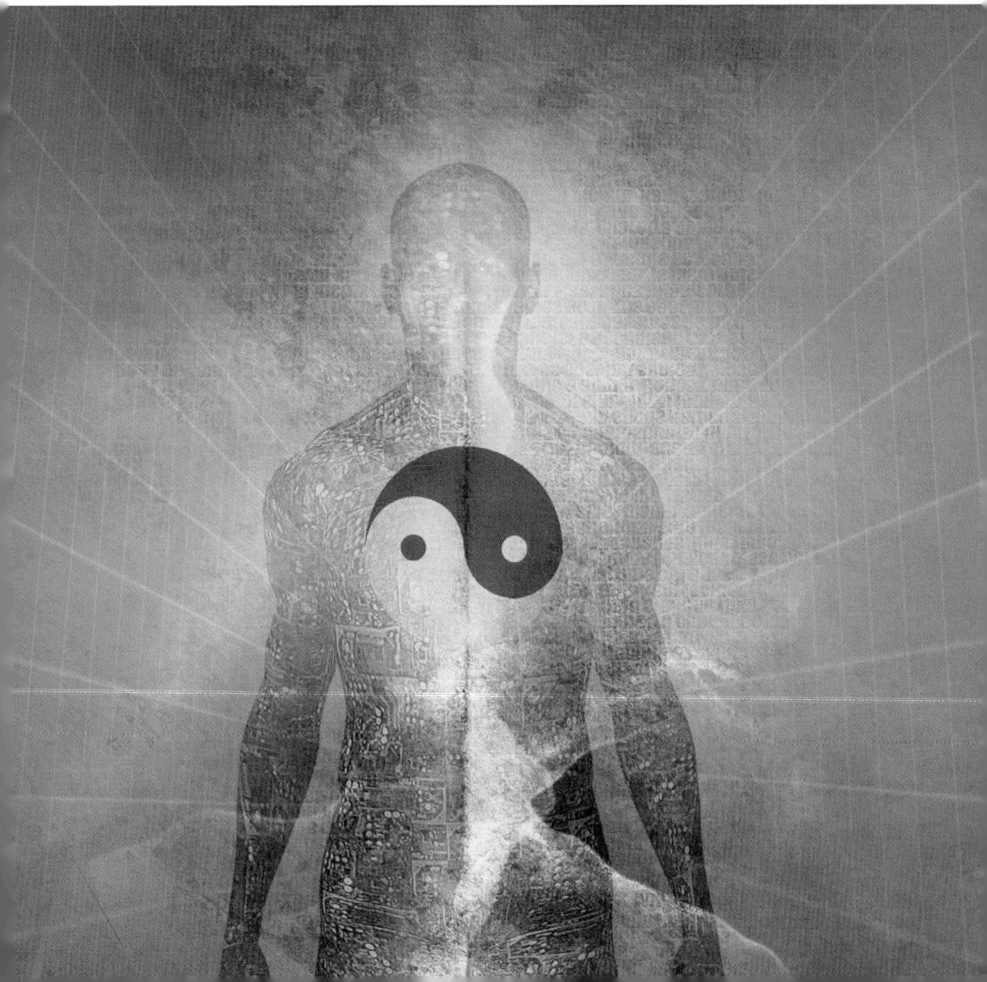

스트레칭과 도인법, 태극선법의 차이

장부의 활성에 따른 최적의 에너지 흐름이 기맥인데, 이것이 환경과 섭생, 그리고 후천적 습성 등에 의해 점차 왜곡되면 병이 생기고, 기맥이 사라지게 되면 죽음을 맞이하게 된다. 스트레칭은 이것을 예방하거나 늦추는 효과가 있다. 도인법(導引法) 또한 마찬가지이다.

기공(氣功) 수련에 등장하는 도인법(導引法)은 근육과 신경의 긴장을 푸는 행공이다. 옛 문헌에서 보면, '도(導)'란 도기령화(導氣令和), '인(引)'이란 인체령유(引體令柔)라 했다. 도기령화란 氣를 끄집어내어 몸에 고루 퍼지게 한다는 뜻이고, 인체령유란 몸을 쭉쭉 뻗어 부드럽게 한다는 뜻이다.

도인법이란 그 정의부터가 현대의 스트레칭과 크게 다를 것이 없다. 어찌 보면 현대 서양에서 근육과 뼈를 연구하여 만들어낸 스트레칭이 훨씬 과학적이고 몸에도 효과적일 수 있다. 그럼에도 불구하고 도인법이라고 하면 뭔가 신비롭고 대단한 것처럼 보인다. 이는 과거에 대한 환상 때문인데, 이런 심리를 논리학에서는

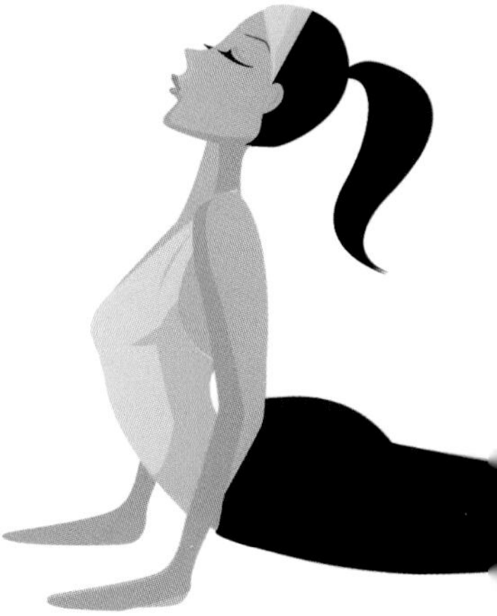

권위에 대한 편견이라 한다.

근육과 뼈를 늘리고 당기면 세월에 따라 막혀 가는 정경십이맥을 자극하고 연결해 주는 역할을 한다. 다시 말해 정경십이맥의 氣를 활성화 시켜준다. 생체 에너지가 원활히 흐르게 되면 세포가 활성되고 당연히 장부가 좋아지게 된다. 따라서 건강은 좋아질 수밖에 없다. 또한 기경으로 흐르지 않을 뿐이지, 스트레칭이나 도인법에 수반되는 호흡에서도 최소한의 생존에 필요한 우주의 氣를 받아들인다.

그렇다면 태극선법과 스트레칭이나 도인법의 차이점은 어디에 있는가? 우주의 정보가 실려 있는 氣(정보)를 바깥에서 공급받는지, 아니면 이미 만들어져 내장된 氣(정보)만을 활성화 시키는지의 차이이다. 태극선법은 기경팔맥을 통해 새로운 정보를 받게 되지만 스트레칭이나 도인법은 이미 활동하고 있는 정경십이맥을 자극하여 활성화 시킬 뿐이다.

이 차이는 결코 작지 않다. 스트레칭이나 도인법은 자신이 타고난 건강과 질병에 대한 유전적 코드 안에서 최적의 상태를 유지하려 하지만, 태극선법은 우주에서 새로운 정보가 담긴 기운을 받아들이기 때문에 선천적 유전 코드에 좀 더 자유로울 수 있게 된다.

스트레칭과 도인법은 근육과 뼈 등의 조직과 장부 등을 반복해서 움직여 줌으로써 신진대사가 활발해지고 노폐물이 잘 빠지면서 건강을 유지하게 한다. 하지만 질병에 대한 유전적 코드마저 바꿀 수는 없다. 그렇기에 아무리 스트레칭을 해도 운명에서 찾아오는 질병으로부터 해방될 수 없다.

비유컨대 요즘 건축에서 흔히 듣는 리모델링(remodeling)이라고 보면 이해가 쉬울 것이다. 즉 태어날 때 잘못 입력된 정보 등을 뜯어고쳐 완전체로 만드는 게 아니라, 그 겉만 임시방편으로 보수하는 것이다. 물론 리모델링으로 얼마든지 최적의 상태를 유지할 수 있다. 하지만 애초부터 여기저기에 부실 공사가 잠복해 있다면 얘기는 달라진다.

질병에 대한 유전 코드를 이미 가지고 태어난 경우는 스트레칭과 같은 리모델링은 해결책이 될 수 없다. 그래서 대두된 것이 기수련이다. 기수련은 우주의 氣를 받아들여 질병의 유전적 코드를 바꿀 수 있기 때문이다. 음과 양의 균형을 통해 질서를 유지하려는 우주의 정보(氣)가 기경을 따라 전신으로 퍼지면 세포 하나하나를 재교육하여 질병 코드를 씻어낸다. 한마디로 스트레칭의 리모델링 차원을 넘어 인체의 재건축을 이루는 것이다. 이것이 기수련의 알파와 오메가이다. 우주의 氣로써 인체의 세포 혁명을 이루고 이로써 유전 코드를 바꿔 완전 건강체를 유지하는 것이다.

요컨대 스트레칭 부류의 운동은 리모델링 차원 밖에 안 되지만, 기수련은 우주(율려)의 설계가 담긴 정보를 받아들임으로써 인체의 재건축까지 가능해진다.

결국 기수련을 한다는 것은 인체의 세포 하나하나에 우주의 정보(氣)를 심는 것이다. 그 결과 세포 하나하나가 율려 운동을 하게 된다. 세포마다 율려 운동을 한다면 그것들을 조율하고 지속하게 하는 무언가가 있어야 한다. 그것이 바로 대맥이 부풀어 올라 형성된 단전, 다시 말해 음양쌍도태이다.

대맥은 수축과 팽창 운동을 통하여 기운을 뿜어주고 빨아들이는 제2의 심장 같은 역할을 수행한다. 특히 대맥 주위에는 신체가 제대로 기능을 유지하기 위해 필요한 근육과 신경이 모두 집합되어 있다. 만약 이곳에 이상이 발생하면 정상적인 생활이 불가능할 만큼 인체에 막대한 지장을 준다.

이렇게 중요한 대맥의 기능은 나이가 들어감에 따라 점점 퇴화되어 간다. 이렇게 되면 율려 운동의 전체적 감소로 이어진다. 에너지를 흡수했다가 뿜어주는 기능이 약화되어 결국 인체가 균형을 잃으면서 질병에 노출된다. 그러므로 인체의 율려 운동을 주관하는 대맥을 소홀히 해선 안된다.

행공과 호흡을 통해 대맥에 氣를 저장하면 하복부에 쌍도태가 형성된다. 이것은 곧 대맥의 기능이 활성화되었음을 의미한다.

그런데 기수련을 잘못했을 때는 쌍도태가 형성되지 않는다. 이런 경우는 기운의 집적이 깨져 분산되고 만다. 정해진 궤도를 벗어나서 氣가 흐르기 때문에 세포에 일정한 정보를 주지 못하고, 또한 주기적인 세포의 변화에 신속히 대처하지 못한다. 이렇게 되면 외부의 환경이나 기운의 변화에 적응하지 못해 인체에 균열이 생긴다. 즉 면역 기능의 약화로 이어지는 것이다.

반면에 태극선법을 통해 쌍도태가 형성되면 율려 운동을 통해 세포 마다 근원적인 에너지를 제공해 준다. 이렇게 되면 인체를 구성하는 신경조직과 호르몬 분비를 담당하는 장부의 기능이 활성화되어 신체 활동을 균형적으로 유지할 수 있게 된다.

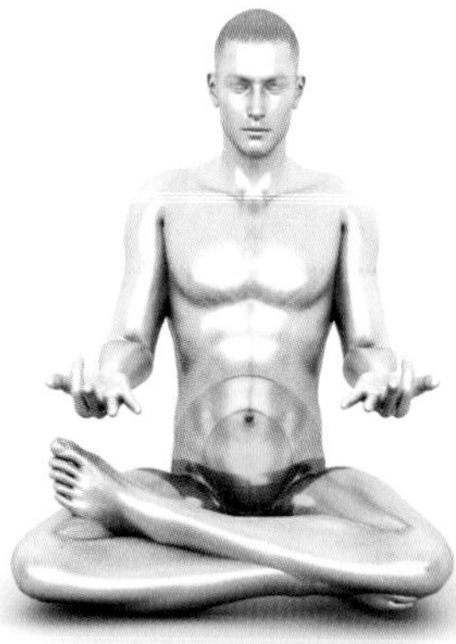

요컨대 진정한 기수련이라고 할 수 있는 태극선법은 우주의 기운을 집적하고 분산하여 세포의 변형을 막고 좀 더 나은 형질의 세포가 되도록 하는 계기를 만들어 준다. 우주의 정보가 세포 내에 각인되면 세포의 활성화가 이루어져 결국 육체적인 건강은 물론이고 정신 또한 우주를 닮아가게 된다.

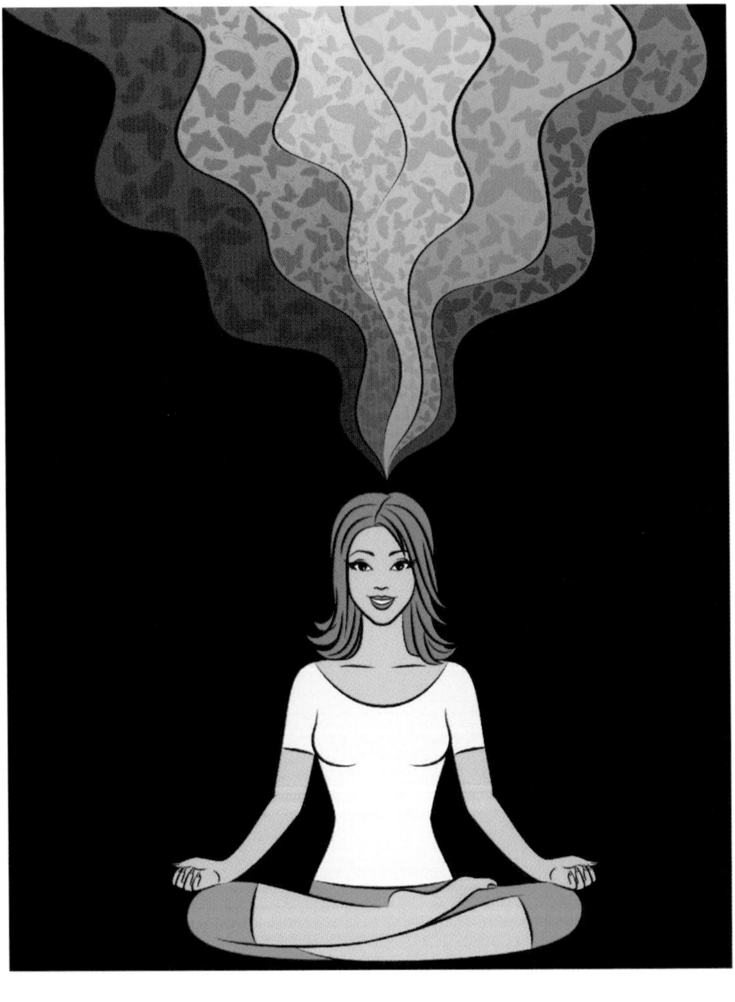

진기와 허기

기존의 의념 수련인 단도태 수련에서도 氣의 종류에 대해서 언급하고 있다. 부모로부터 받은 氣를 선천(先天)의 氣라고 하고, 공기와 일광, 그리고 음식물로부터 받은 氣를 후천(後天)의 氣라고 분류한다. 혹자는 선천의 氣와 후천의 氣를 합쳐 원기(元氣) 또는 진기(眞氣)라고 부른다. 또 어떤 단체에서는 생기(生氣)나 사기(邪氣)라는 개념을 도입해 氣의 종류를 분류하기도 한다.

기존에 원기나 생기 등으로 氣의 종류를 나누는 것은 氣가 발산하고 소멸하는 모습을 보고 마치 그것에 해당하는 특정한 성질을 가진 氣가 있는 것처럼 착각한 데서 비롯한 것이다. 그러나 氣라는 것은 단지 방향성과 변화의 속도차가 있을 뿐이다. 다시 말해 氣가 장부와 반응하여 특정의 정보를 보존하는 데서 차이가 있게 된다.

선천의 기와 후천의 氣로도 구분하는데, 선천의 氣는 태아가 생명을 유지하는 데에 필요한 세포의 정보를 말하고, 후천의 氣는 섭생이나 인지활동, 환경 등에 의해 후천의 정보가 습득된 상태를 말한다. 둘 다 상호 보완적이며 중요한 의미를 갖는다.

진기(眞氣)와 허기(虛氣)는 '氣의 흐름이 인체 전체에 고르게 조화를 이루며 흐르는지, 아니면 일부에 국한되어 정체되는지' 에 따라 나누어진다. 진기는 천수(天水)라 일컫는 우주의 氣가 기경을 따라 인체 전체에 일관성 있게 움직여 나간다. 반면에 허기는 의념을 이용해 이곳저곳을 파헤쳐 산발적으로 솟아나고, 그래서 편중되거나 불규칙하게 흐른다.

허기는 의식을 집중해 정경십이맥의 氣를 억지로 끄집어내었을 때의 氣를 말한다. 그렇기에 허기는 몸 전체의 세포 하나하나에 정보를 전달하고 활성화시킬 수 있는 힘이 없다. 단지 국소적인 부분에서 온열감이라든지 약간의 압박감만을 느끼게 할 뿐이다.

인체 전체로 氣를 퍼지게 하기 위해서는 반드시 율려운동이 있어야 한다. 발전기를 돌려야 전기가 흐르듯 氣 역시 음양운동을 하는 율려(단전)가 움직여야 운기와 주천(周天)이 가능해진다. 그래서 진기를 운용하려면 율려운동을 하는 쌍도태가 필수적이다.

쌍도태에 응집된 氣는 수련자의 근기와 정신, 그리고 얽혀진 상황에 따라 각기 다르게 나타난다. 가령 어떤 이는 精을 잡는 주문, 염불, 마인드컨트롤 등의 수련이 적합하고, 어떤 이는 고요히 좌정하여 일심(一心)을 잡는 참선 수행이, 그리고 또 다른 이는 氣를 잡는 단전수련에 천부적일 수 있다. 이렇게 사람마다 각기 적합한 수련이 다른 바, 氣를 잡는 단전수련의 진전에 차이가 생길 수 있는 것이다.

그런데 진기 축적의 빠르고 느린 차이라면야 좀 더 노력해서 따라가면 될 것이다. 하지만 근기가 떨어져 氣의 응집 능력이 약하거나, 정신이 산만하여 정핵(精核) 형성이 미진한 사람은 쌍도태가 조성돼도 단전에 진기가 잘 축적되지 않는다. 이러한 경우도 허기로 분류한다.

신에 빙의(憑依)[17]된 경우에도 대체로 진기 조성이 잘 이루어지지 않는다. 이는 빙의나 접신(接神)된 상태에서는 정신이 산만하여 정핵 형성에 불리하기 때문이다. 어떤 경우에는 신제자로 점찍어 놓았는데 공력이 커져 자신을 능가하는 것을 꺼리는 바, 수련에서 얻어지는 정기를 神이 차단하거나 일부를 흡수하여, 진기의 응집이 어려워지기도 한다. 이러한 경우 또한 허기로 분류한다.

여하튼 수련을 시작하여 35일 안에는 쌍도태의 진기가 정확히 판명 난다. 태극선법에서 진기의 판별은 보통 세 가지를 기준으로 한다.

첫째, 수련 단계에 맞추어 호흡이 부드러워지고 숨소리가 줄어든다.
둘째, 목소리가 변해 단전에서 울려 나오는 단음(丹音)이 나온다.
셋째, 쌍도태가 조성되어 임신과 부합하는 신체 변화가 나타난다.

수련의 초반기에 이런 점을 검토하여 진기와 허기의 여부를 가려내야 한다. 그래야 쓸데없이 시간을 낭비하는 것을 막을 수 있다. 하지만 운기로써 도통을 꿈꾸는 것이 아닌, 일신의 건강과 氣의 체험을 통한 견식의 확장 정도에 만족한다면 수련을 계속해도 무방할 것이다.

참고로 진기도 상황에 따라 두 가지로 나눌 수 있다. 어떤 특

17) 빙의(憑依): 죽은 자의 영혼이 산 자의 의식에 붙어 관여하는 현상.

수한 경우에 진기가 단전에 응집되지 않고 그대로 기맥을 뚫고 운기되는 수가 있다. 이런 경우는 통령(通靈)에 민감하고 운기가 활성화된 경우로, 이때의 진기를 양성진기(陽性眞氣)라 한다.

그리고 일반적인 경우로서 단전에 응집되어 도태를 형성하는 氣를 음성진기(陰性眞氣)라 한다. 다시 말해 기운을 농축해 에너지나 물질에 유사하게 변화시킬 수 있으면 음성진기, 그렇지 못하면 양성진기이다.

훗날 운기의 궁극에 달했을 때 양성진기는 양성 출신(出神)[18] 만 가능한 반면에 음성진기를 지닌 사람은 양성과 음성출신 모두가 가능하다는 차이가 있다. 그러나 양성진기도 나름대로 장점이 있으므로 수련의 가치는 충분할 것이다.

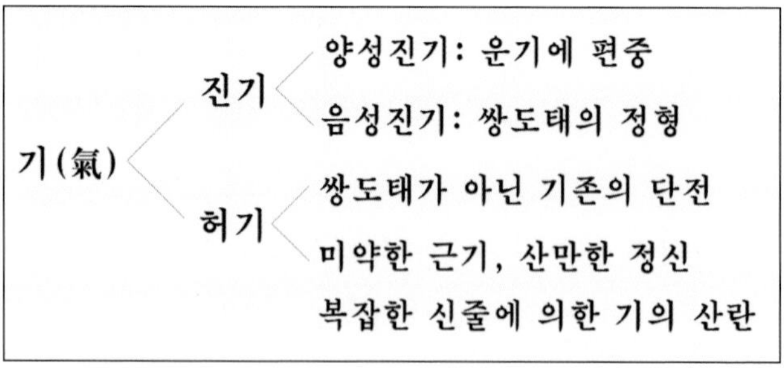

18) 출신(出神): 영혼이 육체에서 빠져나와 4차원의 세계로 들어가는 현상. 일명 유체이탈(流體離脫) 혹은 시해(尸解)라 한다.

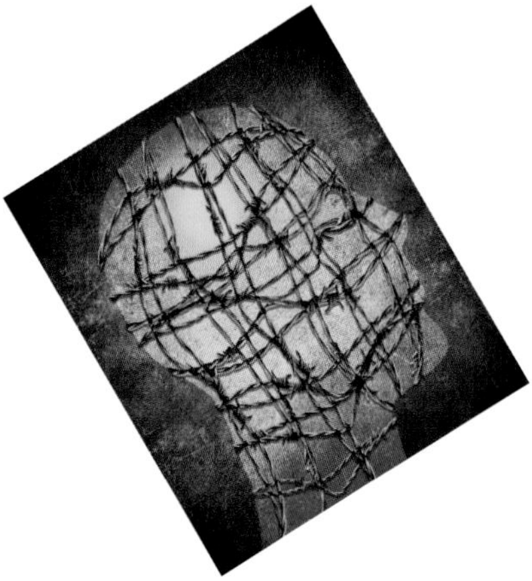

신마神魔

‘도가 높아지면 이를 방해하는 마의 세력도 강해진다(道高上魔高上)’는 말이 있다. 마찬가지로 태극선법 수련은 진전이 빨라 105일 안에 한두 번의 신마(神魔)가 발동한다. 수련에 하자가 있어서 수련을 중단하려 한다면 이는 타당할 것이다. 그러나 수련의 진전이 빠르고 그 공효(功效)를 충분히 느끼면서도 아무런 이유 없이 수련을 중단하려는 마음이 일어난다. 이것을 일러 신마라 한다.

신마는 무슨 수를 써서라도 수련을 중단하게끔 한다. 가령 현통(現通)[19]을 한 시간 남겨 놓고도 수련자의 머리를 돌려 중도하차하게끔 하기도 한다. 이는 5천[20]의 선계에 진입하는 과정에 일반적으로 발생하는 현상이다. 육신의 옷을 입은 채로 4천 상층부위 무수한 신명들을 체치고 5천의 선계에 진입한다는 것이 쉬울 리가 만무한 것이다.

도란 결국에 가서는 스승이나 보호신명이 아닌 수련자 자신이 성취하는 것인 바, 신마와의 투쟁은 본인의 근기와 정신력에 달

19) 현통(現通): 축기된 기운을 상단전으로 올려 그곳에 거하는 영혼과 연결하는 공법.

20) 천(天): 영적 경지는 크게 10단계로 나눈다. 1천은 식물령, 2천은 동물령, 3~4천은 보통의 인간, 5~9천은 신선계, 10천은 절대계를 말한다.

려 있다. 그러나 이것이 현실적으로 쉽지만은 않으니, 신마 현상이 발생했을 때는 수련을 무조건 중단하고 지도 사범과 상의하는 것이 문제를 극복할 수 있는 상책이다.

신마 현상은 비단 태극선법뿐만 아니라 수행자라면 으레 발생한다. 불교적 용어를 빌리면 아상이나 아집과 같은 에고의 문제이다. 수행에서 뒤쳐질 때 자신의 부족함을 감추기 위해 [수련을 완성했다], [깨달음을 얻었다]란 망상을 일으키고 그것을 스스로 실제로 믿게 되는 현상이다. 마치 해탈한 것마냥 만면에 미소를 띠지만 그 내면은 괴로움에 짓눌려 있다. 일체의 분별에서 초월했다면서도 언행은 분별에 더욱 민감해서 내 편 네 편을 나누고 결국 흑백의 논리에 갇히게 된다.

신마를 해결하는 가장 좋은 방법은 겸손과 토론이다. 겸손은 아상의 발동을 제어하고, 토론은 자유롭게 시시비비를 따져 독선의 세계에 갇히는 것을 막아준다. 하지만 지위가 높아지면 그만큼 겸손이 힘을 잃고, 여기에 수행에서 뒤처지는 결과가 나오면 아상이 꿈틀댄다. 이때 수시로 토론을 통해 이성적 사유를 지속하면 신마는 가라앉는다. 하지만 토론마저 외면하고 마음의 문을 닫으면 그땐 정말 신마가 하늘 끝까지 솟구쳐 도통했다는 소리가 절로 나오게 된다. 내면의 괴로움을 억누르면서 해탈의 미소를 띠고 있는 괴이한 생물이 되는 것이다. 따라서 수행자는 어느 위치에 있든지 겸손할 줄 알고 토론을 즐겨 이성적 사유를 원활히 유지할 필요가 있다.

아상이라는 혹을 떼려고 수행에 발을 담궜는데, 결과적으로 그 혹(아상)이 열 개 백 개로 늘어나면 얼마나 손해가 크겠는가.

환골탈태와 선약

태극선법 수련을 하면 그 과정상에 빗나간 뼈의 구조가 바로 잡힌다. 그리고 현통이 되면 머리의 구조가 조금씩 바뀌게 되는데 이를 환골(換骨)이라 한다. 환골 현상은 사람마다 조금씩 다르게 나타나며, 현통 이후에 계속되는 수련에서도 점점 심화된다. 이는 기맥이 뚫리면서 기존 골격에 변화가 오기 때문이다.

흔히 '관상이 변한다'는 말을 하는데 이것이 바로 환골을 의미한다. 태극선법 수련이 아니어도 일상 생활에서 누구나 환골을 하게 된다. 단지 그 정도가 미미해 눈으로 좀처럼 확인이 안 될 뿐이다.

그런데 사람과 운수에 따라 환골의 방향이 천차만별이다. 기운을 막는 쪽으로 환골이 되어 건강을 잃고 세상을 떠나는 경우도 있고, 반대로 기운을 열어 건강을 찾고 운수가 대통하는 경우도 있다. 태극선법 수련에서의 환골은 물론 후자이다.

태극선법 수련 시 탈진을 막기 위해 복용하는 선약(仙藥)이 있는데, 이 약은 탈태(奪胎)에 효과가 크다. 3개월 이상 복용하면 피부가 마치 아기 피부와 같이 부드럽고 탄력 있게 변한다. 이는 선약이 피부의 노화층을 밀어내고 순수 피층을 보호, 유지해주기 때문이다. 특별한 경우가 아닌 한 선약에 의존하지 않고 자신의 체력을 적절히 안배하여 수련에 임하는 것이 좋다.

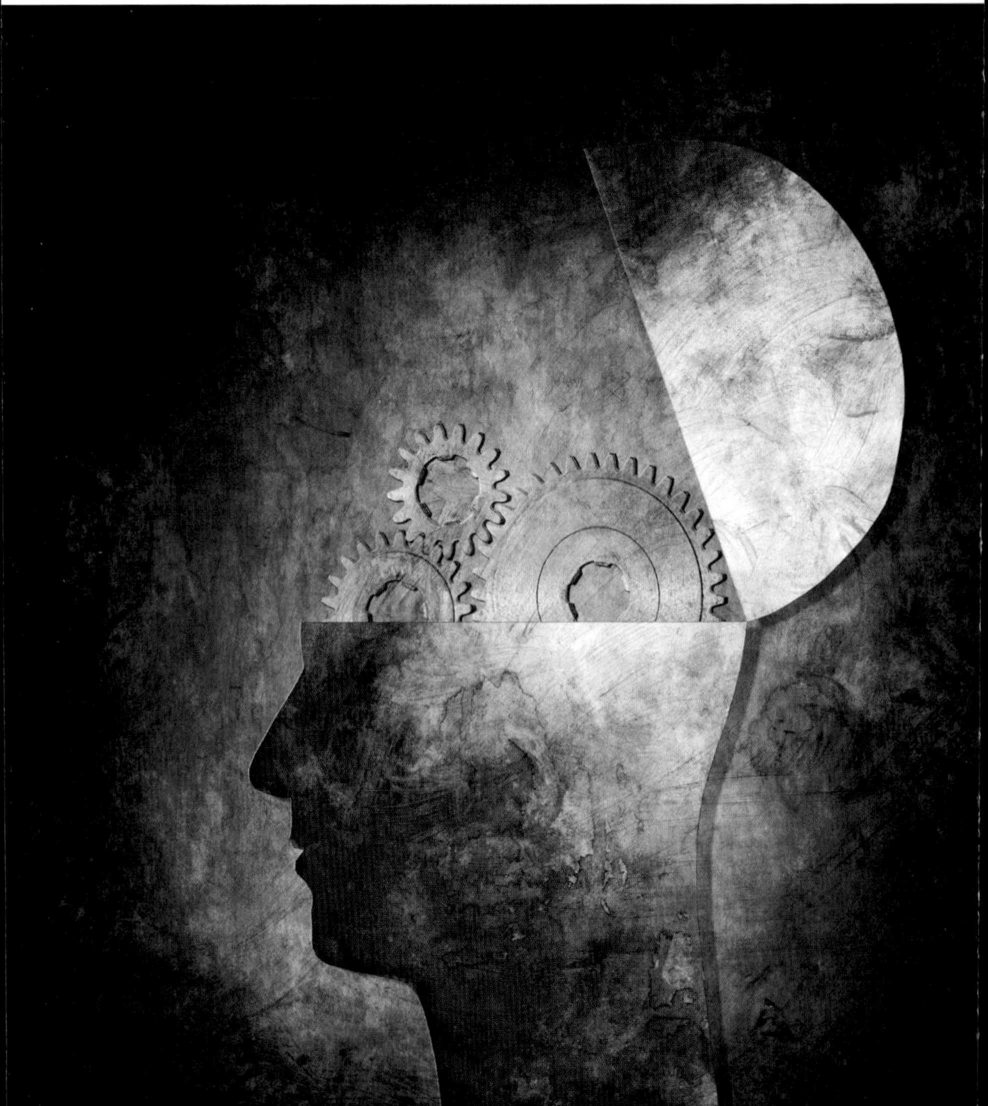

자운공

쌍도태가 형성되고 진기가 고이게 되면 저절로 몸이 움직이는 현상이 종종 발생한다. 氣란 본래 동하려는 성질이 팽배하여 틈만 나면 기맥을 뚫고 발기(發氣)하려 한다. 즉, 막힌 혈이 있으면 뚫고 나아가려 하는데 이때 몸이 저절로 들썩이거나 머리를 휘젓고 몸을 좌우로 트는 현상이 발생한다. 이것을 자운공(自運功)이라 한다. 자운공은 기맥을 뚫는 것 외에도 건강에 문제가 있는 신체 부위를 氣로써 자극하여 회복케 하는 기능도 있다. 이런 작용을 자연치유라 한다.

축기 과정에서의 자운공은 사람에 따라 있을 수도 없을 수도 있다. 하지만 현통의 단계에서는 종종 발생하게 된다. 음양쌍음(陰陽雙音)[21]으로 현통문을 외우며 단전을 발동시키면 자운공이 일어나 氣가 저절로 막힌 혈을 찾아 뚫게 된다. 이때 특히 뒷골 부위에 있는 옥침혈(玉針穴)[22]을 뚫게 되면 현통의 목적을 달성하게 된다.

---

21) 음양쌍음(陰陽雙音): 단음(丹音)을 음양의 원리에 따라 규칙적으로 무수히 반복하여 파동을 일으키는 회전음.

22) 옥침혈(玉針穴): 목과 두개골을 연결하는 세 개의 혈.

요컨대 자운공은 氣 자체의 동성(動性)에 의해 막힌 혈을 뚫는 과정에서 비롯한 신체의 움직임을 말한다. 진기 중에서도 양성진기에 의해 이런 현상이 짙게 나타나며, 이는 다다익선(多多益善)이다. 그런데 간혹 神의 빙의에 의해 이런 현상이 나타나기도 한다. 그런즉 자운공이 일어났을 때는 반드시 단전의 氣가 진기에 해당하는지를 잘 가려야 한다. 만일 진기가 아니라면 신에 의한 빙의일 가능성이 높으니 지도 사범에게 자문하여 제어할 필요가 있다.

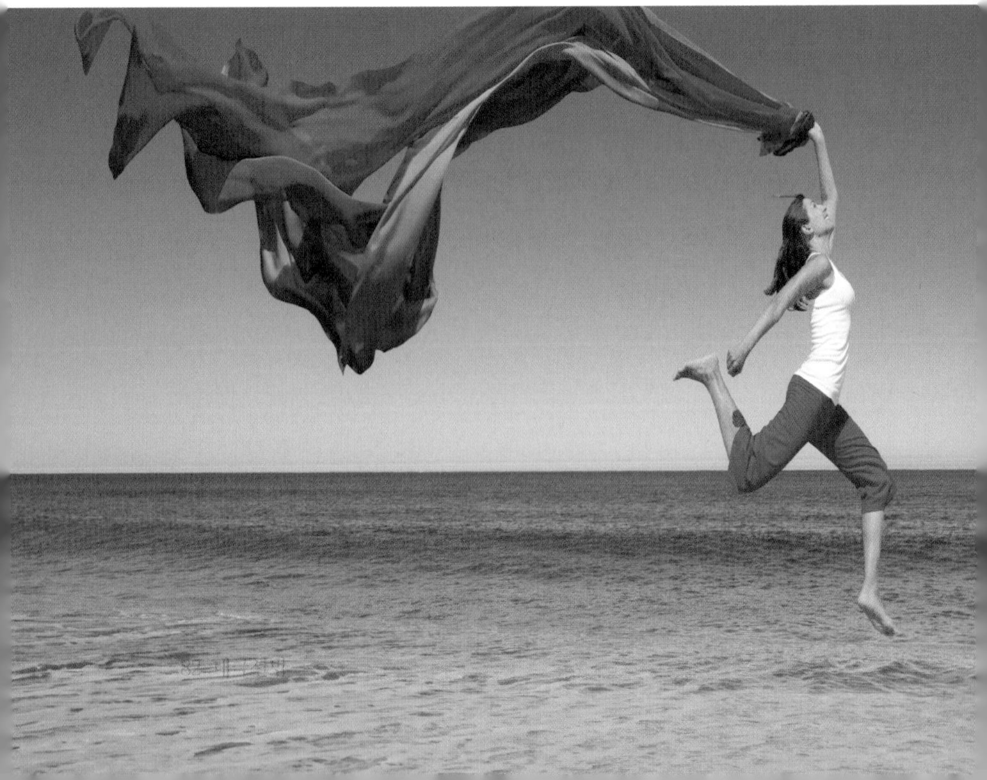

선음과 선무

현통을 완성하고 머릿속의 미세한 기맥까지 뚫는 과정상에 백회(白會)[23]가 열려 초월 의식이 강해지면 신묘한 음성을 자아내며 선정에 잠기게 된다. 이때 일정한 틀이 없이 자유로이 나오는 음을 영가(靈歌) 또는 선음(仙音)이라 한다. 그런데 선음은 반드시 단전에서 나오는 단음(丹音)이어야 한다. 단전에서 나오지 않는 음은 진기를 바탕으로 하지 않는 바, 음으로써 선계의 초월의식을 얻을 수는 없다.

기존의 단전수련으로는 평생을 하여도 선천적 음에 별다른 변화가 생기지 않는다. 그러나 심각한 음치이고, 또한 음질이 선천적으로 떨어진다 해도 태극선법 수련을 하면 몇 달 내에 신묘한 단음이 생성된다. 이 단음을 이용해 선계의 진입을 이루게 하는 것도 태극선법 수련의 한 과정이다. 음을 타고 도에 접근하는 것, 이것이 바로 예로부터 일컫던 득음(得音)의 경지이다.

---

23) 백회(白會): 머리의 중심부에 위치하며 하늘 기운과 교감을 이루는 역할을 한다. 대개 태어난지 3년이 지나면서 백회가 막히게 되며, 이때부터는 후천 기운으로 살아가게 된다. 백회를 달리 천목, 두정, 정문이라고도 한다.

흔히 선무를 한자로 '禪舞(선무)'라 하기도 한다. 그러나 '禪(선)'에서는 '舞(무)'가 나오지 않는다. 氣를 중심으로 하는 '仙(선)'에서만 '舞(무)'가 나오는 까닭이다. 자운공에 의해 기맥이 원만히 소통되면 氣의 흐름이 부드럽고 고요해진다. 이러한 원활한 氣의 흐름을 타고 무아(無我) 도취되어 동작하는 것을 선무라 한다. 선무가 진행되는 동안에는 선음과 마찬가지로 초월의식에 휩싸이게 된다.

선무에서 육체적으로 치중하면 무술이 된다. 가령 중국에서 가장 유행하는 태극권(太極拳) 또한 선무를 그대로 옮겨 놓은 것이다. 그러나 사람마다 타고난 근기와 체질에 따라 기운을 타는 방식이 천차만별이므로 어떤 일률적인 형태에 고정될 필요는 없다. 한때 유행했던 도인체조, 혹은 기공체조 등도 마찬가지이다.

여하튼 선무란 원활한 기운을 타고 초월의식에 싸여 자발(自發)하는 동작을 말하며, 예로부터 전해오는 영육병진(靈肉竝進)의 일례에 해당한다.

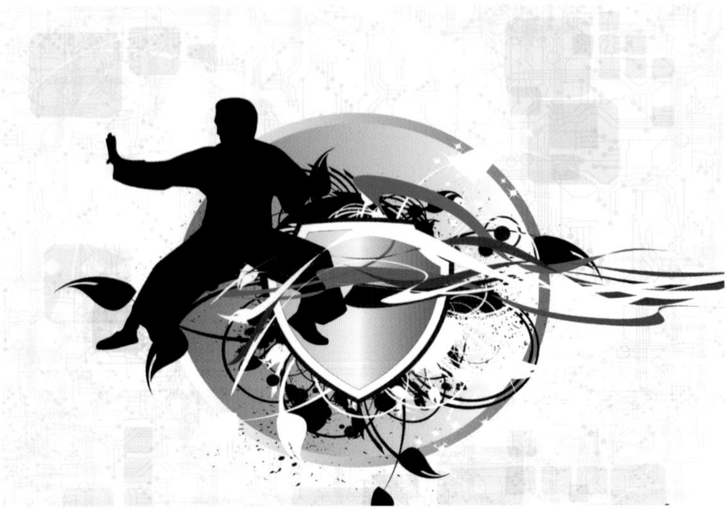

기체와 탈진

태극선법 수련법에 따라 수련하면 35일 내에 단전의 틀이 잡히고 70일이 지나면 조성이 마무리되어 운기가 가능해진다. 그런데 이 과정상에 한가지 극복해야 할 과제가 있는데 바로 기체(氣滯)와 탈진(脫盡)이다.

氣의 비정상적인 운행으로 인한 부작용으로서 가슴이나 머리에 부분적으로 氣가 쌓여 정체되는 것을 기체(氣滯)라 한다. 사실상 기존의 의념 수련에서는 축기를 잘못함으로써 오는 폐단이 만만치 않다. 단전에 氣가 충분히 모이지 않은 상태에서 기운을 돌리다 보면 기체가 빈번히 발생한다.

운기하는데 있어 정상적인 운행은 척추 선을 따라 이루어진 독맥을 통하여 가능하다. 이러한 운기의 형태를 순비(順飛)라고 한다. 반면에 독맥이 아닌 가슴 선을 따라 형성된 임맥을 타고 운기가 되는 것을 역비(亦飛)라 한다.

그런데 중요한 사실은 반드시 진기(眞氣)라야만 독맥을 뚫고 상승할 수 있다는 것이다. 반면 허기(虛氣)의 경우에는 임맥을 따라 상승하게 되는데 비정상적인 작용에 의해 가슴이나 머리에 부분적으로 氣가 정체하게 된다. 의념을 통해 운기를 할 때 생각을 단전에 주게 되면 허기가 발동하게 된다. 허기는 먼지와도 같은 가벼운 성질 때문에 약간의 자극에도 쉽게 동한다. 이로 인하여 정상적 기운의 흐름에서 벗어나 결국은 기체와 같은 부작용을 유발하게 된다.

기체가 되어 氣의 원활한 소통이 끊어지면 피의 순환에 이상이 발생하고 이로 인해 신체의 면역 기능이 급격히 저하된다. 기체가 되면 머리가 무겁고 멍해지거나 가슴이 답답하며 소화불량 증세가 나타나기도 한다. 그리고 몸의 힘은 빠져 10분 수련이 1시간처럼 느껴진다.

이것은 상기된 氣가 氣와 혈(穴)의 흐름을 차단하여 일어나는 현상이다. 이러한 기체는 비단 잘못된 수련으로 인해 생기는 것만은 아니다. 기체의 증상은 스트레스를 받았을 때에도 나타난다. 심한 스트레스를 받으면 짜증과 울화가 치밀어 오른다. 이렇게 되면 온몸의 氣가 머리로 집중되면서 피 역시 몰려 얼굴이 울긋불긋하게 달아오르게 된다.

그런데 문제는 그 이후에 있다. 머리에 집중된 氣는 마음이 안정되면 제 자리를 찾아 안정된 상태로 돌아가게 된다. 그런데 일부의 氣가 머리에 그대로 남아 기체의 현상이 생길 수 있고, 이런 일이 반복되면 상기(上氣)에 의한 고질적인 두통이나 무기력증에 시달리게 된다.

보다 더 위험한 것은 심하게 스트레스를 받을 경우 몸 안에 유해한 활성산소가 증가한다는 사실이다. 활성산소가 증가하면 세포의 면역력이 급격히 감소하고 간혹 돌연변이가 발생해 암세포가 되기도 한다. 그만큼 열 받는 것은 대단히 위험한 것이다.

최고의 건강법은 바로 열 받지 않고 즐겁게 사는 것이다. 열 받는 것이 위해(危害)한 이유는 바로 허기를 유발하기 때문이다. 먼지가 쌓이고 쌓이면 한 줌의 흙이 되듯이 열 받을 때 생기는 허기가 머릿속에 조금씩 쌓이다 보면 결국 기맥이 막히게 되어 건강을 위협하게 된다. 따라서 언제나 마음을 가라앉혀 열 받는 일이 없도록 하는 것이 상책이다.

그럼에도 이미 고질화된 기체의 경우는 올바른 수련을 통해 차근차근 해결해야 한다. 그 핵심은 정체된 氣를 정상적인 흐름의 상태로 돌려놓는 데에 있다. 그러려면 우선 막힌 것을 뚫어 줄 수 있는 강력한 추동력과 힘을 가진 그 무엇인가가 필요하다. 마치 변기가 막혀 있을 때 강력한 분해 작용을 가지고 있는 세제를 사용해 뚫는 것과 같다.

이때 단전에 의념을 주어 생기게 되는 허기로는 막혀져 있는 氣를 정상 소통시키기엔 역부족이다. 오히려 정체된 것을 뚫으려다가 더욱 막히게 되는 결과를 초래할 수 있다. 허기 자체의 힘의 미약해서 그 역할을 수행하지 못하고 오히려 기체의 증상만 악화시킬 수 있다. 그래서 기체의 해결책은 진기에서 찾아야 한다. 진정한 진기는 태극의 작용에 의한 율려운동에 의해 생겨난다. 태극선법의 단전인 쌍도태는 율려 운동을 통해 진기를 생성한다. 이때의 기운은 출력이 왕성하여 기맥을 가득 채우며 운기한다. 그 과정에 막힌 곳이 있으면 세차게 뚫고 지나간다. 물론 기체로 인해 정체된 기맥은 다소 시간이 걸리겠지만, 평소보다 열심히 쌍도태의 율려를 작동시키면 결국은 개통하게 된다.

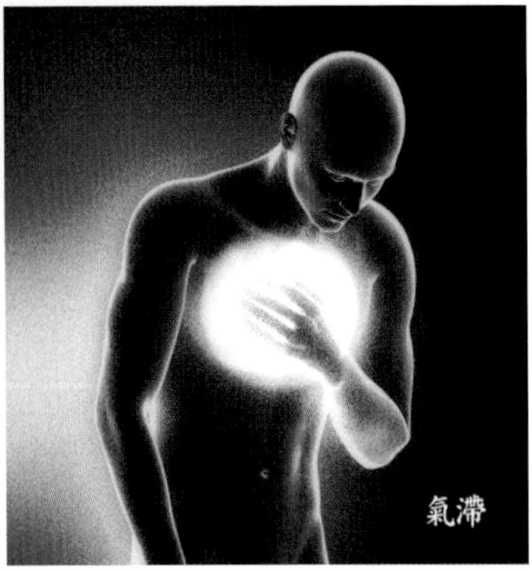

요컨대 기체가 일어나는 이유는 단전을 제대로 조성하지 않고 수련에 임했기 때문이다. 단전이란 氣를 돌릴 수 있는 발전소이다. 따라서 단전을 조성하고 氣를 돌리는 것이 순리이다. 그런데 기존의 단도태 수련에서는 단전을 만들지 않고 운기나 영통[24]에 주안을 둔다. 여기에 기체나 주화입마(朱火入魔)[25]의 원인이 있는 것이다.

태극선법 수련의 중급 과정에 들어가면 단전의 힘을 이용하여 기체를 쉽게 제어할 수 있다. 그러나 초급 과정에는 사람에 따라 간혹 기체가 생기는 경우가 있다. 이럴 때에는 氣를 하강시키는 방법에 따라 하루 30분씩 이틀간 하면 회복된다.

기체란 평소와 상이하여 확연히 느낄 수 있다. 그런데 이와는 달리 수련 기간 동안 계속해서 힘이 빠져 있는 경우가 있는데 이것이 탈진이다. 즉 수련의 시작부터 끝날 때까지 운동량에 비해 더 많은 힘이 소모되는데, 이는 천기와 지기를 단전에 끌어 모을 때 인체의 기운까지 덩달아 끌려 들어가기 때문이다.

발전소를 건설할 때까지는 많은 노고가 뒤따르나, 일단 건설하고 나면 전기의 혜택을 마음껏 누릴 수 있다. 마찬가지로 쌍도태를 형성할 때까지 기체와 탈진이라는 수고가 있지만 단전이 완성되면 노고의 대가는 충분하게 된다. 탈진과 기체를 극복하기

24) 영통(靈通): 영안(靈眼)을 열어 신(神)과의 교감을 얻게 된 상태. 신통력의 기본이라 할 수 있다.

25) 주화입마(朱火入魔): 수승화강(水昇火降)이 수련의 근간이다. 그런데 거꾸로 화기(火氣)가 위로, 수기(水氣)가 아래로 내려오게 되면 기운의 순환에 차질이 생기며 인체에 병이 생기게 된다. 이런 현상을 주화입마라 한다.

위하여 선약을 제조하여 복용하기도 하는데, 수련의 관건은 역시 자신의 정신력에 달려 있다 할 것이다.

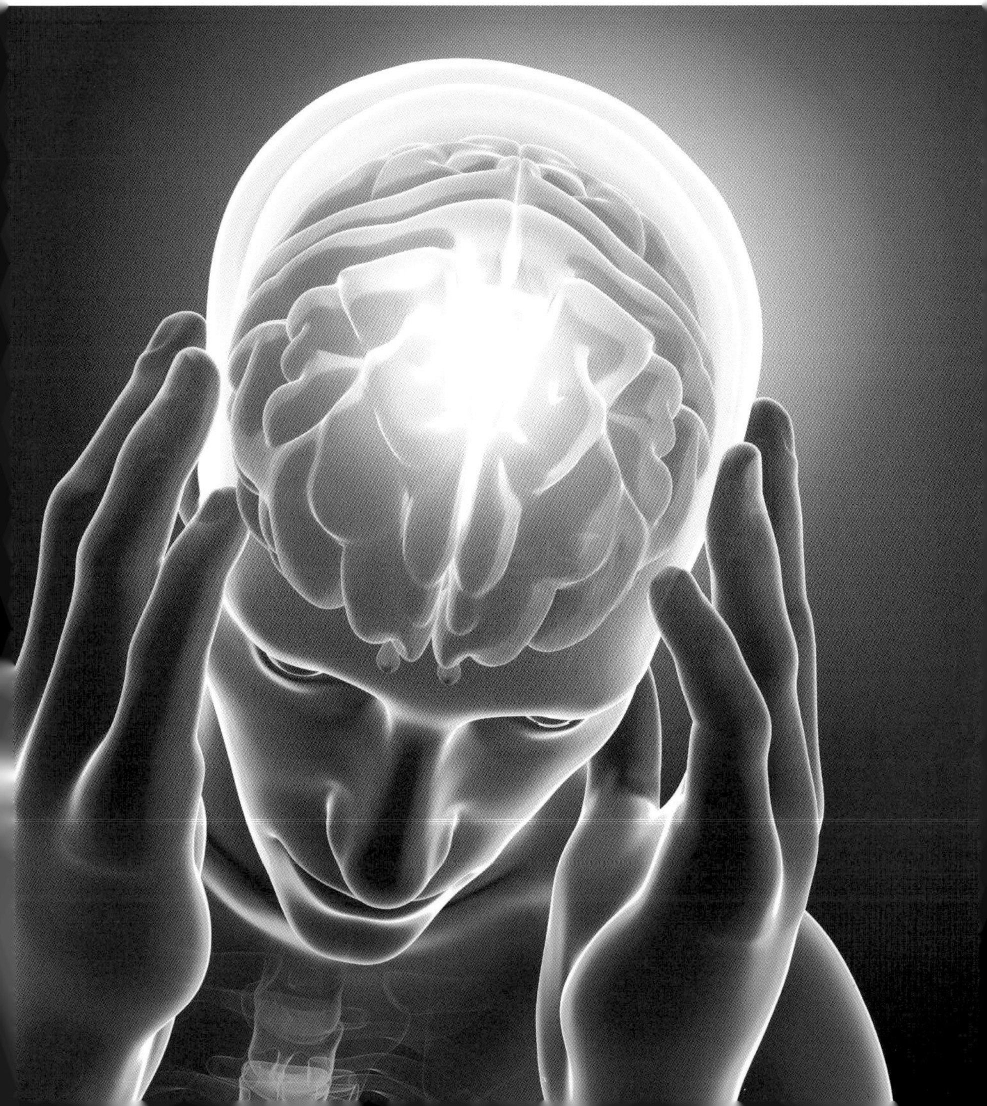

주화입마

주화(走火)를 중국 기공에서는 편차(偏差)라고도 하는데 이는 '치우치고 어긋나다'는 뜻이다. 기운이 제 길을 벗어나 한 쪽에 치우치거나 궤도를 이탈했다는 말이다. 주화에서 주(走)자를 주(朱)자로 대신하기도 한다. 이때의 주(朱)는 '붉다'라는 뜻 이외에 '느려지다'는 뜻으로도 쓰인다. 즉 주화란 화기(火氣)가 느리게 움직이게 되는 것을 말한다. 화기는 순환을 관장하는 역할을 한다. 그런데 화기가 느려진다는 것은 곧 정체를 의미한다. 이것이 심해지면 태산압정(泰山壓頂)이 된다. 태산이 머리의 정수리를 짓누르는 것 같이 된다는 뜻이다.

인체의 조화로운 작용이 이루어지기 위해서는 수승화강(水昇火降)이 되어야 한다. 다시 말해 신장의 수기(水氣)는 위로 치솟고 심장의 화기(火氣)는 아래로 뻗쳐야 기운이 샘솟게 되는 것이다.

원래 수기는 밑에 화기는 위에 자리해야 하지만, 반대로 되면서 음양일체의 조화가 이루어지게 되는 것인데. 주역에서는 이것을 지천태(地天泰)로 표현하였다.

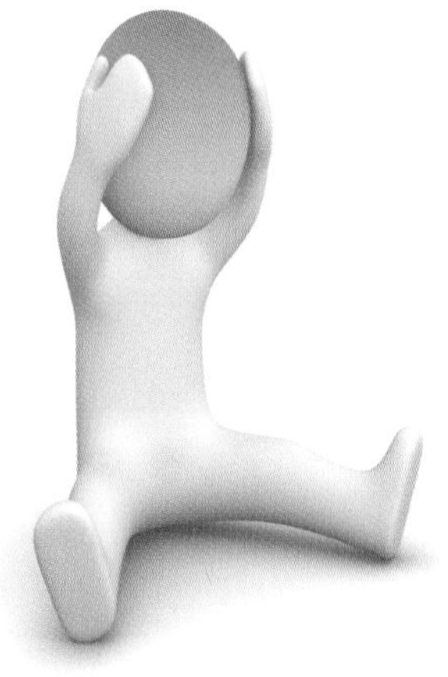

이런 조화의 원리인 수승화강이 깨지면 인체에 커다란 문제가 발생하게 된다. 다시 말해 신장의 수기가 아래로 처지고 반면에 심장의 화기가 상승하면 가슴이 답답해지고 온몸에 힘이 빠지면서 얼굴은 검붉게 뜨게 된다. 심장의 화기(火氣)가 상승하면서 머리를 사막과 같이 태워버렸기 때문이다.

이렇게 되면 수많은 기맥들이 막히면서 몸과 정신은 바싹 타들어가게 된다. 이러한 주화에 한 번 걸리면 단순한 약이나 침으로는 치유가 되지 않는다.

선도 수련에서 그 기초에 해당하는 것이 바로 축기이다. 축기가 제대로 되어야만 운기가 가능하고 더 나아가 주천을 이룰 수 있다. 그런데 의념을 이용하는 기존 단도태 수련은 축기가 제대로 이루어지지 않은 상태에서 섣불리 운기하여 기감을 느끼려 한다. 물론 마음 가는데 氣가 간다고 의념을 집중하다 보면 약간의 氣가 모이는 것이 사실이다. 그러나 이렇게 모인 氣가 다시 흩어져 제자리로 돌아가야 하는데 그 자리에 정체되고 마는 것이다. 이는 제대로 된 단전이 없기 때문이다. 氣를 뿜어 주고 당겨 줄 수 있는 단전의 생성이 없으니 부작용은 필연적이다.

단전은 축기된 氣를 온몸으로 돌려주는 일종의 순환펌프 같은 것이다. 일단은 순환펌프를 마련해 놓고 보일러를 가동시켜야 되듯 수련 또한 축기가 제대로 된 연후에 다음 단계로 나아가야 한다. 그런데 순환펌프가 없는 상태에서 무리하게 보일러를 가동하여 과부하가 걸리게 된다.

단전에 축기가 제대로 되지 않은 상태에서 기운을 돌리려고 욕심을 내면 인체의 조화가 깨지면서 부작용이 생길 수밖에 없다. 축기를 무시하고 운기(상단전/의념 중심)에 치중하여 발생된 문제는 다시 원점으로 돌아가 축기에 주력하는 것이 해법이다.

주화는 하복부에 진짜 단전이 자리하면 자연적으로 해결된다. 이것은 마치 강력한 힘을 가진 자석에 쇠붙이가 끌려오는 원리와 같다. 온몸에 정체되었던 기운이 단전으로 빨려오게 되면서 기맥의 소통이 원활하게 되고 이로 인해 인체의 기능도 정상적으로 회복된다.

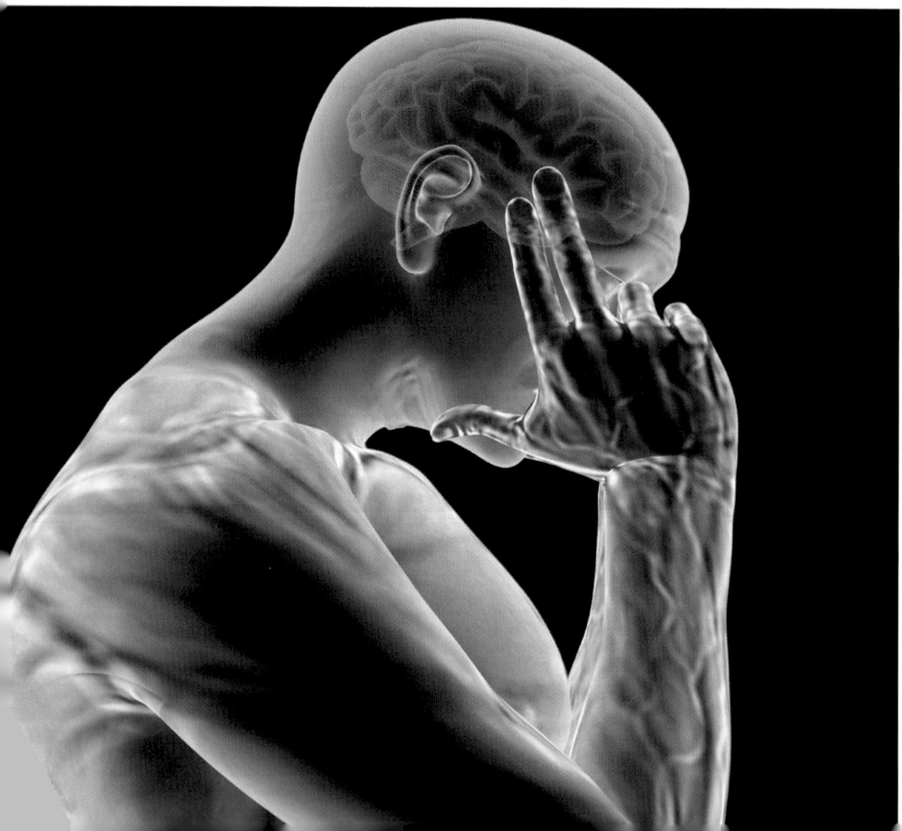

입마란 수련 중에 신의 영향을 받아 빙의나 접신[26]에 걸린 상태를 말한다. 빙의나 접신이 이루어지는 이유는 신이 인간사에 개입하려 하기 때문이다. 저급한 신일수록 인간사에 간섭하기를 좋아하는데 그것은 인간으로 살아 있었을 때의 집착과 아집이 여전히 작용하고 있기 때문이다. 낮은 부류의 신들은 세상사에 대한 집착이 크므로 자기의 본능적인 욕구를 채우기 위하여 일정한 대상을 찾게 된다. 따라서 인간 중에서 자기에게 맞는 파장을 선택하여 빙의나 접신을 시도하게 된다.

그러나 파장의 세기를 살펴보면 자연파(自然波)가 첫째요, 인간의 염파(念波)가 둘째요, 귀신의 신파(神波)가 셋째이다. 그래서 일반적으로 귀신이 인간의 영혼에 침투할 수 없다. 따라서 인류사는 귀신이 아닌 인간의 자의적 판단에 의해 이루어졌던 것이다.

그런데 간혹 선천적으로 영대(靈臺)가 발달되거나 후천적으로 영적 결함이 있는 경우에 타령(他靈)의 침투를 받을 수 있다. 그 침투의 정도를 가늠하여 약소하면 빙의, 강하면 접신이라 한다.

그리고 접신 가운데서 타령의 수준이 높아 불러먹을 수 있으면 강신이라 한다. 물론 일반인이라고 신계의 영향을 받지 않는 것은 아니지만 그 정도가 미약하므로 그다지 신경 쓰지 않아도 된다.

어쨌든 소수이지만 신계의 영향을 받는 경우가 있는데 이것을 모두 나쁜 쪽으로만 생각할 필요는 없다. 일부 수행자들이 신통력

26) 수행보다는 권력이나 재물, 성적 착취 등을 목적으로 저급한 神이 사람에게 붙는 현상으로, 氣수련의 커다란 부작용 가운데 하나이다. 간혹 무속신보다 술수가 높은 神이 붙기도 하는데, 이땐 어떤 특별한 氣치유 능력이 생기기도 한다. 어떤 능력이 되었든 사람을 지배하고, 재물을 탐하고, 성추행을 하는 등 부정한 쪽으로 쓴다면 접신일 가능성이 매우 높다. 접신된 사람은 으레 태극선법을 방해하거나 일개 건강체조로 왜곡시킨다. 왜냐하면 다른 사람들이 태극선법을 배워 기력이 충만해지면 자신의 사술이 통하지 않기 때문이다.

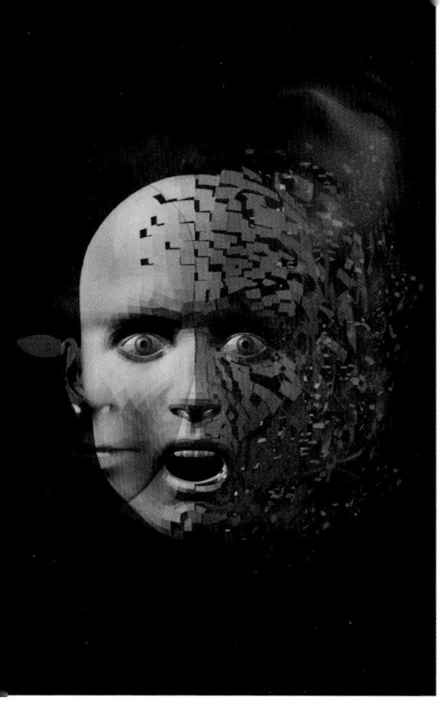

이나 얻어 우쭐대려는 마음이 있어 부작용이 생기는 것이지 새로운 차원을 체험하여 자신의 견식을 넓히려는 데 주안을 둔다면 나름대로의 가치가 충분한 것이다.

그런데 신에 의해 자신의 의식이 끌려 다니는 것만은 철저히 경계해야 한다. 견문을 넓히려 타지로 여행을 떠날 때 위험을 감수해야 하듯이 새로운 차원인 신계에 들어설 때 자신의 의식을 보존하는 것에 주안을 두어야 한다. 능히 온갖 신파를 이겨낼 기력(氣力)과 얼력(神力)을 지니고 차원의 문을 넘어서야 된다.

주의할 점은 단전의 힘을 키워 기력을 높이지 않고 의념이나 최면에 치우치게 되면 결과적으로 초혼(招魂)을 하게 된다는 것이다. 결국 스스로 영혼을 불러와 빙의를 시도하게 되는 셈이다.

예를 들어 축기가 안 된 상태에서 양 손을 머리에 올려 이리저리 움직이면서 '백회가 열려 기운이 충만해진다' 고 의념을 품으면 천지 기운이 들어오는 것이 아니고 주변의 잡령이 그 기회를 틈 타 들어오기 쉽다. 축기가 미약한 상태로 무리하게 의념으로 운기를 하다보면 앞에서 설명한 것처럼 인체 기운의 조화가 깨지면서 기체나 주화가 발생하기도 하고 정신적 균열로까지 이어지게 된다. 다시 말해 인간을 감싸고 있는 의식의 보호막이 깨지면서 그곳에 타령이 침범하게 되는 것이다

현통과 경락

정신의 주체가 되는 영(靈)은 고인들의 생각과는 달리 심장이 아닌 뇌에 거하고 있다. 즉 두개골 깊은 곳에 있는 송과선(松科腺) 부위에 있는데, 이곳을 일명 상단전이라 한다.

이곳에서는 뇌세포에 기록되는 정보를 입수하여 생각을 일으키며, 또한 양미간에 위치한 인당혈(印堂穴)을 통해 영계와 교류하기도 한다. 하지만 대부분이 막혀 있는 바 특정인을 제외하고는 활용하지 못하고 있다.

쌍도태의 축기가 어느 정도 이루어지면 운기에 돌입한다. 보통 수련한지 70일이 경과되면 운기가 가능하다. 이때 쌍도태의 氣를 움직여 영(靈)이 거하는 상단전과의 기맥을 뚫는 작업을 '현통(現通)'이라 한다.

한의학에서 말하는 경락은 피부(皮膚), 근(筋), 골(骨), 육(肉), 장기(臟器) 등에 거미줄처럼 얽혀 있는 氣의 통로를 말한다. 경락에는 인체의 상하로 흐르는 12개의 경(經)과 이들 경을 상호 연결하는 15개의 낙(絡)으로 구분한다.

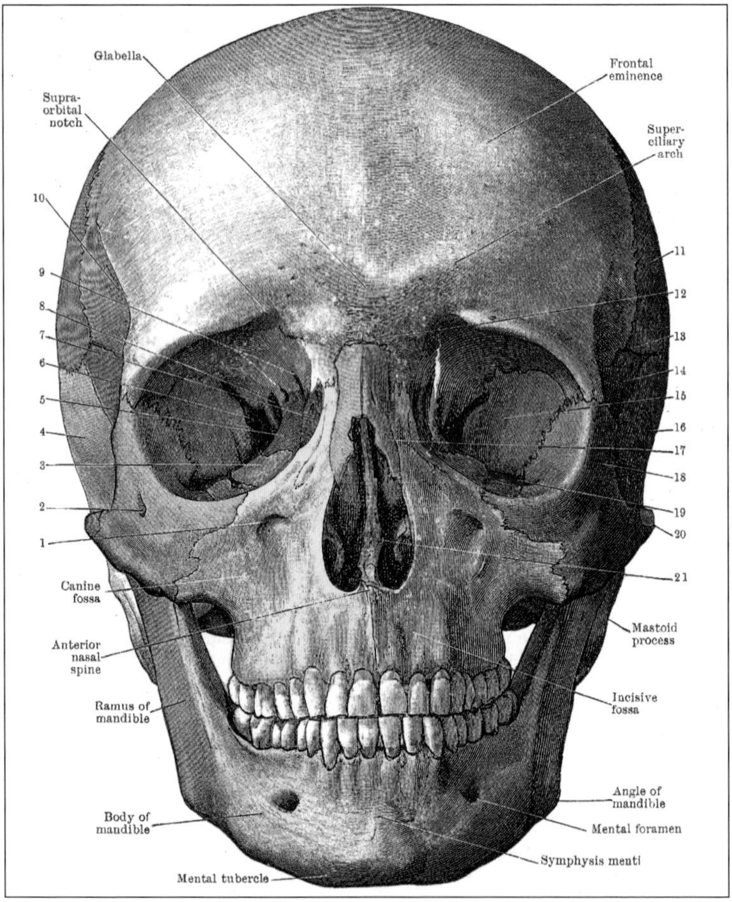

또한 여기에서 파생하여 낙맥(絡脈), 손맥(孫脈), 십이경별(十二經別), 기경팔맥(奇經八脈), 그리고 장부(臟腑)와 십이경근(十二經筋), 십이피부(十二皮部)가 있다.

여기서 현통과 가장 연관된 경락이 기경팔맥이다. 흔히 기경팔맥을 氣가 흐르지 않는 경맥으로 생각하나 이는 오산이다. 기존의 단전에 형성되는 허기를 기준으로 한다면 기경팔맥에는 氣가 말라 있는 것이 사실이다.

허기란 12지지(地支) 가운데 사(巳)와 오(午)[27]에 해당하는 氣로서, 약한 응집력으로 인해 한 곳에 고여 맺히질 못한다. 그래서 기맥을 타고 자주 움직이는데, 대체로 이 허기의 움직임을 관찰하여 정립한 것이 기존의 단도태 수련에서 쓰는 경락이다. 그런 이유로 진기가 운행하는 기경팔맥을 간과할 수밖에 없었다.

대저 진기란 것은 적어도 술공(戌空)[28]을 지나 해(亥)와 자(子)의 단계에 이르러야 형성될 수 있다. 그래야만 응축되어 정핵을 형성하고, 상(象)과 형(形)[29]의 중간적 요소이면서도 形에 가까운 氣, 즉 술공지기(戌空之氣)가 형성되는 것이다.

진기는 허기같이 아무 경락으로나 흐르지 않는다. 진기는 운행하는 경맥과 그 순서가 정해져 있다. 그 첫째가 기경팔맥인데, 이 중 독맥(督脈), 임맥(任脈), 충맥(衝脈), 대맥(帶脈)의 4맥이 현통의 근간이 된다 하여 이를 현통사맥이라 한다.

27) 사(巳)와 오(午)는 12지지 중에 화기(火氣)에 해당한다. 화기는 분열과 팽창의 기운이어서 느낌은 강할 수 있지만 응집력이 떨어진다. 그래서 기경팔맥을 뚫기에는 역부족이다. 반면에 해(亥)와 자(子)는 수기(水氣)에 해당하여 응집력이 강하다. 그래서 기경팔맥을 뚫기에 충분하며, 특히 1차적으로 대맥에 쌓여 도태를 형성하게 된다.

28) 술공(戌空): 기운이 12지지로 무수히 돌아가다가 술(戌)의 위치에서 공간에 구멍이 뚫리면서 차원의 문을 넘나들게 된다. 이런 의미로 술공(戌空)이라 이름한다.

29) 상(象)과 형(形): 상이란 비물질, 형이란 물질을 의미한다.

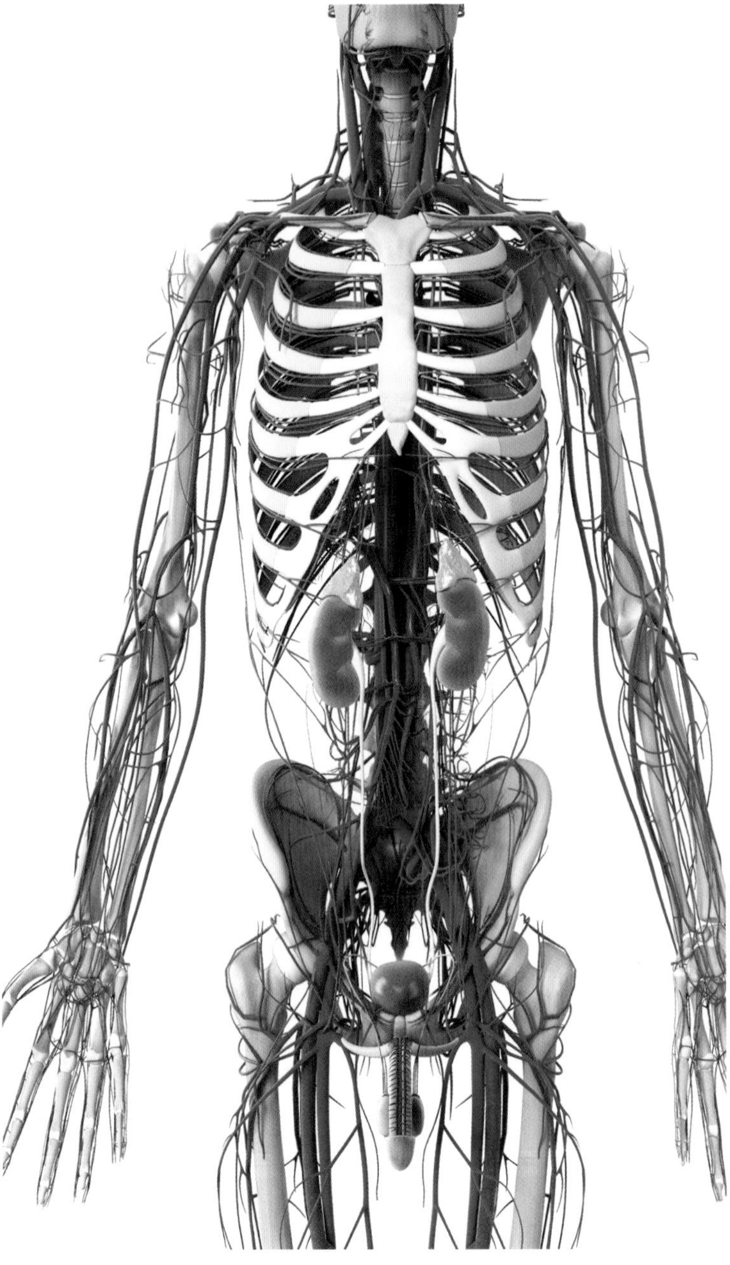

현통의 방법

70일 간의 수련에서 충맥은 자연히 뚫린다. 그리고 쌍도태가 대맥을 따라 태극 문양으로 솟아나며, 독맥의 뿌리인 허리 부위에 배후 단전이 형성된다.

이쯤 되면 운기의 준비가 끝난 것인 바, 상단전과 하단전(쌍도태)을 연결하는 현통(現通)으로 들어간다. 태극선법 수련법의 방식대로 현통문을 음양쌍음으로 반복하여 단전을 작동한다. 그러면 氣는 독맥과 임맥을 따라 상승한다.

이때 척추나 가슴뼈에 약간의 통증이나 뻐근한 느낌이 있을 수 있다. 별다른 부작용은 없으므로 계속 정진하면 1~2주 안에 옥침혈에 이른다. 옥침혈은 뒷골에 움푹 패여 위치하며 좌우의 혈과 합쳐 좌옥침, 중옥침, 우옥침이라 부른다.

이 옥침혈을 뚫는 것이 현통의 목적이다. 이 곳을 뚫으면 곧바로 상단전과 연결되어 영(靈)과 기(氣)가 만나게 되는데 이것이 현통이다.

축기는 제대로 되었는데 운기가 미흡한 경우에는 편법이지만 자세를 이용해 현통하기도 한다.

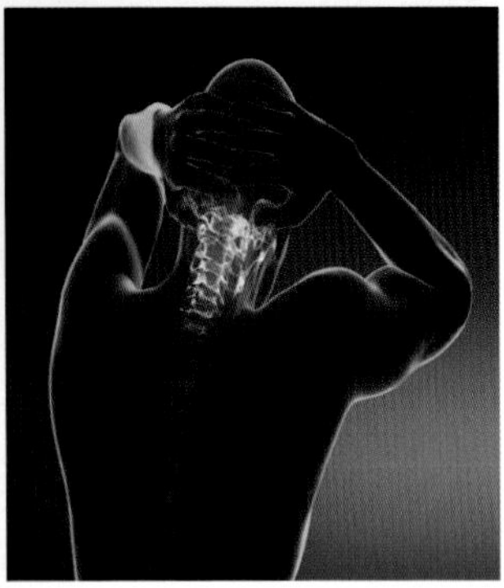

첫 번째, 무릎 자세에서 고개를 뒤로 제쳐 독맥의 막힌 혈을 자극한다. 그리고 허리와 머리를 똑바로 세운 상태에서 양옆으로 30초 간격으로 돌린다. 이때 손으로 턱을 밀어 완전히 머리가 옆을 향하도록 한다. 그런 다음 머리를 아래로 숙인 상태에서 양팔을 깍지 끼고 머리 위에 올려 지긋이 누른다. 이 자세를 반복하면 독맥의 막힌 혈이 뚫려 운기가 수월해진다.

두 번째, 앞으로 누운 상태에서 고개를 치켜세운다. 이때 이는 악물고 턱은 윗가슴에 가까이 한다. 참을 수 있을 만큼의 시간 동안 자세를 그대로 유지한다.

첫 번째의 동작으로 독맥의 막힌 혈을 어느 정도 뚫고 둘째 동작을 시도한다. 이때 뒷골의 옥침혈 부위가 상당히 빠근함을 느낄 것이다. 여기서 이곳의 압박을 더욱 강하게 하면 전율이 일어난다. 이 전율이 더욱 강해지고 빨라져 궁극에 달하면 순간적으로 옥침혈이 뚫린다. 현통을 이룬 것이다.

그런데 주의할 것은 도태가 형성되지 않은 사람이나 도태가 형성되었어도 진기가 축적되지 않은 사람은 삼가야 한다. 진기가 기맥을 뚫을 때 오는 심한 압박과 통증에는 어떤 부작용도 없지만, 진기가 아닌 허기의 경우는 혈맥과 상응하여 동하는 바, 부작용이 있을 수 있다.

요컨대 현통은 선도 수련의 기본이다. 이것이 되지 않고는 氣를 잡아 선인의 반열에 오르는 것은 불가능하다. 그런데 기존의 단전 수련으로는, 타고난 도인이라면 모를까, 진기를 모으고 운기하여 현통에 이르기는 어렵다.

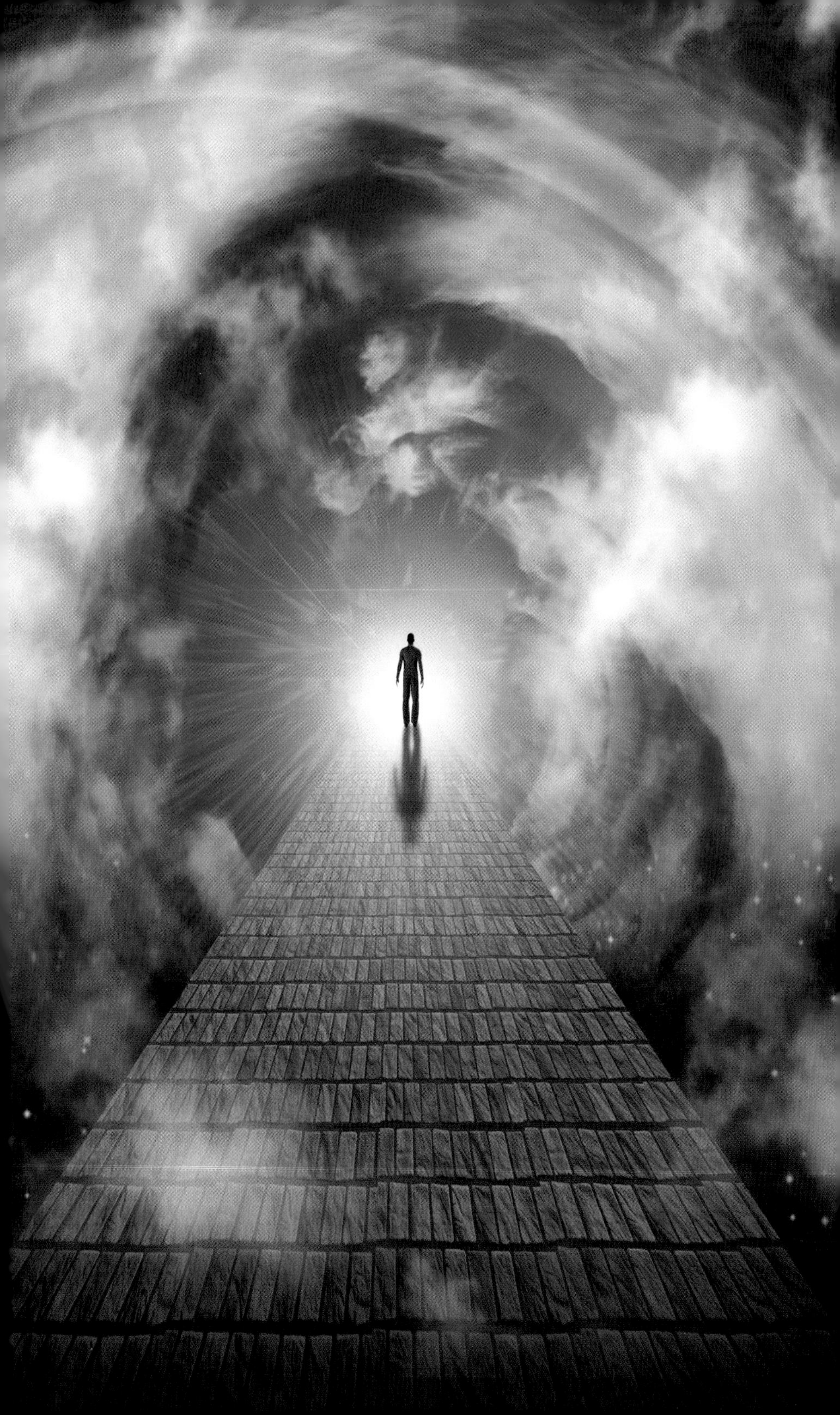

소주천

현통을 이루려면 현통사맥이 완전히 뚫려 운기가 가능해야 한다. 이 중 가장 뚫기 어려운 혈이 후두부에 약간 파여 있는 옥침혈이다. 이곳이 뚫리면 상단전과 하단전이 연결되며 머리에 기파(氣波)가 감도는 현상이 발생한다. 마치 서양의 날개 달린 천사에 그려진 머리 위의 둥그런 테두리와 유사하다. 이것이 소주천이다. 여기서 '주천(周天)'이란 기를 돌리는 법을 말하는 것으로 크게 소주천과 대주천으로 나눈다.

소주천과 대주천에 대해서는 도교의 제파마다 각기 다른 이론을 주장하여 실로 복잡하고 다양하다. 그러나 이는 진기와 허기를 명확히 구분하지 못한 것에 기인한다. 전술했듯이 허기란 것은 동성(動性)이 강하여 현통사맥을 비롯하여 돌아다니지 않는 곳이 없다. 예전에 단(丹)을 한다는 사람들이 단전의 氣를 배로 올려 상하좌우로 움직인다는 소리를 하는 것도 허기이기에 가능하다.

허기를 기준으로 해서는 운기의 방향과 순차가 각기 달라 공통적인 운기의 방향을 잡을 수 없다. 그래서 도교의 제파들이나 선도 수련자들의 소주천과 대주천 이론이 달랐던 것이다.

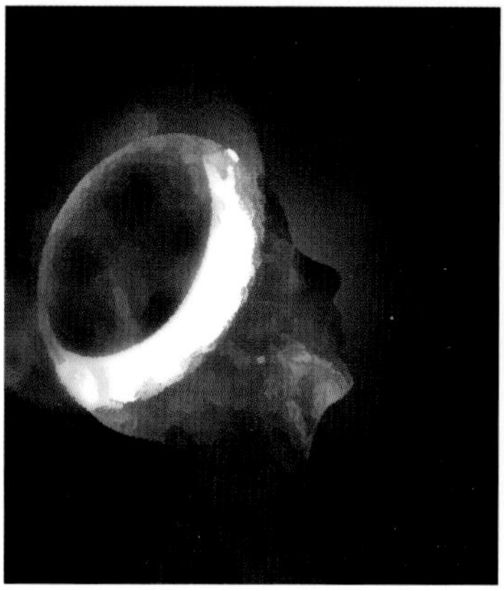

그러나 단도태 수련의 허기가 아닌 쌍도태 수련의 진기를 기준으로 한다면, 기의 흐름이 매우 규칙적이게 된다. 그 흐름을 살펴보면, 먼저 임맥과 충맥을 뚫으며 단전에 축기한다. 그리고 대맥을 뚫고 그 곳에 氣를 저장한다. 이때의 모양이 태극문양으로 이루어져 이를 음양쌍도태라 명칭하는 것이다. 그 후 축기가 거의 끝나 도태가 마무리 되면 운기하여 독맥을 뚫으며 상단전을 향해 끌어 올리게 된다. 이때 마지막 관문인 옥침혈을 뚫으면 현통사맥이 하나로 이어져 氣의 순환이 이루어진다. 이것이 태극선법의 소주천이다.

소주천이 되면 머리에 氣의 테두리가 감돌아 초월의식이 생기며, 지기와 천기를 느낄 수 있다. 이 氣의 테두리를 선환(仙環)이라 부른다.

선환이 생기면 편리한 점이 많다. 가령 명당을 찾을 때 번거롭게 지세를 살피고 나침반으로 방위를 잡지 않아도 된다. 백회를 곧게 세우고 상단전에 의식을 모으면 선환이 뚜렷해지는데, 이때 선환에 감도는 氣의 강약과 청탁을 살펴 지기와 천기의 상태를 파악할 수 있다. 방위 또한 제자리에 서서 몸을 좌우로 틀어 보면 생기가 뻗치는 방향으로 선환이 강해지고 청명해짐을 느낄 수 있다. 이 곳이 명당의 혈이 살아나는 길방(吉方)인 것이다.

선환이 형성되면 이 외에도 편리한 점이 많다. 그러나 무엇보다도 초월의식이 생겨 선인의 반열에 오를 수 있다는 것이 최고의 이점이다.

소주천을 이룬 것은 비유컨대 산의 정상까지 길을 내는 것과 같다. 낫을 들고 잡목을 쳐나가면서 힘들게 정상까지 길을 내었지만 아직은 길이 다져진 것이 아니다. 계속해서 정상을 오르내리면서 길을 넓혀야 한다. 마찬가지로 소주천이 되었다고 해서 기운의 유통이 완전히 원활하게 된 것은 아니다. 그러므로 기운을 계속해서 주천하여 기맥을 넓혀야 한다.

이 과정을 일러 온양(溫養)이라 한다. 온양이란 '부드러울 온(溫)+기를 양(養)'으로 기운의 유통을 부드럽게 만든다는 뜻이다.

온양 단계에서는 기맥이 완전하게 자리를 잡게 되면서 환골이 이루어지게 된다. 氣가 잘 통하는 구조로 뼈대가 바뀌는 것이다.

요컨대 온양이란 소주천 이후에 환골을 통해 기맥을 완전 유통시켜 원활하게 하는 과정인 것이다.

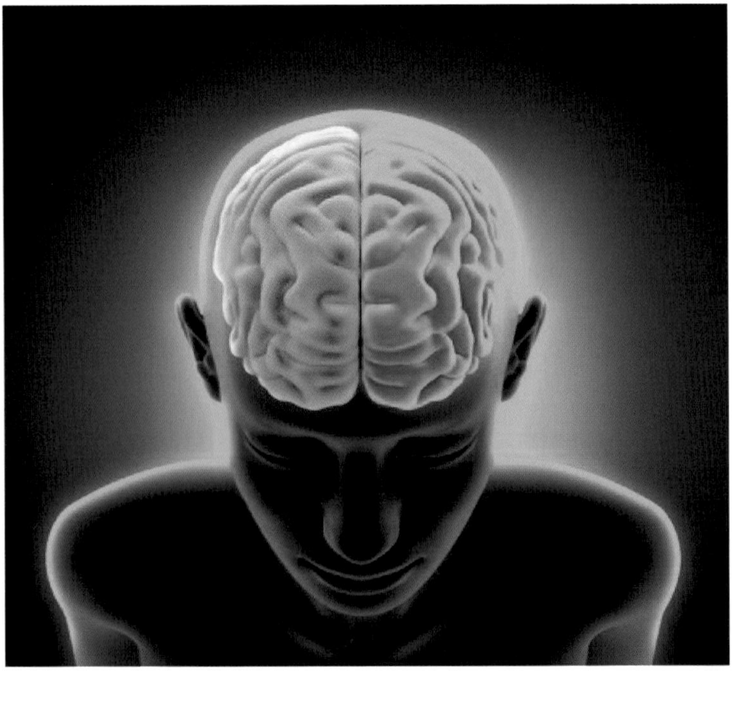

대주천

소주천이 숙달되면 현통사맥에 흐르는 기운이 사방팔방으로 퍼져나가 기맥을 뚫는 작업을 한다. 이때도 현통문(現通文)으로써 쌍도태의 氣를 끄집어 상단전으로 올린다. 그리고 氣를 자운공으로 유도하여 氣 스스로 막힌 혈을 찾아 뚫도록 한다. 이렇게 머릿속의 미세한 기맥까지 뚫고, 틈틈이 선무(仙舞)로써 인체의 막힌 혈을 제거한다. 이 과정 또한 현통이라 하며, 소주천을 이루기 위한 현통과 구분하여 '대주현통(大周現通)', 줄여서 '대현(大現)'이라 한다.

대현의 과정이 진행되면서 백회의 혈이 열린다. 그리고 백회의 혈이 열리면 열릴수록 소주천에서의 선환이 점점 구형으로 확장되어 나간다. 이것에 맞추어 초월 의식도 강해진다. 그리고 대현이 마무리되어 전신에 氣가 주천하게 되면 선환은 완전한 구형이 되어 머리를 감싸게 된다. 이것을 선도에서는 선구(仙球)라 하고 불도에서는 불광(佛光)이라 한다. 탱화에 나오는 불 보살님들의 머리를 감싸는 후광이 바로 이것이다.

이렇게 전신으로 운기할 수 있게 된 상태를 대주천이라 하며, 이때의 두드러진 특징이 선구의 형성이다. 그리고 이쯤 되면 완전한 초월의식에 휩싸여 초인이 된다. 이때의 인간을 진인(眞人)이라 하며, 선계의 영적 경지로 말하면 6~7천의 경지는 족히 된다.

주천
- **소주천** : 소주현통(小現)으로 현통사맥을 뚫어 형성.
  선환(仙環)형성. 5천의 경지.
- **대주천** : 대주현통(大現)으로 전신의 기맥을 뚫어 형성.
  선구(仙球, 佛光)형성. 6-7천의 경지.

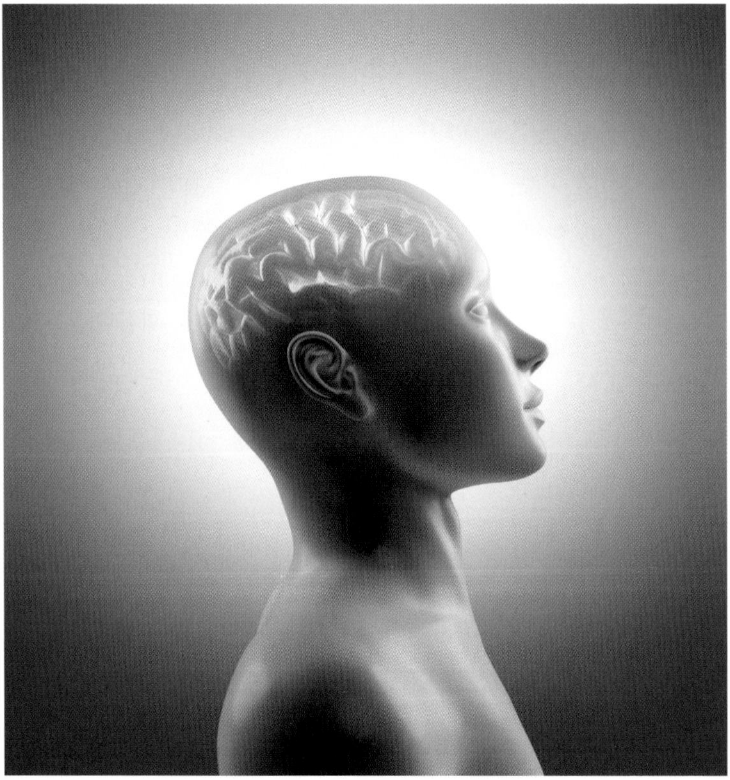

기화선

소주천을 이루면 보통 5천의 경지가 되어 선인의 반열에 오르게 된다. 여기서 정진하여 대주천[30]을 이루면 6~7천의 높은 경지에 이른다. 그런데 선도의 궁극은 이곳이 아니다. 그렇다고 불도와 같이 10천(열반)을 지향하는 것도 아니다. 선도는 개체의 소멸은 지양(止揚)하는 바, 최상의 목표는 9천이다. 이곳은 상제와 보살의 경지에 해당하는 것으로 개체를 지닌 궁극의 자리라 하겠다.

이곳 9천에 이르는 선인을 기화선(氣化仙)이라 한다. 기화선에 이르는 과정을 보면, 소주천과 대주천을 이루어 운기에 능통하게 한 후, 양신(陽神)[31]형성의 수련에 들어간다.

양신은 몸뚱이에 치중된 것이 아니라 영적으로 거듭난다는 뜻이다. 빛으로 존재하는 새로운 몸을 만들어 영생불사의 경지에 이르는 과정이다. 태극선법 수련에서의 양신은 쌍도태를 원시령으로 진화시키고, 숙성된 원시령을 광화(光化)하여 백회로 끌어올

30) 소주천과 대주천 같은 선도 수련의 경지는 철저히 자력에 의존한다. 축기와 운기의 과정을 계단 오르듯 빼놓지 않고 밟아야 하기 때문이다. 그럼에도 저급한 사이비 술사들은 자신이 氣를 방사해서 소주천과 대주천을 이루게 해 준다며 현혹하는 일이 빈번하다. 선도 수련은 철저히 자력구도(自力求道)라는 사실에 유념해야 한다.

31) 양신(陽神): 쌍도태의 기운을 상단전으로 올리고, 다시 백회를 통해 인체 밖으로 뽑아내어 형성된 기운의 장. 여기에 의식을 가미하면 화신(化神)이 된다.

리는 단계이다. 이 과정에 낡은 육신과 편협한 정신의 몸을 버리고 빛으로 승화하게 된다. 한마디로 광화된 영존의 몸에 양신의 비밀이 숨어 있다할 것이다.

먼저 쌍도태에 내재한 원시령체(原始靈)[32]를 완전한 생명체로 성장시켜야 한다. 이것은 곧 단전의 완성을 말한다. 즉 우주발전 과정상 태시(太始)[33]단계에 시생(始生)했던 원시령을 그대로 뱃속에서 재현하는 것이다. 태초 단계의 태초령(太初靈)[34]으로써는 양신을 형성할 수 없는 바, 축기에 더욱 정진하여 태시적의 원시령의 상태로 발전시켜야 한다. 이쯤 되면 단전에 내가 아닌 또 다른 생명체가 자리하게 된다.

그러나 이 원시령체는 정보가 결여되어 의식이 전무(全無)한 상태이다. 그런즉 원시령 자체의 의지에 의해 변화가 발생하지는 않는다. 여기서 이런 공백의 원시령체에 수련자의 의식을 불어넣는 것을 양신법(陽神法)이라 한다. 불 보살님들이 화신불을 만드는 것과 같은 원리이다. 즉 쌍도태에서 완전히 성숙된 원시령체를 주천하여 상단전으로 끌어올린다. 그리고 이곳에서 수련자는 원시령과의 정신적 교류를 가진다.

이 과정이 가장 어려운 단계로 수련자가 지닌 현재의식과 잠재의식 모두를 원시령체에 입력시켜야 한다. 이때 일부만 입력된다면 나의 분신이라 말할 수 없는 바, 양신은 실패하고 만다. 그런즉 대주천의 단계에서 찾게 된 잠재의식까지 원시령에 그대로 불어넣어야 한다.

---

32) 원시령체(原始靈): 우주 발전 단계에서 최초로 형성된 영혼.

33) 태시(太始): 우주 발전 단계는 태역→태초→태시→태소로 이루어진다.

34) 태초령(太初靈): 태초 단계에 형성된 원시령으로, 아직은 자율 운동을 하기에는 역부족이다. 태시 단계에 이르러야만 비로소 원시령으로서의 구실을 하게 된다.

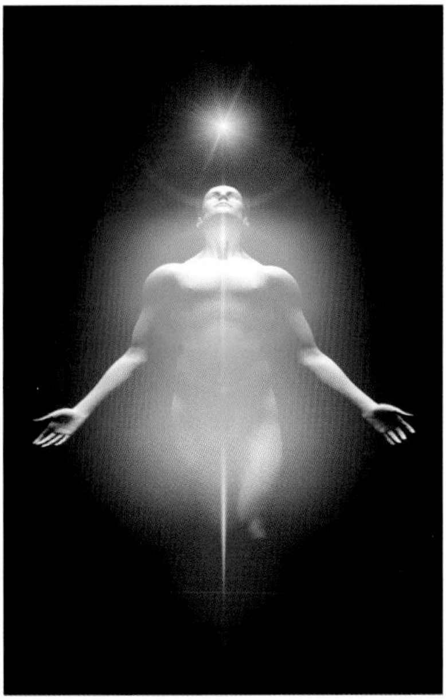

이 과정이 끝나면 수련자는 두 명의 존재가 된다. 원래부터 있던 나라는 존재와, 이제 막 상단전 속에서 생성된 원시령의 모습을 한 내가 있다. 이렇게 원시령체를 이용해 만든 나의 분신을 일러 양신이라 한다.

양신이 형성되었으면 백회를 통해 이탈을 시도해 본다. 영혼만이 빠져나가는 양성출신(陽性出神)과는 차원이 다르므로 주변에 널려 있는 악신(惡神)들을 겁낼 필요가 없다. 먼저 백회 위로 조금 떠 있는 상태에서 환신(換神)을 시도한다. 즉 원시령의 모습을 벗고 인간의 모습을 되찾는 것이다. 좌정하고 있는 자신의 모습을 그대로 입력하여 의념을 주면 환신이 된다. 그러나 이 과정이 대단히 어려워 한 동안은 원시령에 본인의 모습이 뒤섞인 괴상한 형상이 된다.

환신의 성패는 일념(一念)에 달려 있다. 다시 말해 새로 시생된 나의 분신(양신)과 완전한 일체가 되어야 환신이 될 수 있는데, 이때 미세한 잡념이 일어나도 실패하고 만다.

이렇게 모습까지 일체된 양신을 '화신(化身)'이라 하는데, 화신을 만들 정도라면 8천의 경지는 족히 이른 것이다. 양신을 만들어 영육을 자유로이 넘나들 정도가 되면 항상 황금빛의 선구가 감싸게 된다. 그리고 움직일 때마다 마치 황금꽃이 휘날리는 것처럼 보인다. 이것을 '천화란추(天花亂墜)'라 한다.

이제 양신에서 화신을 만들었으니, 그 화신을 되돌려 원래 있던 몸인 '법신(法身)'과 일체화하는 방법이 남아 있다. 이것이 선도의 궁극으로, 기화선으로 가는 문이다. 즉 화신을 다시 상단전으로 끌어오고 여기서 육신에 거하는 법신과 일체를 만든다. 이것이 가능하게 되면 정기신은 통일되어 태일(太一/절대)로의 복귀가 이루어진다. 성불한 것이다.

그런데 여기서 완전히 해탈하여 입멸한 것이 아닌 자신의 의지로 다시금 원상을 회복할 수 있다. 즉, 시공을 초월해 절대성을 보유하면서도 개체성을 지닌 존재가 된다. 이것이 9천의 진리화된 존재, 선도의 궁극인 기화선이다.

선도수련단계	소주천	대주천	양신	화신	기화선
특징	선환	선구	음성출신	천화란추	성불
영적차원	5천	6~7천	7~8천	8천	9천

출신

- **양성출신**: 정신만 이탈하는 것. 소주천(5천)의 경지에 이르면 가능. 의식만이 이탈하는 바 물리적 변화를 이룰 수 없다.(유체이탈)
- **음성출신**: 자신의 분신인 양신을 만들어 이탈함. 대주천(6~7)을 이룬 후 원시령체를 이용하여 양신을 만들어 이탈. 이것이 가능하면 7~8천의 경지에 이름. 고도화 된 기의 응집을 이용해 물리적 변화를 이룰 수 있다. 여기서 진일보하여 원신과 분신이 합일되면 선도에서 추구하는 이상적 존재, 즉 기화선이 된다.

여자신선과 서양신선

높은 철학적 토대를 이루고 있는 도교(道教)와 불교(佛教)에서 조차도 여성은 비하되기 일쑤였다. 불교에서는 업장(죄업)이 무거운 경우에 여성으로 태어난다고 하여 여성이 득도하려면 다음 생애에 남성으로 태어나야 한다고 했다.

도교에서도 마찬가지다. 도교엔 氣를 다루어 득도에 이르는 수행 체계가 있는데, 여성의 경우는 월경으로 인해 축기에 문제가 생긴다고 한다. 즉 매달 월경을 통해 체내의 기운이 밖으로 빠져나가기 때문에 여성은 남성에 비해 축기에 뒤떨어지고 결과적으로 득도를 기약할 수 없다는 것이다.

남자도 성명쌍수(性命雙修)라 하여 한 방울의 정액조차도 흘리지 않아야 하고, 조항(操肛)이라 하여 항문으로 氣가 새나가는 것도 막아야 신선이 될 수 있다고 하니, 여성의 경우는 말할 것도 없다. 여하튼 이런 편견은 여자 신선이 등장하는 것을 제약하여 우리의 기억 속에서 영영 사라지게 하였다.

여자라고 하여 신선이 될 수 없는 것은 아니다. 그 유명한 서왕모(西王母)나 구천현녀(九天玄女), 관세음보살 등은 전생에서 득도를 이룬 경우이다. 하지만 여성이 남성에 비해 득도를 이룰 가능성이 다소 떨어지는 것은 사실이다.

그것은 불교의 말처럼 죄업이 많아서 그런 것도 아니고, 도교의 말처럼 월경을 해서 그런 것도 아니다. 물론 도교의 주장은 일리가 아예 없는 것은 아니다. 그러나 그것은 축기의 강도가 극히 미약한 단도태 수련에서의 문제이다. 축기의 힘이 강력한 태극선법 수련에서는 월경에 의해 빠져나가는 氣의 손실이 미미하기 짝이 없다. 왜냐하면 쌍도태가 형성되는 과정을 보면 제일 먼저 단전의 틀을 잡고 연이어 항문(회음) 부위에 응집하여 氣의 누출을 차단하기 때문이다.

'밑 빠진 독에 물 붓는다' 라는 말과 같이 氣가 누출되는 구멍을 막지 않고는 축기할 수 없다. 여하튼 여성이 성인이 될 확률이 떨어지는 이유를 업장이나 월경에서 찾는 것은 어폐가 있다.

여성은 체질상으로 상념의 폭이 크다. 수행이란 것은 결국 생각을 다루는 공부인데, 여성은 남성에 비해 생각의 갈래가 복잡하고 그 뿌리 또한 깊다. 죄업이 많고 영력이 떨어져서 그런 것이 아니고, 음양의 이치에 따른 자연스러운 결과이다. 이처럼 지성보다는 감성이 풍부한 의식 체계로 인해 여자 신선이 드물었던 것이다.

하지만 문명이 개화되면서 여성의 지적 능력은 남성 못지 않게 발달하였다. 게다가 여성의 풍부한 감성은 공감 능력을 키워 영성을 높이는 장점이 된다. 이런 이유로 남녀평등은 수행계에서도 여실히 실현되니, 이를 일러 정음정양(正陰正陽), 곤도문명(坤道文明)이라 한다.

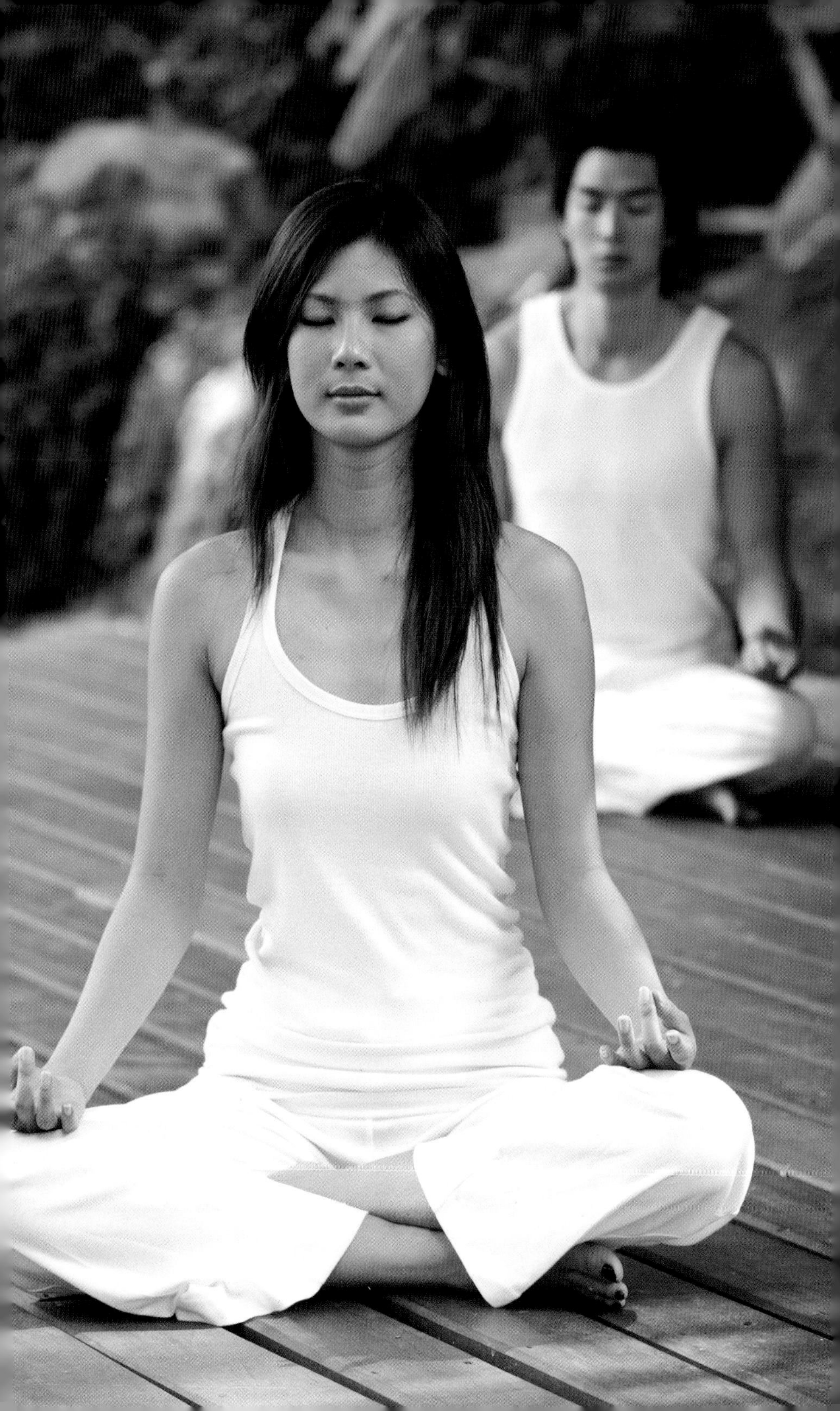

제3장

태극선법의 효과

활성산소 잡은 태극선법

현대의학에 있어서 노화와 질병의 근원에 대하여 가장 유력하게 거론되는 것이 '활성산소설'이다. 동물실험에서 체내의 활성산소 발생을 억제하는 투약이나 식이 요법을 실시했더니, 놀랍게도 수명이 40~50%나 늘어났다는 연구 결과들이 속속들이 나오고 있다.

EBS <건강클리닉-심신을 건강하게> 프로에서 기치료가 건강과 노화에 미치는 효과를 따질 때, 뇌파(腦波) 안정도 검사와 활성산소의 수치를 측정한 것도 바로 그러한 이유에서이다.

당시 EBS는 활성산소와 氣 수련의 관계를 추적하면서 관련된 단체에 실험해 참가해 줄 것을 요청했다. 하지만 氣는 과학의 영역이 아니라는 이유로 대부분 거절했고, 기우근 태극선법 전수자(태극선법 엮은이)만 홀로 나와 실험에 임했다. 기우근 전수자는 여의도 성모병원에서 피실험자를 대상으로 氣를 방사하였고, 놀랍게도 20분 만에 체내 활성산소가 1/3 가량 줄어드는 것이 결과가 나왔다. 형이상(形而上)의 氣가 형이하(形而下)에 구현된 것으로, 氣가 상상의 에너지가 아니라는 것이 입증된 것이다.

☞ <재단법인 정신과학회>에서 실시한 뇌파 안정도 실험

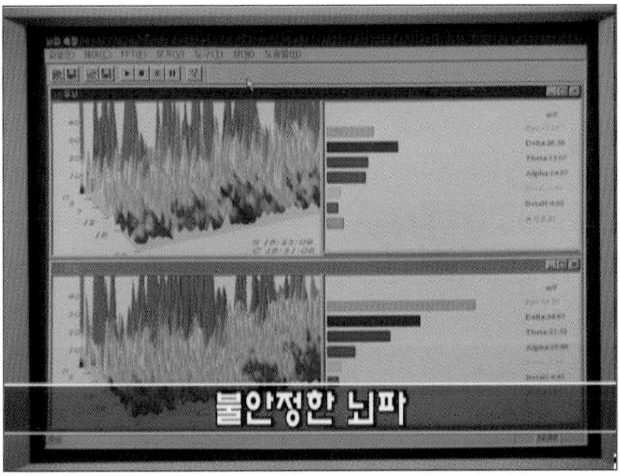

(사진1)

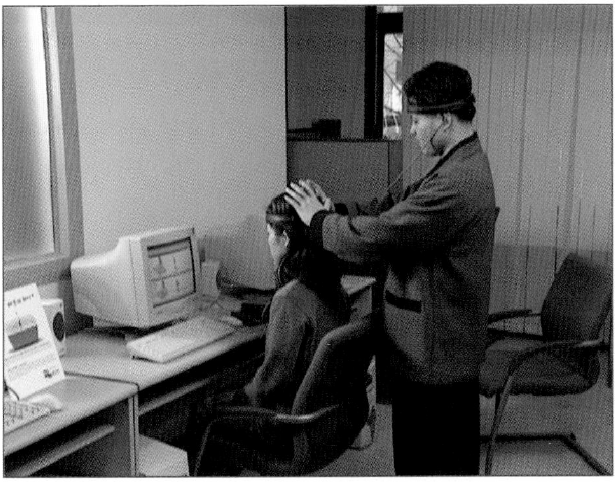

(사진2)

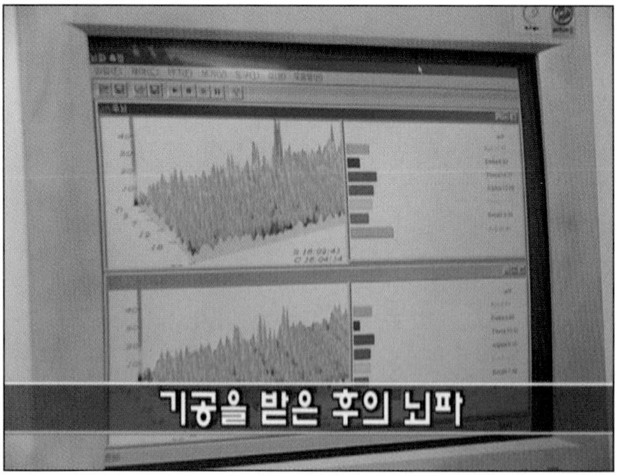

(사진3)

수련을 전혀 하지 않은 EBS 건강클리닉 제작팀의 스텝 한 명을 대상으로 뇌파를 측정해 보았다. 기공 방사를 받기 전에는 (사진1)에서 보듯이 불안정한 뇌파를 보이고 있다. (사진2)에서 기우근 전수자가 단전에 축기된 氣를 방사하고 있다. 기공 방사를 하는 동안 불안정한 뇌파가 가라앉았다. (사진3)에서 보듯이 처음 상태보다 뇌파가 많이 가라앉고 안정되었음을 알 수 있다.

☞ <여의도 성모병원>에서 실시한 활성산소 수치 감소 실험

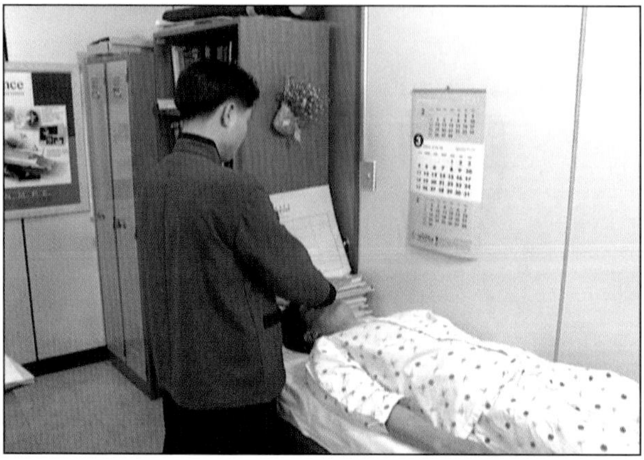
(사진1)

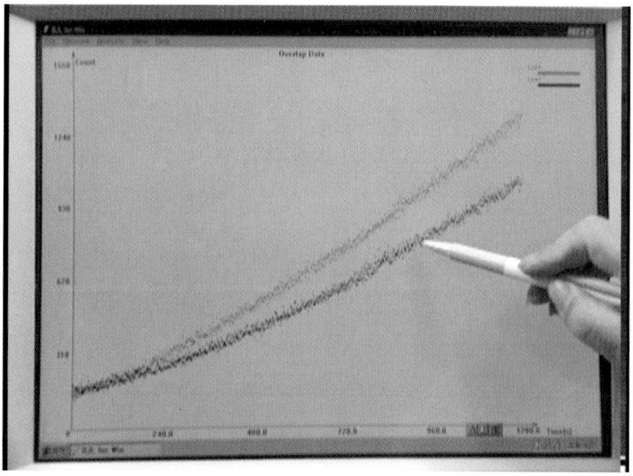
(사진2)

기공 방사를 받지 않은 상태에서 채혈을 하고 기우근 전수자로부터 기공 방사를 받은 후 다시 채혈을 하여 검사를 했다. (사진2)에서 보면, 위의 선은 기공 방사를 받기 전의 활성산소의 양(총량 60만)을 나타내고 아래의 선은 기공 방사를 받은 이후의 활성산소의 양(총량 40만)을 나타낸다. 기공 방사 이후에 활성산소의 양이 1/3정도 감소했음을 알 수 있다.

앞서 1장에서 산소의 중요성과 활성산소에 대해서 언급을 한 바 있다. 그렇다면 구체적으로 활성산소가 어떤 것이기에 우리 몸을 병들고 죽게 만드는지 알 필요가 있다.

활성산소는 보통 산소보다 전자(−)가 하나 부족하여 반응성이 높아진 불안정한 산소를 일컫는다. 간단히 비유를 들어 설명해 보겠다. 식사를 할 때 쓰는 밥상이 하나 있다고 가정하자. 밥상은 다리가 세 개 이상이어야 제대로 서 있고 그래야 밥그릇이나 국그릇도 올려놓을 수 있다.

그런데 만약 상다리가 하나 떨어져 다리가 두 개만 남게 되면 어떻게 될까? 밥상에 다리가 두 개 밖에 없으면 당연히 균형을 잃어 불안정하게 될 것이다. 이렇게 뒤뚱뒤뚱 불안정하니까, '활성화 되었다' 하여, 활성산소라고 한다. 즉 전자(다리)가 하나 부족하여 불안정하게 된 산소를 일컫는다.

이러한 활성산소가 인간의 몸속에 소량이 존재할 때는 백혈구 내에서 강력한 살균작용을 해 준다. 즉 약간의 활성산소는 인체를 가동시키는데 역할을 하며 인간의 면역체계에도 도움을 준다. 그런데 문제는 활성산소가 여러 원인에 의하여 인체에 필요한 양보다 점점 많이 발생하게 될 경우이다. 활성산소가 대량으로 나오게 되면, 주변에 다리가 세 개 있는 안정된 세포를 공격하게 된다. 왜냐하면, 마치 과거 [전설의 고향]에 나오는 귀신이 "내 다리 내놔, 내 다리 내놔"하는 것과 같이 부족한 전자를 주변 세포에서 빼앗아 채우려 하는 것이다.

이렇게 되면, 다리를 빼앗긴 세포가 다시 옆의 멀쩡한 세포를 공격하여 다리를 빼앗고, 이렇게 연쇄적으로 반응하다 보니까 노화와 각종 성인병이 발생하게 된다. 활성산소의 이해가 어려우면 쉽게 [전설의 고향]에 나오는 '다리 없는 귀신' 으로 생각하면 된다.

여하튼 연쇄적으로 다리(전자)를 빼앗고 뺏기는 와중에 일부 세포가 돌연변이를 일으키게 된다, 문제는 이 돌연변이가 암으로 발전하게 된다는 사실이다. 그리고 이렇게 발생한 암을 치료하기 위해 방사선이나 항암제를 쓰게 되는데, 이것은 또 다시 엄청나게 많은 양의 활성산소를 발생시킨다는 딜레마에 빠진다. 암세포를 죽이는 데는 성공했는데, 그 과정에 만들어진 활성산소가 또

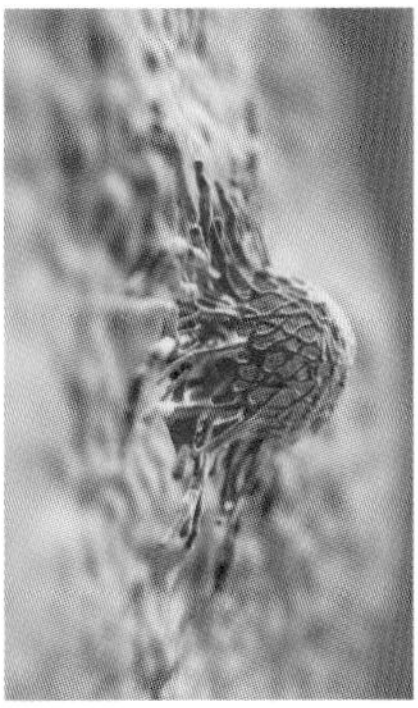

다른 암세포를 유발하는 악순환이 반복된다. 암에 걸린 사람이 일시적으로 치유되지만 결국 또 다른 암이 재발하거나 전이되는 가장 큰 이유가 바로 그것이다.

그럼 도대체 '다리 없는 귀신'인 활성산소를 어떻게 물리쳐야 할까? 물론 활성산소를 줄이기 위한 약(베타카로틴, SOD…)이 많이 나와 있기는 하다. 하지만 이것은 일시적 방편에 지나지 않는다. 왜냐하면 일상생활에서 받는 스트레스에 의해 인체 내에서는 매일 많은 양의 활성산소가 지속적으로 발생하기 때문이다.

스트레스가 모든 성인병의 주범이라는 사실은 여기에서 출발한다. 그것은 더 정확히 말하면 스트레스에 의하여 다량 발생하게 된 활성산소가 암이나 노화를 비롯한 각종 질병의 원인이라는 것을 의미한다. 따라서 스트레스, 바꾸어 말하면 자신의 부정적이고 불안정한 심리를 고치지 않고는 활성산소를 제어할 수 없다.

기우근 태극선법 전수자가 EBS [건강클리닉]에서 행한 두 가지 실험의 본질이 바로 그것이다. 태극선법 전수자는 실험을 통해 두 가지를 하였다. 첫째는 氣를 방사해서 뇌파를 안정시키는 것이었고, 둘째는 氣를 방사하여 활성산소의 수치를 떨어뜨리는 것이다.

그런데 이 두 가지 실험은 결국 하나이다. 왜냐하면, 뇌파가 떨어져 안정된 심리 상태가 되면 활성산소 또한 줄어들기 때문이다. 결국 이 실험이 부여하는 의미는 氣를 이용해 심리적 안정을 취하는 것이 활성산소의 폐해를 막을 수 있는 지름길이라는 것을 보여준다.

결론적으로 스트레스를 잡는 데는 기수련이 최고이다. 왜냐하면 스트레스는 결국 쓸데없는 생각이 남발해서 생기는데 기수련은 그 생각을 잡아주기 때문이다.

그렇다면 생각은 어떻게 일어날까?

'氣 써서 생각 한다'는 말이 있을 정도로, 생각은 氣를 타고 갈래갈래 끝없이 퍼져 나간다. 그러면 논리는 간단하다. 활성산소를 잡으려니 스트레스를 잡아야 하고, 스트레스를 잡으려니 생각을 잡아야 하고, 생각을 잡으려니 氣를 잡아야 한다. 그래서 결국 태극선법을 통해 氣를 잡으면 건강에 대한 문제가 상당히 해결된다. 사실 열 받지 않고 살 수만 있다면 이러한 모든 이야기가 아무 필요가 없다. 스트레스가 없는데 활성산소나 기수련을 생각하고 살 필요가 있겠는가!

한의학에도 이러한 활성산소의 개념이 있다. 활성산소는 전자현미경으로 관찰할 수 있게 되면서 현대의학에 등장하게 되었지만, 한의학에서는 이미 수 천 년 전부터 철학적으로 이것을 규명해 놓았다. 바로 '상화(相火)'라는 개념이다.

상화는 간단히 말해 불기운(火氣)이 남아도는 것이다. 인체 조직은 음식과 산소를 이용해 쉬지 않고 불을 때며 생명을 유지한다. 그런데 불기운이 과도하게 되면 빨리 노쇠하고, 그 가운데 질병에 걸리게 된다. 이러한 불기운을 조절하는 것이 바로 상화이다.

상화 역시 소량 있을 때는 氣와 혈의 순환에 도움이 되지만, 넘치면 늙고 병들어 죽는 직접적인 요인이 된다. 그래서 한의학에서는 氣를 이용해 상화를 제어해 왔다. 태극선법은 한약 등 한

의학적인 방법을 쓰지 않고 축기와 운기를 이용해 이러한 상화를 제어한다. 결론적으로 태극선법은 질병과 노화의 주범인 활성산소를 제어하는 데 있어서 매우 탁월하다.

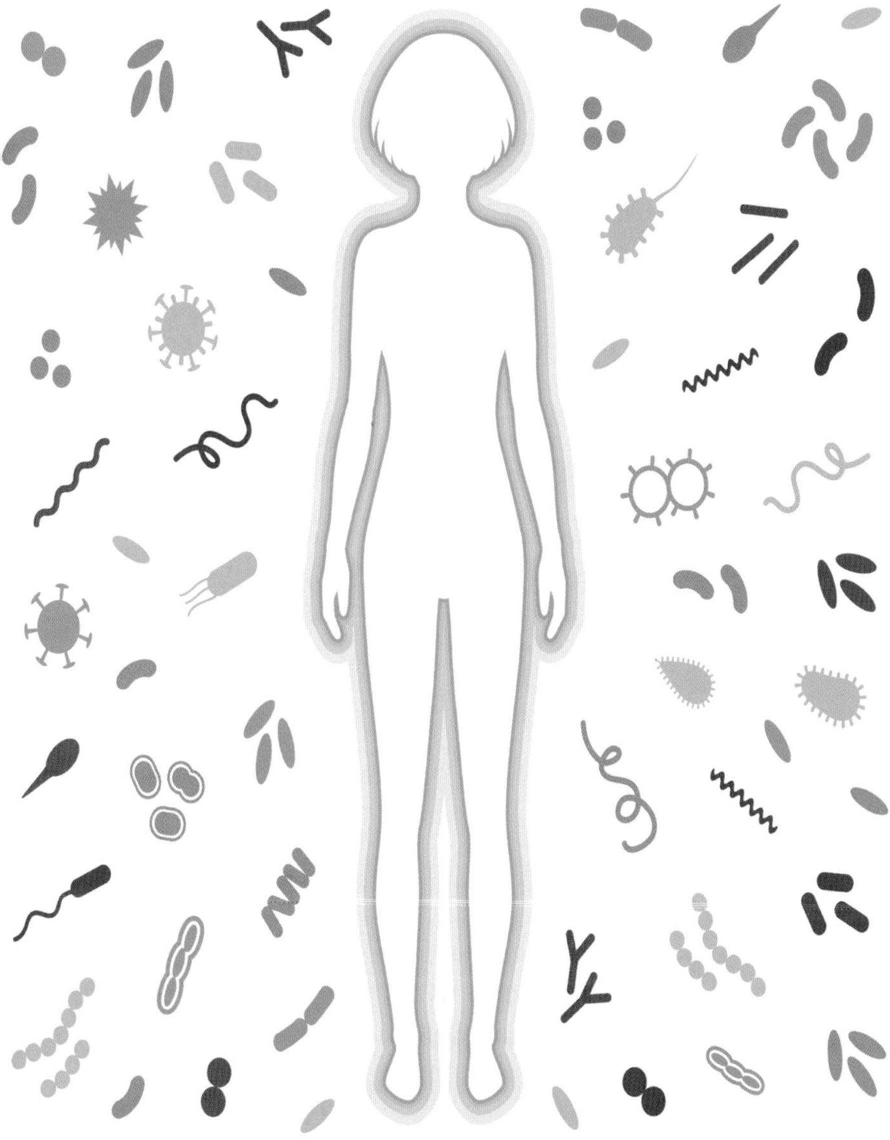

심신(心身)에서의 효과

1. 세포 기능의 활성화

인간의 몸은 수십조 개의 세포가 결합되어 이루어져 있고, 모든 세포 하나하나에 정보가 저장된다. 예를 들어 한 개비의 담배를 피웠거나 한 잔의 술을 마셨다면, 인체 내의 세포들은 담배와 술이 가지고 있는 수많은 정보를 하나도 빠짐없이 기억하여 저장해 둔다. 저장된 정보는 일정 기간 동안 세포내에 존속하게 된다. 문제는 이러한 세포들 사이에 주기적으로 정보의 배열에 변화가 일어나게 되는 데에 있다. 어린아이의 경우 21일 만에, 일반 성인의 경우는 105일 만에 찾아온다. 만약 이러한 작용이 정상적으로 이루어진다면 별문제는 없겠지만 비정상적인 배열이 이루어지면 세포의 돌연변이가 발생하게 된다. 돌연변이의 발생은 결국 암과 같은 질병으로 표출하게 된다.

또한 자연 파장의 영향에 의해서도 세포내 정보를 구성하는 DNA의 정렬에 변화가 발생하게 된다. 자연 파장은 보통 1~3년 주기로 전체적인 변화가 오는데 그 변화의 폭이 12년 주기로 가

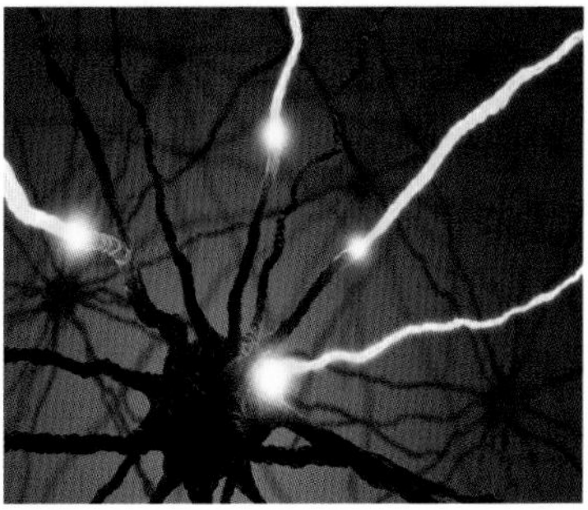

장 크게 이루어진다. 12년 주기의 파장의 변화를 일으키게 하는 주요인은 태양의 흑점 폭발에 있다. 흑점 폭발은 통신시설의 장애를 유발하기도 하는데, 전파뿐만 아니라 인체의 세포도 여기서 발생되는 파장의 변화에 민감하게 반응하게 된다. 만약 105일을 주기로 일어나는 세포간의 주기적 정보 배열이 정상적으로 일어나면 괜찮지만 혹 돌연변이가 발생하여 인체 내의 균형이 깨지고, 여기에 자연 파장의 영향을 동시에 받게 되면 세포에 치명적인 영향을 주어 암과 같은 형태로 표출될 수 있다.

그러므로 건강한 삶을 살아가기 위해서 가장 중요한 것은 세포 내에 어떠한 정보를 저장하는가에 달려 있다 해도 과언이 아니다.

세포에 좋은 정보를 저장하기 위해서는 첫째 환경과 섭생 등에 힘쓰고 특히 스트레스를 받지 않는 것이 중요하다. 둘째 율려의 정보를 담고 있는 우주 의식의 氣, 즉 진기를 받아 그 정보를 자신과 교류시켜야 한다. 따라서 세포 활성의 촉매 역할을 해 주는 氣를 잘 다스려야 한다. 진기는 세포간의 주기적인 정보 배열에 긍정적인 영향을 미쳐 세포의 돌연변이를 막고 정상적인 활동을 가능하게 하는 작용을 하게 된다.

그렇다면 진기의 축적이 이루어지는 태극선법 수련을 통해 氣가 어떻게 세포에 영향을 미치게 되는지 살펴보도록 하겠다.

축기 과정에 대맥에 취합된 氣는 호흡과 행공을 통해 천지로부터 끌어들인 정화된 氣와 섭생을 통해 얻어진 氣로 이루어져 있다. 이렇게 취합된 氣에는 일정한 정보가 입력되어 있다. 다시 말해 인체를 변화시켜 자연과 닮아 가도록 하는 방향으로 작용하는 기능이 내재되어 있는 것이다.

축기 과정은 정보들을 취합하는 훈련이 이루어지는 단계라고 할 수 있다. 우주 공간에 널려 있는 정화된 氣를 모으고 아울러 섭생을 통하여 氣를 모아 대맥에 가득 저장하는 단계이다. 따라서 축기 과정에서는 이러한 훈련이 아직 숙달되지 않아 다소 몸이 힘들게 느껴지기도 한다.

축기가 이루어지고 난 이후에 기운을 돌려 온몸 구석구석에 氣를 미치게 하면 그 움직임에 따라 쌍도태에 저장되어 있던 정보도 함께 이동하게 된다. 축기 단계에서 아직 실행되지 않고 대맥에 저장되어 있던 정보가 운기를 통해서 비로소 실행되는 것이다. 氣가 각 장부와 세포의 유전자로 퍼져 나가면서 여기에 정보도 함께 실려 따라가게 된다. 이렇게 되면서 원래 각 세포마다 저장되어 있던 정보들에 변화가 발생한다. 다시 말해 불완전한 형태로 존재하던 세포 내의 정보에 영향을 주어 가능한 완전한 형태가 될 수 있도록 도와준다. 즉 자연과 닮은 상태로 변환하려는 氣의 정보가 세포의 코드에 지속적으로 관여하여 영향을 주는 것이다.

여하튼 쌍도태에 형성되었던 최적화 된 정보가 세포마다 형성된 고유의 정보 체계를 바꾸어 정상적인 활동을 가능하게 해 준다. 이런 활동이 지속되면 세포 스스로 변이를 막고 건강을 유지하려는 율려 운동으로까지 이어지게 된다. 이렇게 되면 인체 각 장부 기능의 활성화로 이어지고 결국 인체 활동의 최적화를 이루게 하여 건강한 생활을 할 수 있게 되는 것이다.

2. 호르몬 분비 촉진

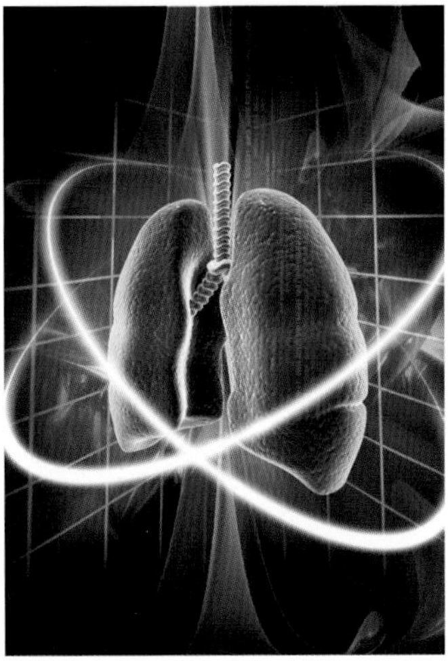

쌍도태가 형성되면 氣의 작용으로 인해 세포의 활발한 작용이 이루어져 인체 내 신경조직과 신경총의 활성화가 이루어진다. 또한 호르몬 분비를 담당하고 있는 인체 내 장부의 기능도 활성화 된다. 이렇게 되면 시상하부나 간뇌에 영향을 주어 신체 활동의 균형을 이루게 해 준다.

간뇌의 일부이며 뇌하수체와 연락을 취하는 신경분비계가 존재하는 시상하부에 氣가 영향을 주게 되면 체온의 변동을 자동 조절해 주는 능력과 수면, 생식, 물질적 대사를 원활하게 해주는 작용이 일어난다. 그리고 대뇌와 소뇌 사이에 있는 간뇌에도 영향을 미치게 되는데, 이것으로 인해 내장 기관과 혈관의 활동이 정상적으로 이루어지게 된다.

3. 자율신경계의 안정

자율신경은 호흡, 소화, 순환과 같은 기능을 조절한다. 그럼으로써 신체 내부의 장기와 생식 기관 등의 기능을 조절하며 평활근(平滑筋), 심장근육, 샘 등을 지배하여 신체의 항상성(恒常性) 유지 작용을 한다. 자율신경 계통에는 교감신경(交感神經)과 부교감신경(副交感神經)이 있다. 교감신경은 심장의 활동을 활발하게 하고 부교감신경은 이것을 억제한다. 한편 소화에 대해서는 교감신경은 억제하고 부교감신경은 촉진한다.

교감신경과 부교감신경은 자동차의 액셀러레이터와 브레이크의 관계인 셈인데, 어느 것이 어떤 역할을 하는가는 장기에 따라 다르다. 들숨과 날숨의 호흡을 하면 이것이 자율신경계에 영향을 미친다. 들숨 시는 교감신경의 기능이 높아지고 이로 인해 피부의 땀샘 분비가 촉진되고 심장 박동수가 증가하여 관상동맥의 확대를 가져온다. 또한 기관지 근육의 확장으로 그 기능이 활발하게 이루어지도록 한다. 날숨 시는 부교감신경의 기능이 높아져 이로 인해 침샘의 분비가 촉진되고 소화 기관의 분비물이 많아진다. 그리고 위장 근육을 촉진하여 연동운동(連動運動)을 활발하게 한다. 기관지의 샘을 자극하여 분비를 촉진하고 방광의 조임근을 이완시켜 배뇨(排尿)를 촉진시킨다. 그리고 말초혈관의 확대로 이어져 혈액의 원활한 소통이 이루어지도록 한다.

교감 신경과 부교감 신경은 음과 양의 상반되는 성질을 가지고 있으나 기능 면에서는 언제나 조화와 균형을 유지한다. 임맥의 원활한 소통으로 들숨과 날숨이 잘 이루어지게 되면 이로 인해 자율신경계의 안정을 가져와 결국 인체 생리상에 긍정적인 효과가 나타나게 되는 것이다.

4. 정신적인 면에서의 효과

수련을 하게 되면서 세포의 활성화가 이루어지고 이에 따라 인체 각 장부의 기능이 최적화되면서 육체적으로 안정된다. 신체의 대사와 내분비 기능이 활발하게 이루어져 몸은 정화작용을 겪게 된다. 이 결과 육체뿐만 아니라 인간의 정신적인 면에도 지대한 영향을 미친다. 육체적 안정은 정신적 안정으로 이어져 편안하고 안정된 마음 상태가 이루어진다. 이는 일상생활 속에서 받은 스트레스나 정신적 긴장감이 호르몬 분비의 촉진으로 정화되고 자율신경계가 안정되기 때문이다.

이러한 작용이 반복적으로 일어나게 되면서 인간의 정신은 차츰 정화되어 순수한 상태로 변화되어 간다. 어떠한 외부적 자극에 대해서도 모두 수용할 수 있는 순수한 마음 상태가 만들어지는 것이다.

이런 상태가 지속적으로 유지되면 영감이 발달되어 인간의 창조적 활동을 가능하게 하는 기회를 제공해 준다. 예를 들어 예술적 활동에서 창조적 능력을 발휘할 수 있는 모티브를, 학문의 영역에서는 지적이고 창의적인 창작이 이루어질 수 있는 계기를 만들어 준다. 그리고 일상생활에서도 순간순간 기발한 아이디어가 창출되는 계기를 제공해 준다.

이보다 더욱 가치 있는 것은 깊은 수련의 경지에 이르게 되면 자신의 육체가 본래 있었던 자리로 돌아가려는 작용이 일어나는 것을 경험하게 된다는 것이다. 이때 깊은 초월 상태를 경험하게 되는데 이로 인해 자기 자신의 본 모습을 각성하게 되는 경지에 도달하게 된다.

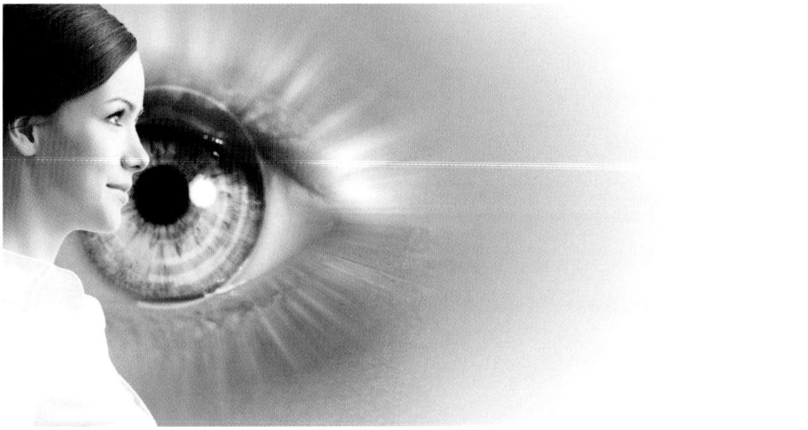

무병장수의 꿈

근대 들어 장수한 사람들의 기록을 보면, 덴마크의 도라켄버그가 146세, 스코틀랜드의 어부 잰키스가 169세, 노르웨이의 요셉 슬린튼이 160세, 콜롬비아 인디언인 자봐이어 페레이러가 169세, 그리고 올드파라 위스키의 상표에 그려진 초상화 주인공인 토마스 파가 152세, 헝가리의 야노스 로웬 부부는 남편이 172세, 부인이 164세까지 살았다. 근거가 미약하지만 최고 기록은 일본의 만뻬이(滿平)라는 농부가 가지고 있는데, 그의 사망 나이는 194세이다.

그런데 역사를 거슬러 올라가면 만뻬이의 수명은 그저 어린아이로 밖에 들리지 않는다. 히말라야의 성자 바바지가 600세, 방중술의 원류로 알려진 남파(南派)의 시조 유해첨이 600세, 《장자》에 등장하는 팽조(彭祖)는 767세, 이팔백이 800세, 천황(天皇)과 지황(地皇) 열 두 형제가 18,000세, 동방삭(東方朔)이 38,000세. 이쯤 되면 불로불사(不老不死)라는 말이 실감난다.

이처럼 실제로 수백, 수천, 수만 년씩 사는 것이 가능한 것일까?

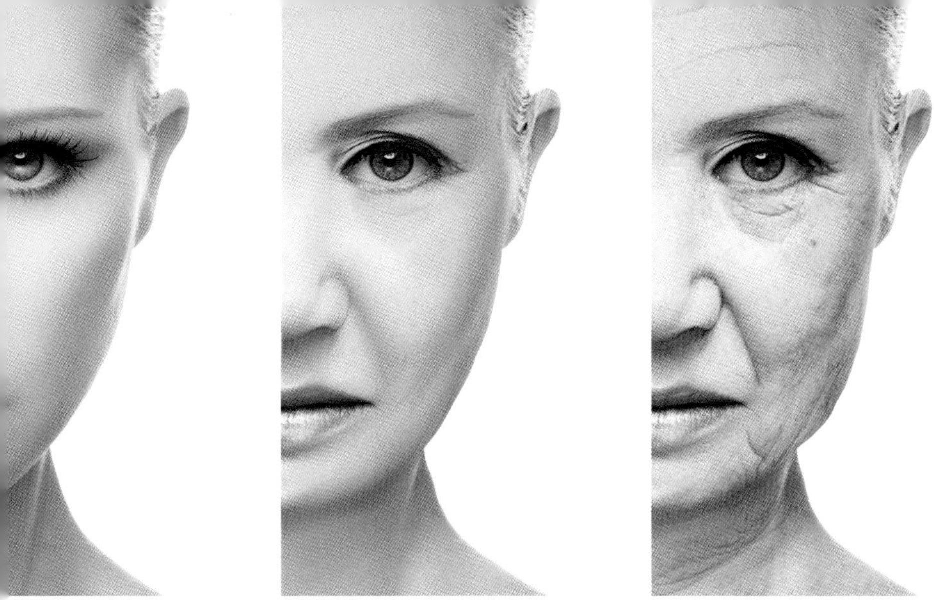

정통 선도에서는 인간의 한계 수명을 360세로 보고 있다. 이것은 인간이 육체를 가지고 있을 때의 한계 수명을 말한다. 그럼에도 360세가 훨씬 넘는 선인들의 얘기가 심심치 않게 등장하는데, 이것이 가능하려면 육체가 아닌 정기(精氣)만으로 존재할 수 있어야 한다.

현대 의학에서는 인간의 수명 연장에 대한 연구가 활발히 진행되고 있다. 이런 연구의 성과를 보면 머지않은 미래에 선도에서 제시하는 360세의 한계 수명을 이룩할 것으로 예측된다. 오늘날 생명 공학의 발전 속도를 감안할 때 생명 연장에 대한 꿈은 선도보다는 오히려 과학에 그 실현 가능성이 높아 보인다.

그렇다면 과연 과학의 힘으로 인간이 그토록 열망해왔던 불로불사의 꿈을 이룰 수 있을까?

대부분의 사람들은 모두 병이나 사고로 죽는다. 병에 걸리지 않고 고요히 죽는 사람도 의학적 관점에서 보면 질병에 의해 죽는 경우가 적지 않다. 단지 병의 증세가 외부로 표출되지 않았을 뿐이다. 그러므로 의학계에서는 만병통치의 성과를 이루어냈을 때 인간의 영생(永生)도 가능하지 않을까 조심스럽게 예측하고 있다.

그러나 사실상 영생은 불가능하다. 과학이 최고도로 발달한다고 해도 인간의 수명을 수 백 내지 수 천 년 정도 늘리는 선에서 멈추게 될 것이다. 이론적으로는 그 이상도 가능하겠지만 그것은 비물질의 세계인 상계(象界)를 배제했을 때의 가정이다.

精과 氣와 神의 세 축이 맞물려 돌아가는 상계(象界)에서 일어나는 변화는 물질세계와 직결된다. 가령 물질적인 수명을 100년 정도 연장한다 하여도 그 이면에 있는 정기신의 구조에 이상이 생기면 어쩔 수 없이 죽음에 이를 수 있다.

이런 이유로 과학은 생명 연장에 일정 역할을 할 수 있지만, 불로불사의 경지까지 목표로 한다면 필히 정신의 문제까지 풀어야 한다.

수많은 세월이 흐르면서 형성된 정기신의 구조는 인간의 유전자 체계에 영향을 준다. 인간마다 지닌 고유의 정기신은 현생에서 만들어진 것도 있지만, 상당 부분은 과거의 삶(전생)에서 이어받아 복합적으로 조성된 것이다.

그러므로 인간 수명의 연장을 논할 때는 과학적인 접근 이외에 정기신의 구조에 대해서도 관심을 기울여야 한다. 이러한 문제에 대한 해법은 선도 수련에 충분히 나와 있다.

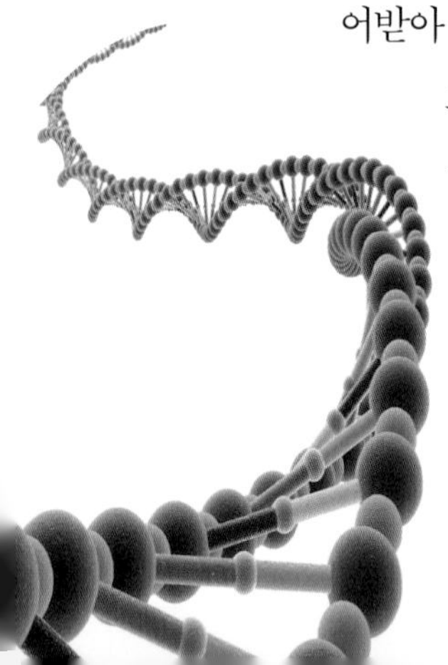

앞서 기수련을 하는 이유 중 하나가 우주의 정보를 담고 있는 진기를 모으고 운기하여, 자신의 육체에 주입된 낮은 차원의 정보를 업그레이드 하는 데 있다고 하였다. 그렇다면 수련만 열심히 하면 무병장수(無病長壽)할 수 있는가에 대한 또 다른 의문이 생기는 것은 당연하다.

현재의 지구 기운대로 보면, 아무리 수련을 잘하여 쌍도태를 만들어도 무병장수는 장담할 수 없다. 그러나 얼마 후면 지구의 기운대가 변화하고 그렇게 되면 수련에 의한 무병장수도 한낱 꿈만은 아닐 것이다.

여하튼 현재 시점을 고려하면 성장기를 기준으로 무병장수의 척도가 다소 달라진다. 성장기가 멈추기 전부터 수련을 한다면, 육체적인 것은 말할 것도 없이 유전적인 면에도 어느 정도의 효용을 줄 수 있다. 하지만 성인이 된 이후에 수련을 한다면, 이때는 자신이 본래 가지고 있던 정보에서 좋지 않은 것들이 발현되기 시작한 후여서 무병장수를 장담하기는 어렵다. 기존의 잘못된 정보에 의한 부실공사의 여파가 여기저기 노출되었기 때문에 완전히 극복하는 것엔 한계가 있다.

물론 세포의 정보를 개선해 인체 조직을 활성화 하는 것은 어렵지 않다. 문제는 DNA에 내재되어 있는 잘못된 유전 정보이다. 발현만 안 되었다면 성인이 되더라도 미성년자와 같이 대략 70% 정도의 유전적 질병은 예방할 수 있다. 다만 본래 가지고 있던 유전적 결함에 의하여 발병하는 경우를 확실히 막을 수 있다는 보장을 할 수 없는 것이다.

결과적으로 무병장수의 꿈을 이루기 위해서는 어릴 적부터 수련하여 우주의 정보와 지속적인 교류가 있어야 한다. 그렇다 하더라도 영생은 불가능하다. 이는 아무리 진기의 정보를 자신과 교류해도 결국은 불완전하게 구성되어 언젠가는 사멸하기 때문이다.

진정한 영생을 하기 위해서는 우주와 내가 하나가 되어야 한다. 이렇게 된 사람을 일러 불교에서는 부처(佛)라고 하고, 선도에서는 영선(永仙)이라 한다.

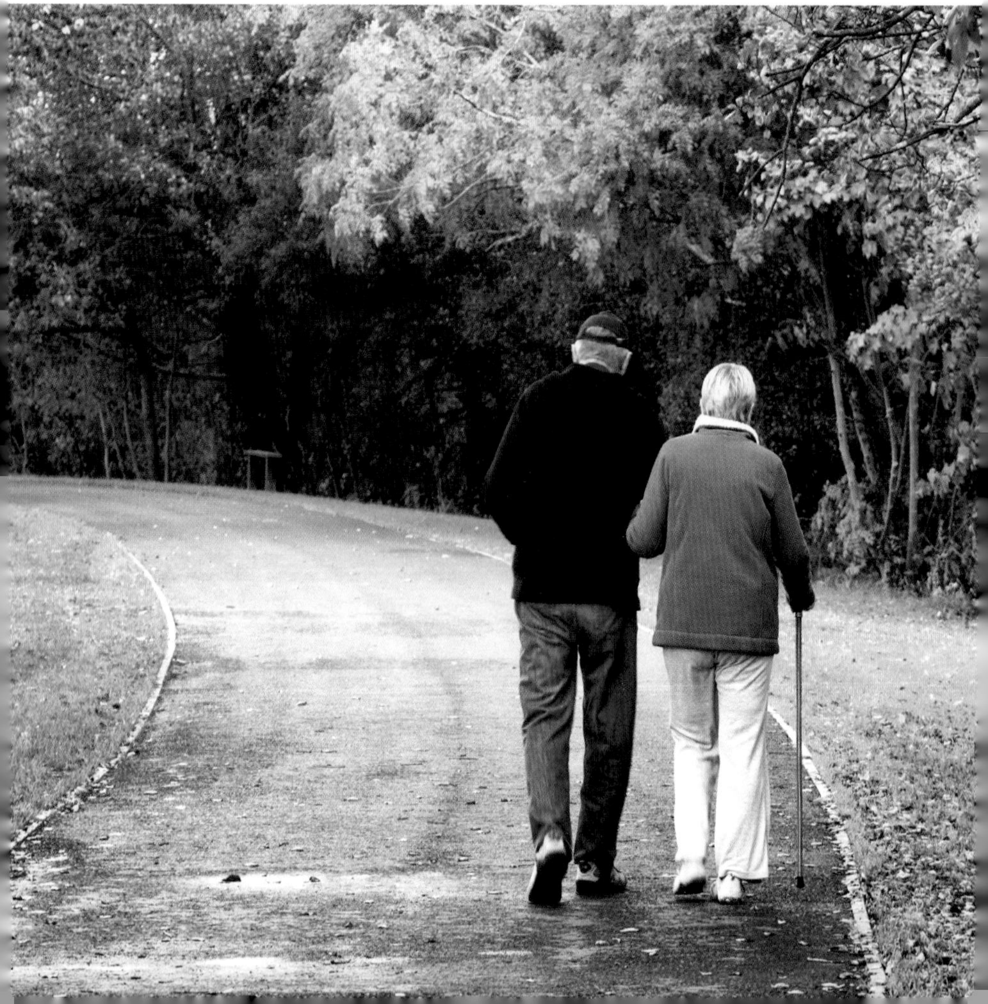

일상생활에서의 몇 가지 효용

태극선법을 수련하게 되면 전술한 효과 이외에도 일상생활에 있어 다음과 같은 몇 가지 효용이 있어 소개한다.

1. 방중술

흔히들 40대 이상의 중년 남자들이 '밤이 무섭다' 란 얘기를 많이 한다. 익히 알다시피 남성은 30대를 전후해서 정력이 꺾여 들어가는 반면, 여성은 오히려 증강되기 때문이다. 하지만 대맥에 쌍도태를 이루게 되면 적어도 기본 정력의 2~3배 가량은 자연적으로 강해진다.

1~2개월 정도 수련해서 축기 과정 2~3단계 정도만 되어도 그런 효과가 나타난다. 하지만 그 정도 가지고는 방중술(房中術)이라고 말할 수 없다. 방중술이라 말하려면, 과장된 말이지만 의자왕의 3천 궁녀를 거느려도 거뜬할 정도까지 단련시켜야 한다. 태극선법은 환정이 가능하게 힘으로써 방중술에 달통할 수 있게 한다.

많이 알려져 있다시피 방중술의 으뜸은 환정(還精)이다. [소녀경]에 보면 현녀(玄女)가 말하기를, "방중술의 으뜸은 환정이지만 이것은 선인(仙人)들만이 할 수 있는 것이다"라 했다. 그래서 환정에 대해서는 더 이상 언급하지 않고 일반 사람들이 할 수 있는 갖가지 체위나 음식에 대해서만 설명하고 있다.

그렇다면 과연 현녀가 언급한 환정은 무엇일까?

환정이란 사정을 하기는 하는데, 밖이 아닌 안으로 하는 것을 말한다. 대맥에 쌍도태가 충분히 형성되면 사정이 되는 순간 단전에 힘을 주면서 기운을 끌어당기면 정액은 분출되지 않는다. 이때 대부분의 정액은 고환으로 돌아가고, 극히 일부는 기화(氣化)되어 단전에 쌓이게 된다. 이렇게 되면 정력을 조금도 잃지 않게 되어 수십 명의 여인과 밤새도록 상대하여도 지칠 줄을 모르게 된다. 체력의 저하가 장애 요인이지 사정의 문제 때문에 합방을 중단하는 경우는 없게 된다. 이것이 방중술의 정수인 환정이다.

氣의 측면에서 보면 합방이란 남녀가 음양의 氣를 태극의 형태로 합일한 채 서로 교환수수(交換授受)하는 기운의 교감이며 그로 인해 환희가 일어난다. 남자가 환정을 하면 남녀의 氣의 흐름이 서로 합일된 채 하나의 강력한 태극 운동이 일어나게 되어 상대 여성이 극도의 쾌락에 이르게 된다. 그러면서 남자와 여자의 막혔던 수많은 기혈이 뚫리는 현상이 일어나게 된다. 이런 점에서 환정은 남녀의 성적 교감인 동시에 서로 간에 강력한 축기와 운기를 이루는 일종의 수련이라고 할 수 있다.

태극선법 수련을 통해서 기본적인 정력은 2~3단계(1~2개월) 만 마쳐도 증가하지만, 환정은 소주천(4개월)을 마칠 정도가 되면 약간의 훈련을 통하여 가능해진다.

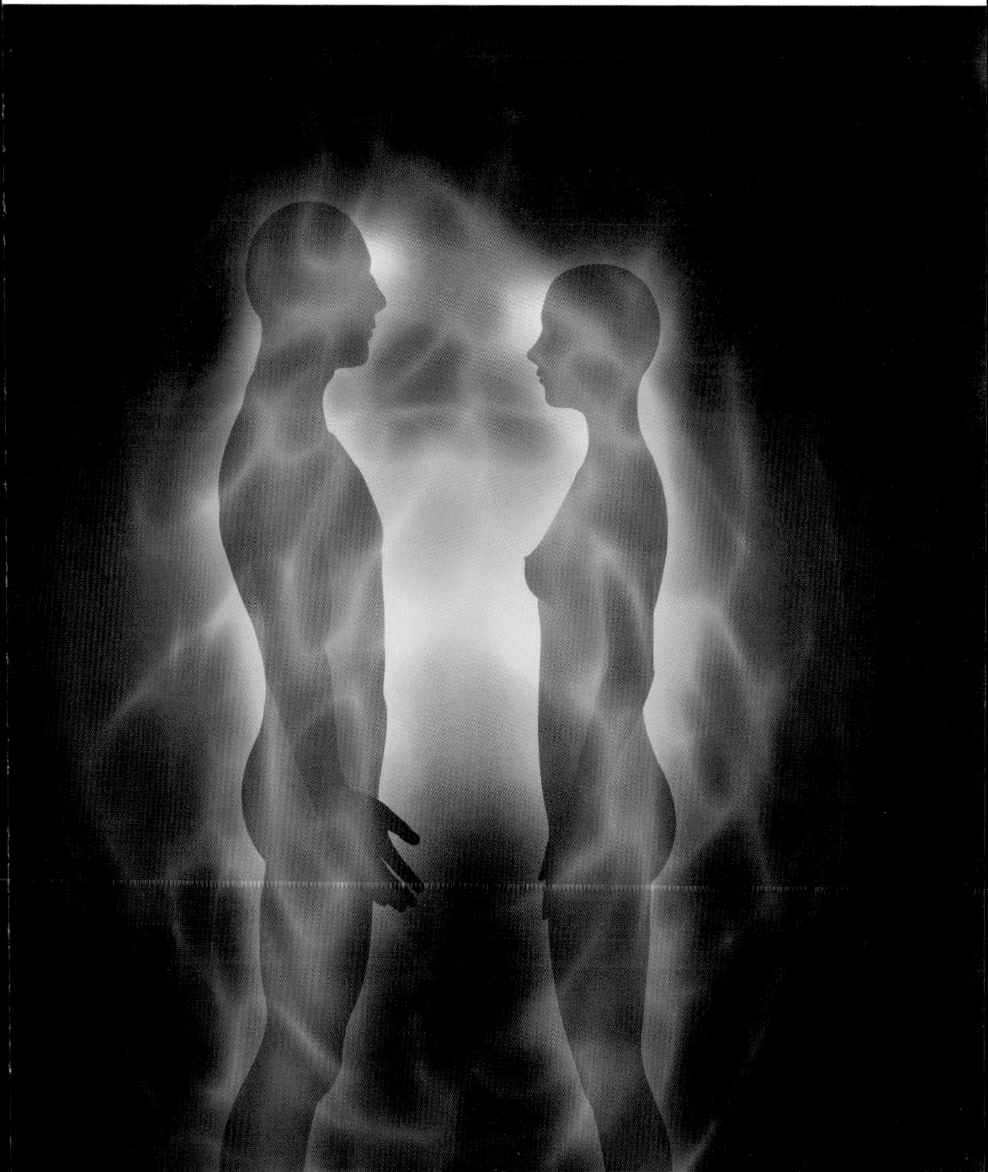

가령 남자의 생식기를 위로 올린 상태로 7~10초 정도를 유지하면 정액은 분출되지 않는다. 이때 아랫배에 엄청난 힘이 쏠리게 되는데, 일반 사람은 2~3초를 넘기기 어려워서 실패하게 된다. 하지만 쌍도태를 형성한 사람은 10초를 무난히 참을 수 있는데 이렇게 되면 기본적인 환정이 이루어진다. 그러다가 대주천의 초기 단계에 이르면 단지 의식만으로도 통제가 가능해지게 된다.

그런데 최고의 방중술은 환정에 있는 것이 아니라 바로 마음에 있다. 대주천을 넘어 초월의식의 높은 단계에 이르면 단순한 즐거움이나 환정이 아닌 사랑 그 자체에 어우러질 뿐이다.

나의 즐거움이나 욕구충족이 먼저가 아니라 태극의 어우러짐 그 자체를 즐기는 것이고 상대방이 행복해하는 모습만으로도 만족할 수 있다. 사정을 통한 쾌락보다 태극의 어우러짐 자체가 즐거운 것이니, 사정을 하고 안하고는 이미 문제가 되지 않는다. 인도나 티벳의 탄트라에서는 비사정을 중시하는데 그 이유가 바로 여기에 있다.

요컨대 남녀의 음양이 어우러져서 태극을 완성하는 것, 이것이 최고의 방중술이다.

2. 다이어트

태극선법을 연마하는 남자 수련생들 중에는 쌍도태가 돌출되는 것을 대단히 자랑스러워 한다. 그래서 자신의 배를 들춰 자랑하는 수련생들이 적지 않다. 그러나 여성 수련생들은 처음에는 쌍도태를 신기해하면서도 한편으로는 걱정을 한다. 왜냐하면 배

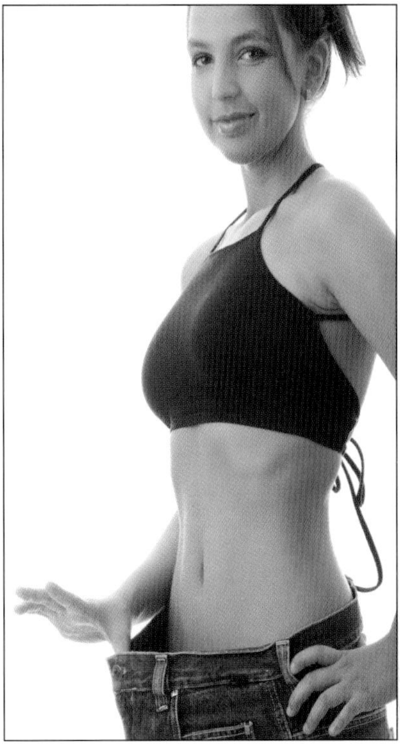

와 허리에 남성처럼 도태가 솟아올라 몸매에 지장이 있을까 하는 우려 때문이다.

하지만 그런 걱정은 할 필요가 없다. 여성들은 음(陰)의 속성을 가지고 있기에 도태가 속으로 발달하여 오히려 허리가 들어가는 효과가 있다. 피부도 고와지고, 게다가 뱃살까지 잡아주어, 미용에 더할 나위 없이 좋다.

특히 여성뿐만 아니라 남성도 수련 초기에는 배변 활동이 왕성해지고 다이어트에도 효과가 있다. 1~2단계에서 공통적으로 숙변이 많이 나오게 되는데 그것으로 인해 상당한 몸무게의 감소가 있게 된다. 이런 효과로 인해 끊임없이 몸을 이용한 행공을 하게 되는 1단계에서 3단계까지(2개월 사이에)는 보통 3~5kg의 몸무게의 감소가 있게 된다.

세간의 다이어트를 보면, ① 무조건 굶는 거지 다이어트, ② 니코틴을 이용한 담배 다이어트, ③ 식사량 조절과 운동을 결합한 헬스 다이어트, ④ 한 가지 음식만 먹는 one food 다이어트, ⑤ 주로 카페인을 이용한 커피 다이어트, ⑥ 한약이나 침술을 이용한 한방 다이어트, ⑦ 반창고나 테이프를 붙여 하는 반창고 다이어트… 등 다이어트 방법이 이루 헤아릴 수 없이 많다. 그런데 문제는 효과도 효과지만 부작용이 만만치 않다는 것이다.

3kg이 빠지면 어느새 5kg이상 불어나는 요요현상과 어지럼

을 동반한 빈혈은 기본이고, 머리카락이 빠지고 피부는 매일 매일 거칠어진다. 게다가 다리에 힘이 빠져 기력이 쇠진하고 뱃살은 할머니처럼 밑으로 쳐지게 되니, 다이어트를 잘못하면 오히려 몸을 망쳐버리게 된다. 그래서 이런 다이어트를 일명 죽음의 다이어트라고 부른다.

그런데 태극선법 수련을 하면 숙변뿐만 아니라 인체의 군살을 제거하여 적정 체중을 유지할 수 있게 해준다. 여성들은 허벅지와 종아리의 지방이 빠져 탄탄한 각선미를 살려 준다. 특히 굽었던 척추가 펴지면서 키가 대략 2~3cm 커 보이게 되고, 원활한 혈액순환으로 피부가 고와지고 화장을 잘 받게 된다. 미용과 다이어트는 기본이고 왕성한 활력으로 건강까지 되찾게 되니, 태극선법을 수련하게 되면 바로 일석삼조(一石三鳥)의 효과를 얻게 되는 것이다.

3. 성량 개선

예로부터 성공하는 사람은 표정과 목소리에 가장 신경을 썼다. 이 두 가지가 상대방의 신뢰를 끌어내는 관건이기 때문이다. 한마디로 목소리가 바뀌면 인생이 바뀐다고까지 말할 수 있다. 그런데 표정은 어느 정도 후천적 노력으로 변화가 가능하지만 애석하게도 목소리는 그렇지 않다.

태극선법을 수련하면 이렇게 중요한 목소리를 완전히 바꿀 수 있다. 수련생들을 보면 선음(仙音) 수련에 의해 쩌렁쩌렁하고 멋진 목소리로 바뀌게 된다. 단전이 조성되고 축기가 강화되면서 단전에서 울리는 소리인 단음(丹音)이 형성되고 성량이 개선되는 것이다.

태극선법 수련을 하면 3주 후부터 선음 수련에 들어가는데, 보통 2~3주 단위로 자신의 목소리가 계속해서 바뀌는 것을 경험하게 된다. 이렇게 한 달 두 달 바뀌다 보면 어느덧 자신의 목소리가 단전에서 울려 나오는 선음으로 변모되어 있음을 발견하게 된다.

그것은 대맥에 단전이 형성됨으로써 목소리가 그곳 단전에서 울려 나오기 때문이다. 태극선법 수련에 있어 수련 진행 상황의 가장 중요한 판단 기준의 하나가 선음에 있기 때문에 스스로 쉽게 확인할 수 있다.

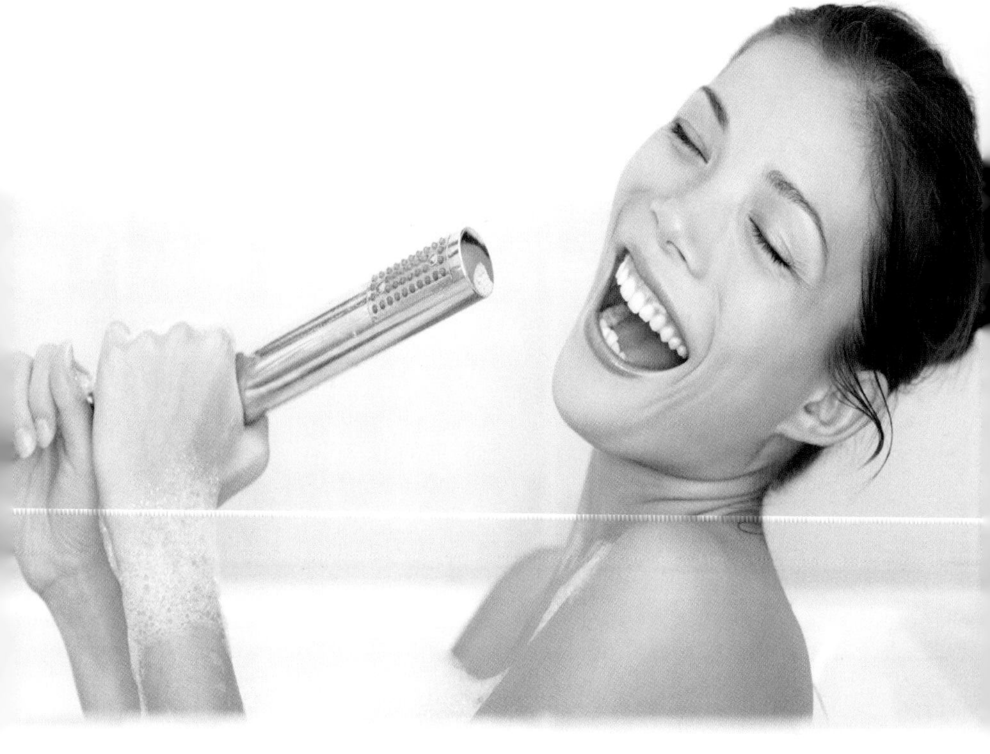

제4장

태극선법 수련법

수련 체계

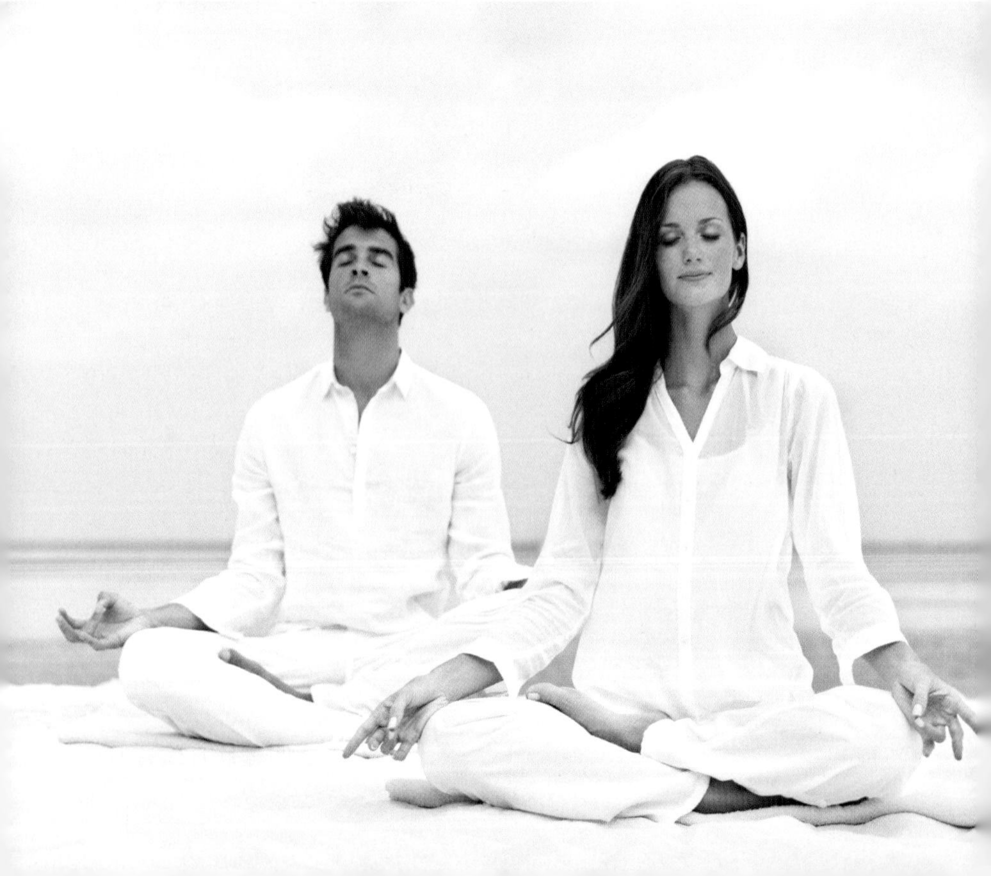

<table>
<tr><td rowspan="20">태극선법</td><td rowspan="20"></td><td colspan="2" rowspan="5">축기</td><td rowspan="20"></td><td>1계-평읍법</td></tr>
<tr><td>2계-정읍법</td></tr>
<tr><td>3계-정대례소읍법</td></tr>
<tr><td>4계-정대례대읍법</td></tr>
<tr><td>좌식 풍류공</td></tr>
<tr><td rowspan="15">운기</td><td rowspan="6">5계
(소주천)</td><td>이수통문 동좌</td></tr>
<tr><td>이수통문 정좌</td></tr>
<tr><td>음양쌍음 기본음</td></tr>
<tr><td>음양쌍음 부분회전음</td></tr>
<tr><td>음양쌍음 완전회전음</td></tr>
<tr><td>수기 공명법</td></tr>
<tr><td rowspan="4">6계
(온양)</td><td>입식 풍류공</td></tr>
<tr><td>금강태좌 1식, 2식, 3식</td></tr>
<tr><td>금강좌</td></tr>
<tr><td>삼계성문 기본음</td></tr>
<tr><td rowspan="4">7계
(대주천
/채약)</td><td>정좌례대읍법(태읍법)</td></tr>
<tr><td>삼계성문 응용음</td></tr>
<tr><td>생삼요문</td></tr>
<tr><td>승명식</td></tr>
</table>

1계 평읍법(平揖法)

기본적인 자세와 동작을 배우며 호흡의 변화를 통하여 기본적인 氣를 체험하게 된다. 비뚫렸던 자세가 바로잡히면서 약간의 통증과 뻐근한 증세가 있을 수 있다.

2계 정읍법(正揖法)

단전부분(대맥)에 氣가 모여지는 것이 느껴지기 시작한다. 선음(仙音) 수련을 통해 단전을 더욱 강화시킨다.

3계 정대례소읍법(正大禮小揖法)

지기(地氣)를 흡입하는 수련인 정례읍(正禮揖)을 통하여 더욱 강한 氣를 체득할 수 있다. 대맥이 점차로 불러오기 시작하며, 단전부분에 氣가 쌓이면서 단음(丹音)이 형성되기 시작한다.

4계 정대례대읍법(正大禮大揖法)

단전 부분에 육안으로도 식별이 가능할 정도로 태극 모양의 도태가 드러나기 시작한다. 단음의 질적 변화가 선명해지고, 축기가 제대로 이루어져 운기가 가능하게 된다.

5계 현통문(現通文)

상단전과 하단전을 연결하는 단계로서, 이수통문(理數通文)[35]을 반복하여 소리냄으로써 단전에 쌓인 氣를 움직인다. 氣가 독맥을 타고 허리와 등 부위로 올라가서 뒷골(옥침혈)에 이르게 되면 마지막으로 음양쌍음을 이용해 기맥을 연다. 그러면 상단전과 하단전이 연결되어 영(靈)과 氣가 만나면서 소주천이 이루어진다. 이때부터 머리에 둥근 고리나 모자를 쓴 것과 같은 기파가 감돌게 된다.

---

35) 이수통문(理數通文): 숫자를 단음(丹音)과 음양쌍음으로 반복하여 소리내면서 기운을 돌리는 공법.

6계 현영문(現靈文)

금강태좌(金剛胎坐)와 금강좌(金剛坐)를 통하여 하체의 기맥을 열어 나간다. 자운공으로 氣를 운기하여 막힌 혈을 뚫어주면 氣의 흐름을 타고 초월의식에 싸여 선무(仙舞)를 추게 되며, 신묘한 음성인 선음을 내며 선정에 잠긴다. 선음을 통한 선계의 문을 여는 과정이다.

7계 중통공완(中通功完)

정좌례대읍법(正坐禮大揖法)을 통하여 축기를 더욱 강화하고, 선음을 통하여 운기를 자유자재로 하게 된다. 승명식으로 운기의 완성을 이루게 된다. 사방팔방의 기혈을 뚫어 백회와 인당의 혈을 완전히 열고, 선환이 점점 구형으로 확장됨에 따라 강력한 초월 의식에 휩싸인다. 고요한 선정에 몰입하여 초인(신선)의 경지에 이르기 시작하는 단계이다.

8계 한얼파지(一心把持)

7계까지 이룬 것을 토대로 정기신을 통일하는 수련에 돌입한다. 비전되는 진언이나 주문, 참선법 등을 통하여 참나(얼나)를 찾기 위한 마지막 과정이다.

9계 상통심완(上通心完)

완전한 절대 진리에 도달하는 단계이다. 8계까지는 구체적인 수련 방법이 비전되고 있으나 9계부터는 혼자서 이루어야 한다. 견성하고 성불하여 존재 완성의 궁극에 이르는 무상의 단계이다. 불도의 수행을 접목해서 화두를 푸는 것도 좋은 방법이 될 수 있다.

기본자세 1. 수인법

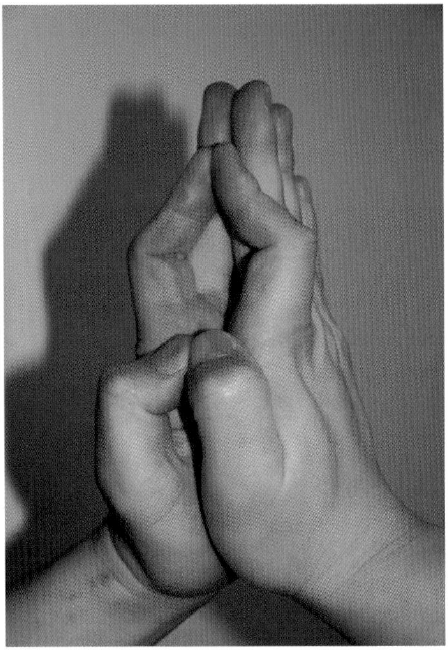

밀교나 티벳 불교에서는 수련을 할 때 손의 모양을 일정하게 만드는 것을 볼 수 있다. 이렇게 손의 모양을 특정 목적에 맞추어 만드는 것을 수인법(手印法)이라 한다.

태극선법 수련에 있어서도 氣를 모으고 하심(下心)을 갖기 위하여 취하는 수인법이 있다. 이것이 단군시대로부터 내려오는 민족의 정통 수인법으로서 천부인(天符印)이라고 한다. 다른 말로는 금강지(金剛指), 천부합장(天符合掌) 또는 회광반조(廻光返照)[36]라고도 하는데, 그 모양은 이상과 같다.

이상의 수인은 천기(天氣)를 끌어오는 동작으로서 손바닥을 똑같이 마주 대고 엄지와 검지를 밀면서 굽혀준다. 양 손바닥이 대

36) 회광반조(廻光返照): 양손의 엄지를 구부린 곳으로 음파를 쏘면 구부린 검지를 타고 양 귀로 흐르게 되어 선음을 타고 선계에 몰입하게 된다. 또한 이런 수인(手印)이 되어야만 천지의 기운을 장력에 끌어올 수 있다. 이것을 총칭하여 회광반조라 한다.

칭을 이루도록 붙인 후 마주한 검지를 중지 한 마디만큼 내려오도록 하고 엄지는 모아 안 쪽으로 밀어 주면 된다.

합장의 모양을 위와 같이 하는 데에는 세 가지 이유가 있다.

① 장력이 고르게 분포됨으로써 에너지 장이 형성된다.
② 회광반조의 구조를 이루어 천지의 기운을 끌어오게 한다.
③ 선음을 타고 지고한 경계에 몰입하게 한다.

수인의 원리를 자세히 살펴보면 다음과 같다.

수인을 취하게 되면 손가락 마디에 오행(五行)의 원리가 생겨나게 된다. 즉 엄지는 수(水), 검지는 화(火), 중지는 목(木), 약지는 금(金), 소지는 토(土)가 되고 좌양우음(左陽右陰)의 원리에 따라 왼쪽 손가락은 양, 오른쪽 손가락은 음이 된다. 이 중에서도 특히 검지와 엄지의 모양이 氣의 흐름에 영향을 주게 된다.

수인을 취할 때 힘이 가해지는 방향을 보면 검지는 아래쪽으로 엄지는 위쪽으로 주어지게 되는데, 이렇게 됨으로써 화(火)는 아래로 내려오고 수(水)는 위로 올라가게 된다. 결국 수승화강(水昇火降)이 이루어지면서 인체 내에 안정된 氣의 흐름이 되도록 해 도와준다. 또한 수인은 경락(經絡)을 자극하여 원활한 氣의 소통이 이루어지도록 해 준다. 인체에 있는 십이정경 중에서 엄지손가락과 연관이 있는 기맥은 수태음폐경(手太陰肺經)으로, 폐는 색깔로는 백(白), 오행으로는 금(金)에 해당하고 음(陰)에 속한다. 금과 음의 성질을 가지고 있는 폐는 축적 또는 저장의 특성을 가지고 있다.

따라서 폐경은 氣를 받아들이고 그것을 저장하려는 작용을 하는 바, 수인을 통해 폐경을 자극하고 氣의 응집을 가져오게 된다. 그리고 폐라는 것은 호흡을 주관하여 토납(吐納)에 영향을 주기에 조식(調息)에도 도움이 된다.

여하튼 호흡을 하면서 수인을 취하면 엄지 바깥쪽 손톱 밑 언저리 부분의 소상혈(少尙穴)에 자극이 주어지면서 수태음폐경의 氣의 흐름이 진행되고, 그 결과 축기가 이루어지게 된다.

참고로 폐경은 기백을 상징한다고도 한다.《황제내경(黃帝內徑)》에 이르기를, 엄지손가락은 '폐장백(肺臟魄)'이라고 하여 이것이 발달한 사람은 그 기백이 넘쳐흐르게 된다고 한다. 그 기백이 적절하면 매사에 활동적이고 결국 크게 성공을 이루게 된다는 것이다. 그러나 이러한 기백이 너무 지나치면 오히려 오만과 방자함으로 흘러 패가망신하기도 한다. 그러므로 성공한 삶을 살기 위해서는 어느 정도 자신의 기백을 다스릴 줄 알아야 한다.

기본자세 2. 목도법

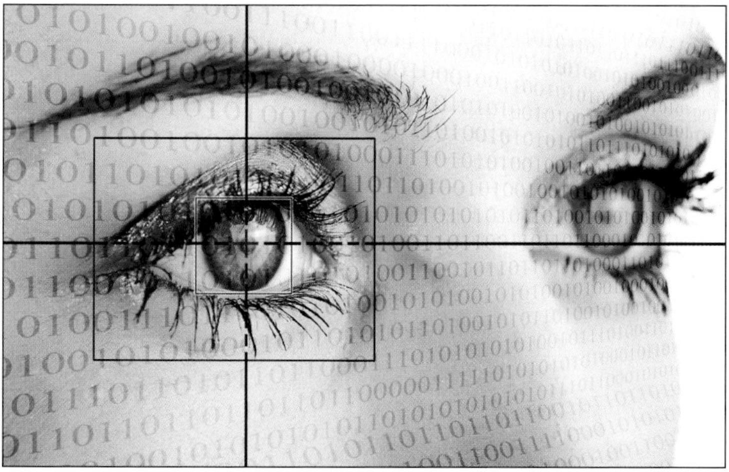

목도법(目睹法)에는 폐목법(閉目法:눈을 감고 하는 수련)과 개목법(開目法:눈을 뜨고 하는 수련)이 있다. 둘 다 장단점이 있기에 어느 하나만을 정법이라고 말할 수 없다.

폐목법은 번뇌망상이 더욱 기승을 부린다는 점과, 자칫 사술(邪術)에 빠지거나 빙의되는 등의 위험 요소가 많다는 단점이 있는 반면에, 잘만 견디며 정진하면 선정에 쉽게 이를 수 있다는 장점도 있다. 한마디로 시름길이긴 하지만 대신 위험 요소가 많다.

개목법은 번뇌망상이나 사술의 위험은 적으나 깊은 경지에 빠르게 가는 데는 뒤떨어진다 하겠다. 개목법의 장점은 지감(止感)을 키우는데 유리하고, 특히 불교의 위빠사나수행에 적합하다.

태극선법 수련에서는 氣를 위주로 다루기에 개목과 폐목의 장단점에 크게 민감하지 않다. 소주천까지는 개목을, 소주천 이후는 폐목을 위주로 하지만 반드시 지켜야 하는 것은 아니다.

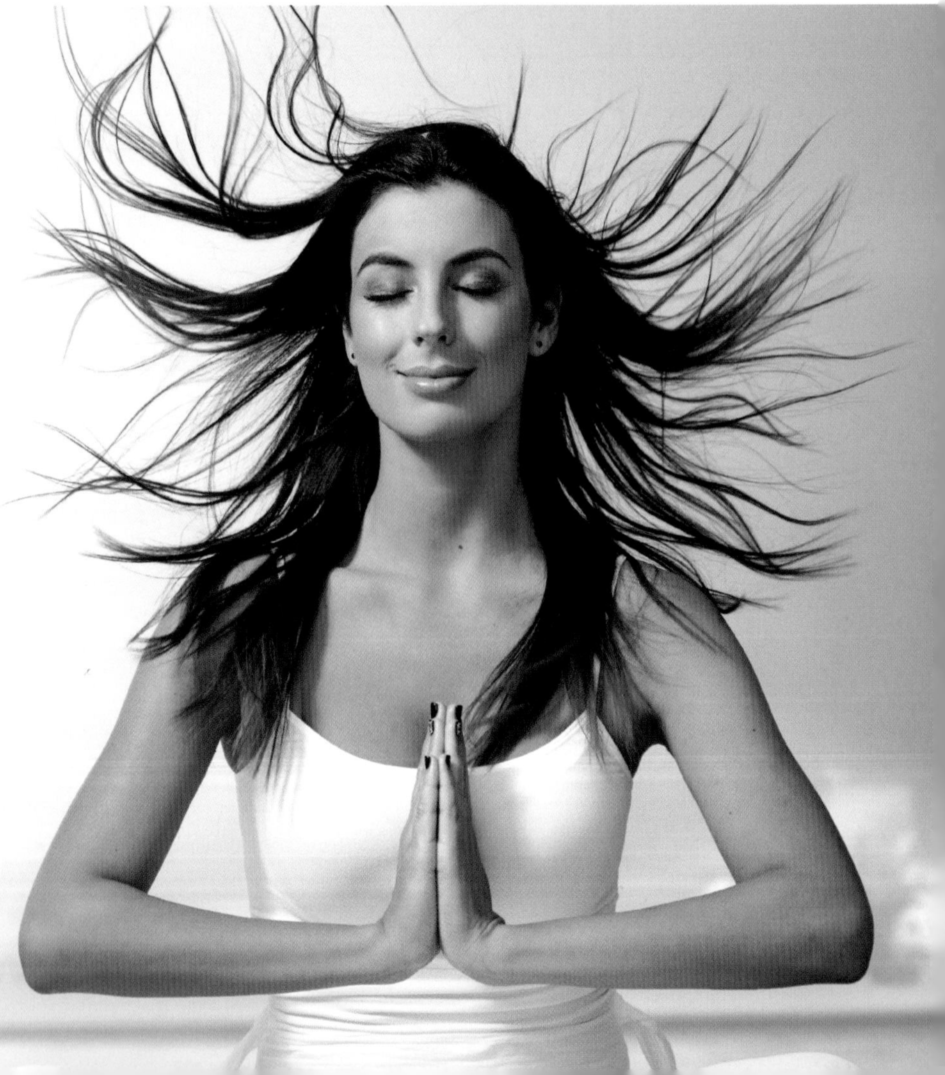

기본자세 3. 궤좌법

태극선법 수련에서는 가부좌도 반가부좌도 아닌 무릎 꿇는 자세인 궤좌(跪坐)를 기본으로 한다. 참선 수련에서는 神을 잡는 수련이기 때문에 자세의 영향을 그다지 받지 않는다. 가부좌도 반가부좌도 본인이 편안하면 그만이다.

하지만 氣에 관련된 수련에서는 자세가 지극히 중요하다. 왜냐하면 氣란 자체로 동(動)하려는 속성이 강하여 자세가 조금만 비딱하여도 흐트러지기 때문이다.

가부좌의 자세는 완전한 대칭의 자세가 아닌, 한 쪽 무릎이 위에 있고 다른 한 쪽 무릎이 아래를 향하는 바, 결국 비딱한 자세인 셈이다. 이런 식의 자세는 氣를 모으기에 불리하다.

세간에는 대부분 가부좌나 반가부좌 등의 비딱한 자세에서 단전호흡을 가르치는데, 이는 단전에 대한 무지에서 비롯된 것이다. 氣는 지극히 예민하고 변화무쌍하여 정확하고 균형 잡힌 자세가 아니면 흐트러지는 氣를 모으고 추스르기 어렵다. 한마디로 바른 자세에서 바른 氣가 모이고 나아가 바른 정신을 이룰 수 있는 것이다.

몸 전체가 균형 잡힌 자세는 오직 무릎 꿇는 자세밖에 없다.

그리고 무릎 자세도 일본식으로 발을 포개는 것은 대칭에 어긋나므로, 엄지발가락의 옆면을 마주하여야 한다. 이것이 쌍도태 수련의 기본 자세이며, 이 자세만이 태극문양의 단전을 이루어 축기와 운기를 가능하게 한다.

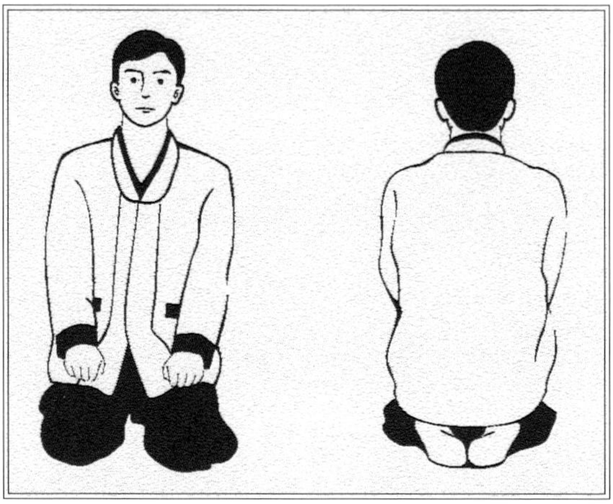

이런 무릎 자세에서 어깨는 뒤로 젖혀 내리고, 턱은 잡아 당긴다. 눈은 정면에서 약간 아래로 응시하고, 만일 감았을 때는 눈꺼풀은 닫혔어도 눈동자는 또렷하게 양미간을 응시한다. 팔은 곧게 뻗어 무릎 위에 얹고, 손은 약간 힘을 넣어 주먹을 쥔다. 무릎과 무릎 사이는 주먹 한 개를 넘지 않는 한도 내에서 안정된 자세를 취한다. 엉덩이는 다리 중심에 정확히 놓이도록 한다. 그리고 항문은 언제나 닫는 것을 기본으로 한다.

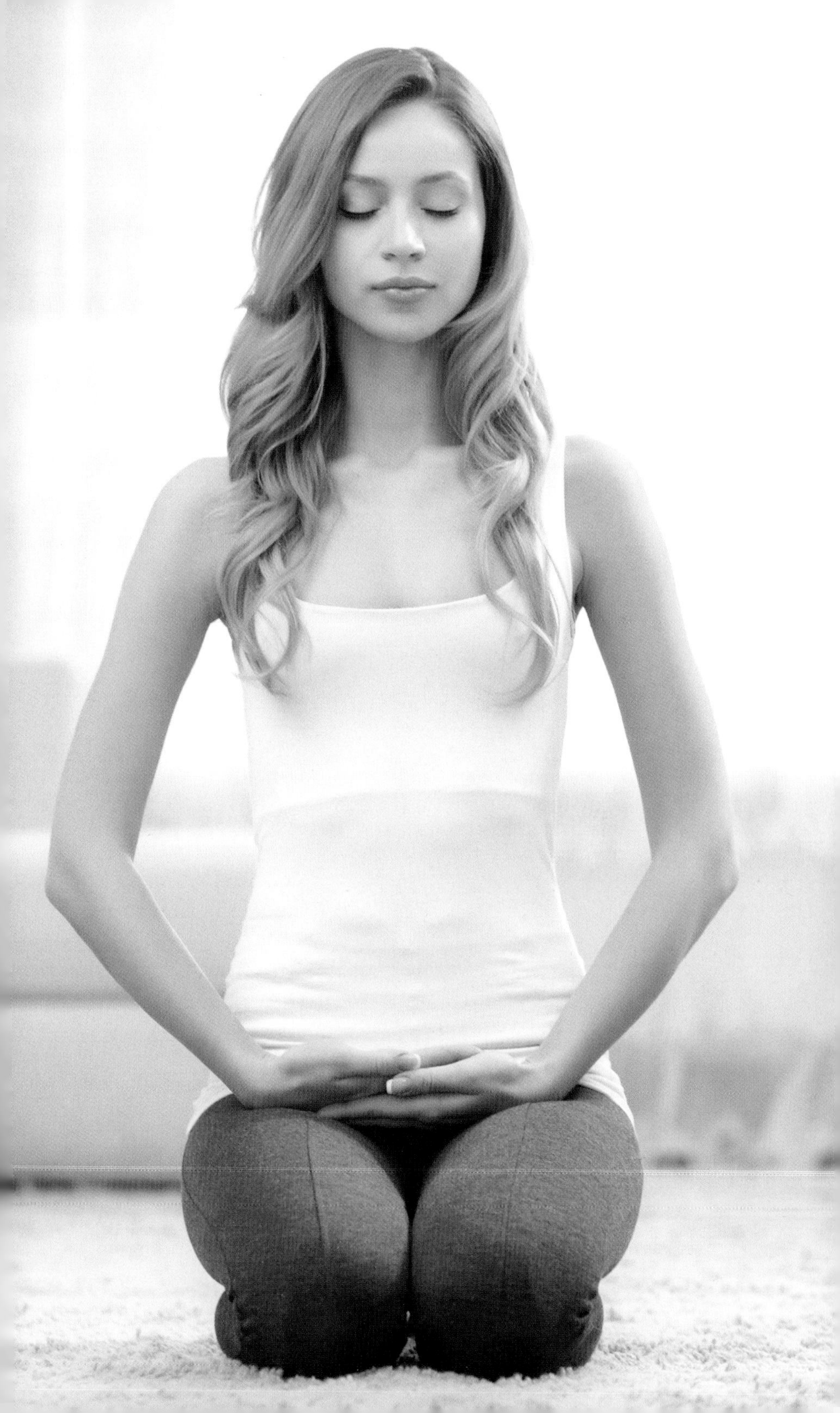

기본자세 4. 봉합법

축기의 기본 과정에서 氣의 누출이 가장 심한 곳이 항문이다. 그래서 항문 또는 직장을 의식적으로 조여 올려야 하는데 이것을 일러 촬(撮)이라 한다.

항문을 조이게 되면 성기도 따라서 위쪽으로 끌려 올라간다. 이렇게 되면 氣가 하부(회음)로 누출되는 것을 어느 정도 막을 수 있다. 그러나 초보자는 항문을 계속해서 조이고 있을 수 없으므로, 반쯤만 조인 상태에서 氣를 모으는 동작 시에 좀 더 힘을 가하도록 한다.

이렇게 항문에 주의하여 35일간 수련하다 보면 응집된 氣가 항문의 누출구를 막아 항문에 구애받지 않게 된다.

단전의 형성을 보면 제일 먼저 쌍도태의 틀을 잡고 연이어 항문 부위에 응집하여 氣의 누출을 차단한다. '밑 빠진 독에 물 붓는다' 는 말과 같이 항문의 누출구를 막지 않고는 축기할 수 없기 때문이다.

이렇게 항문에 신경 쓰지 않아도 축기가 이루어질 정도가 되면 도태 형성이 순조롭게 진행되고 있다 할 것이다.

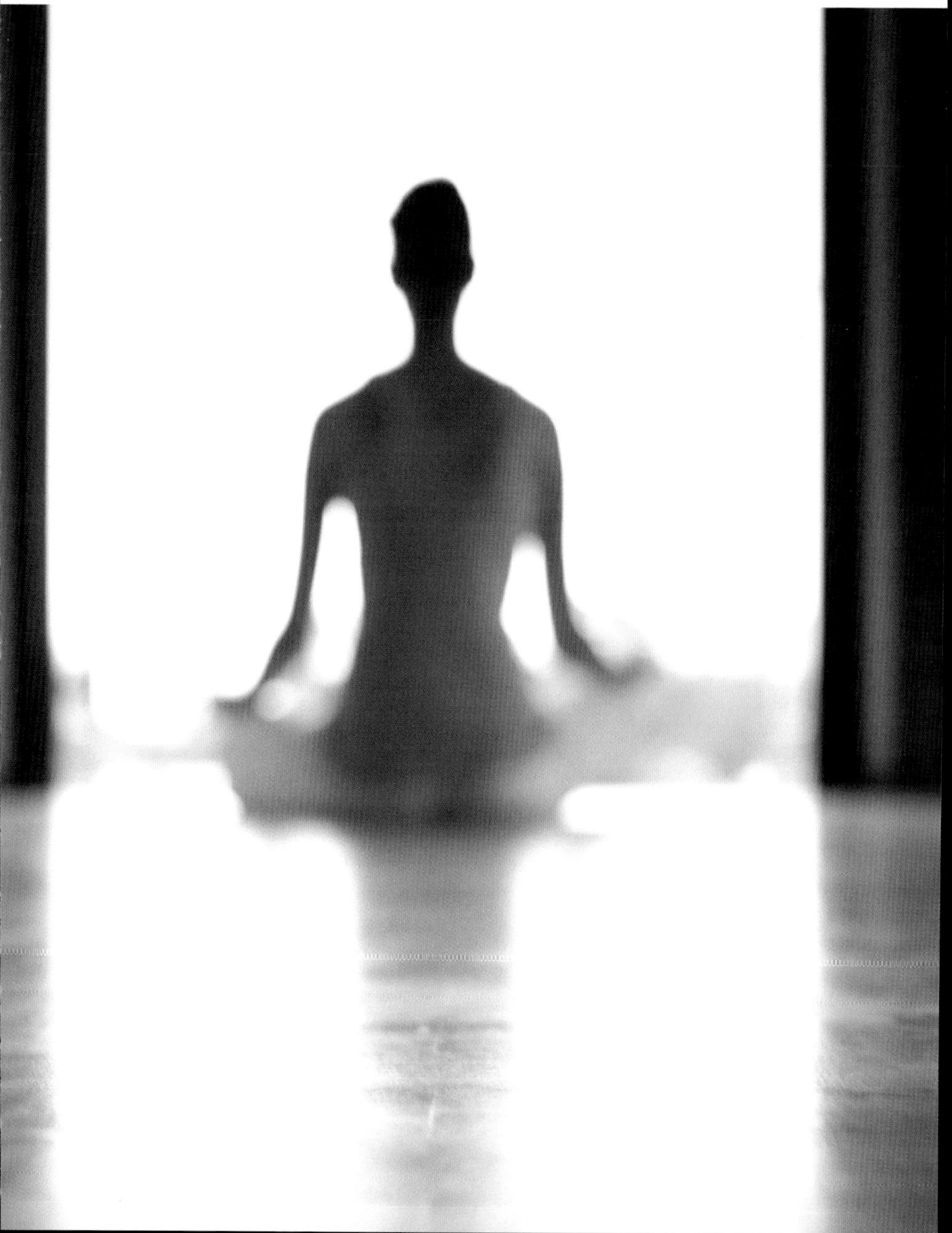

기본자세 5. 얼숨 쉬는 방법

들숨은 코로 들이쉬는데, 그렇게 해야만 최대한 많은 양의 공기를 깊이 들이 쉴 수 있다. 코를 대고 꽃향기를 맡거나 향수의 냄새를 맡을 때와 같은 느낌을 가지고 천천히 가늘고 길게 들이마신다.

이때 숨을 최대한 깊이 마셔 아랫배 부분이 볼록하게 팽창되도록 한다. 처음에는 배꼽 위쪽 부분이 아래쪽보다 더 많이 팽창되어 가슴으로 호흡을 하는데, 이럴 때는 의도적으로 아랫배 쪽에 힘을 유지하면서 팽창하도록 노력한다.

수련의 경험이 없거나 임맥이 막혀 있는 경우 아랫배의 팽창이 특히 어렵게 느껴지는데, 일반적으로 3~4주 정도 지나면서 차츰 자연스럽게 호흡이 이루어지게 된다.

들숨 시에 입안의 형태는 '옴' 소리를 낼 때의 상태로 유지하고 혀끝을 살짝 들어 올려 윗니 안쪽 중간 부분에 약간 돌출되어 있는 곳에 갖다 댄다. 이렇게 하면 혀가 밑으로 처진 상태나 중간에 위치한 상태에서 숨을 들이쉬는 것보다 훨씬 오랜 시간 깊이 들이 쉴 수 있다. 혀의 위치를 바꾸어 가면서 연습해 보면 그 차이점을 알 수 있을 것이다. 주의할 점은 실제로 '옴'을 소리 내는 것이 아니라, 이러한 입 모양을 하고 숨을 들이 쉬어야 한다는 것이다.

날숨은 입으로 뱉게 되는데 이것은 몸 안에 있는 탁기를 밖으로 최대한 많이 배출하기 위해서이다. 들숨을 들이 쉬게 되면 아랫배가 밖으로 팽창된 상태가 된다.

날숨 시에도 팽창된 아랫배를 그대로 유지한 채 숨을 내쉬어야 한다. 주의할 점은 날숨시에 아랫배의 긴장을 풀어버리면 팽창되었던 배가 들어가면서 많은 양의 공기가 밖으로 배출된다는 것이다. 탁기만 배출돼야 하는데 힘들여 들이쉰 공기를 거두지 못하고 대부분 내보내는 꼴이 되어 결국 氣를 모으는데 실패하고 만다.

날숨 시에 아랫배의 힘을 유지하는 방법은 간단하다. 들숨 시에 아랫배의 팽창이 이루어진 상태를 계속해서 유지하면 되는데, 그러기 위해서는 날숨 시에도 팽창된 상태로 아랫배를 밖으로 밀어 내야 한다. 즉 숨을 쉬기 시작할 때부터 뱉을 때까지 아랫배의 힘을 빼면 안 된다. 숨을 가득 마셔 빵빵해진 아랫배를 계속 유지 하며, 숨을 천천히 '허' 하며 뱉어낸다. 이렇게 해야 氣가 비로소 대맥에 미치게 된다.

날숨시 입안의 형태는 '허' 소리를 낼 때의 모양으로 하고 혀 전체를 밑으로 한 상태에서 목구멍 안쪽에 긴장을 주면 된다. 알기 쉽게 설명하면 입김을 불어 유리창을 닦을 때처럼 숨을 내뱉으면 된다. 이래야만 단전 주위의 불필요한 탁기나 허기가 빠져 나오게 된다.

요컨대 날숨시 아랫배 부분이 팽창된 상태로 힘을 유지해야만, 밖으로 氣가 따라 나가지 않고 조금씩 쌓이게 되어 허리에 태극 문양의 쌍도태가 새겨지게 된다.

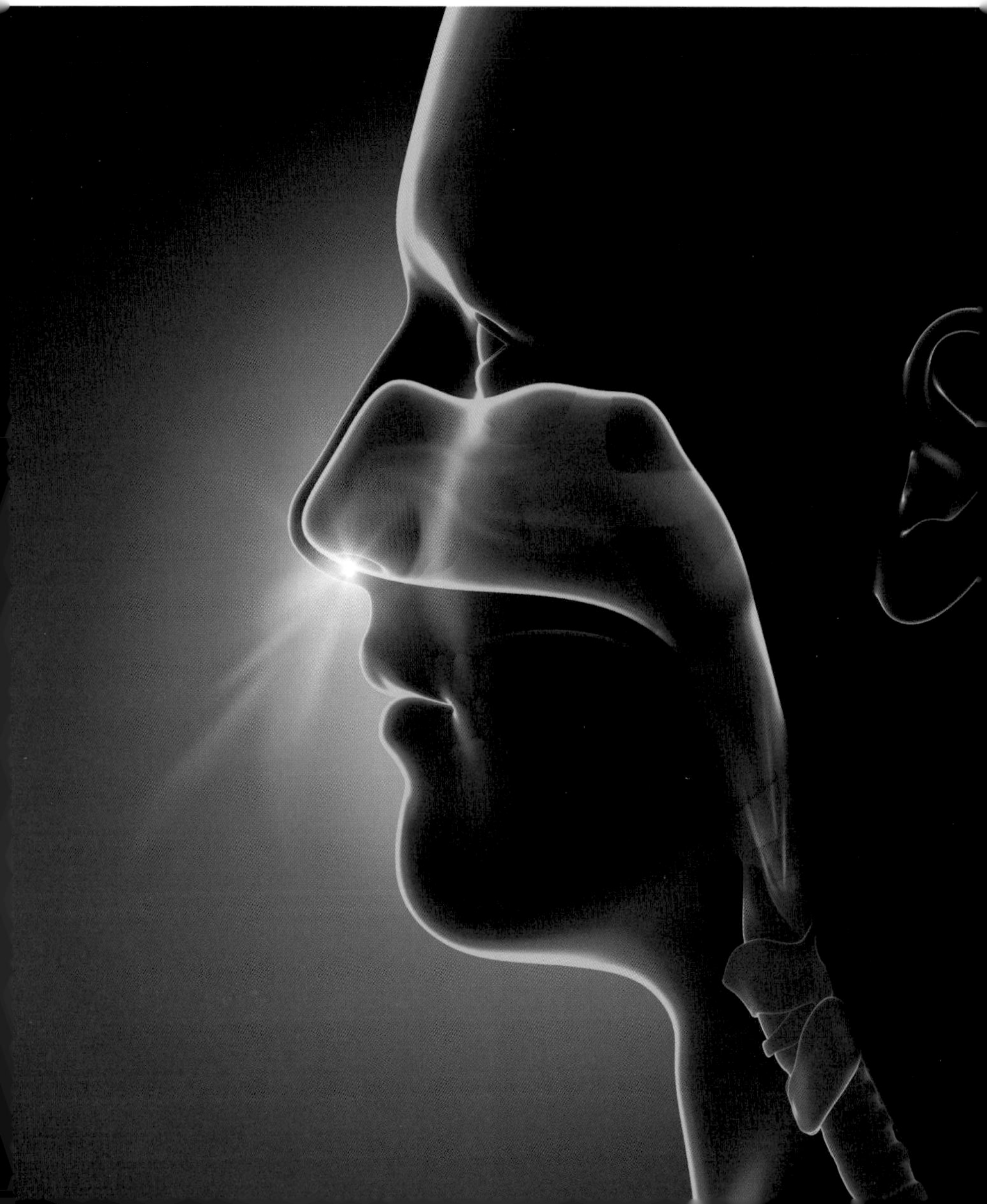

서서하는 행공

축기 수련을 할 때에는 항상 몸 전체에 50% 이상의 힘을 주어서 긴장을 늦추지 않아야 하며, 처음 동작과 다음 동작으로 넘어갈 때에도 일정하게 50% 이상의 힘을 주고 있어야 한다. 힘을 완전히 풀면 단전에 모은 氣가 흩어지기 때문이다.

또한 자세가 완전히 갖추어질 때까지 가끔씩 거울을 보고 수련하도록 하며, 몸 전체를 수직으로 나누어 볼 때 항시 대칭이 되도록 한다.

특히 고개가 삐뚤어지거나 어깨가 한쪽으로 기울어지지 않도록 하며 동작이 진행 중일 때도 어느 한쪽으로 치우치지 않도록 신경을 써야 한다. 저울을 닮아간다고 생각하면 편할 것이다.

물론 인간이 기계가 아니기 때문에 백프로 대칭을 이룰 수는 없다. 그렇더라도 최대한 대칭에 가깝도록 주의를 기울여 수련할 필요가 있다. 이는 축기는 물론이고 운기 시에 그만큼 유리하기 때문이다.

이상의 주의는 앉아서 하는 행공에도 똑같이 적용된다.

1. 정입(正立)

서서하는 모든 행공의 기본자세이다.

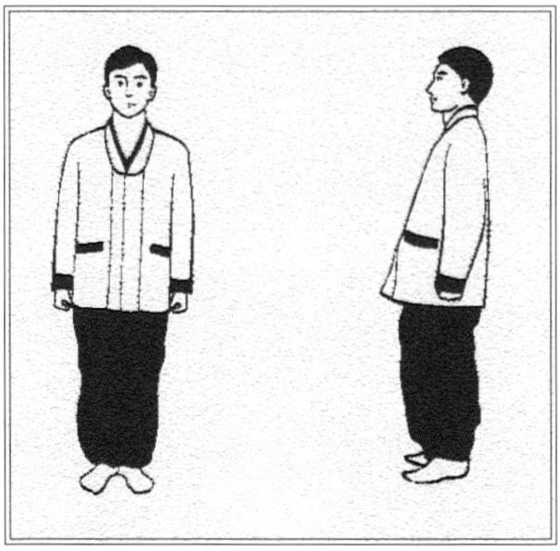

· 어깨를 뒤로 젖히고 가슴을 바로 펴며, 손은 주먹을 쥐고 팔에 힘을 주어 몸에 밀착시킨다.

· 다리에 힘을 주어서 허벅지, 무릎, 발뒤꿈치를 일직선이 되게 붙이고 앞발을 45도에서 60도로 벌린다. 이렇게 하면 氣의 누출이 가장 심한 항문(회음)에 힘이 들어가 조여져 닫히게 된다.

· 턱을 가슴으로 약간 당겨주고 시선은 15도 밑을 주시한다.

2. 입읍(立揖)

수인을 취하며 머리 위로 양팔을 올리면 삼각형 모양의 수인 끝에 진공(眞空)이 발생하면서 氣가 충만하게 된다. 이어 삼각형 모양으로 이루어진 수인의 공간에 구멍이 뚫리면서(戍空) 그것을 타고 氣가 내려오게 되는데, 이것을 수인과 호흡을 통해서 끌어모은다. 氣가 모아진 수인을 내려 가슴을 지나 아래로 향하게 되어, 결국 氣가 단전에 쌓이게 되는 것이다. 즉 기본적인 행공인 입읍을 하게 되면 임맥과 충맥을 따라 氣가 움직이게 된다.

양팔을 앞으로 하는 입읍의 행공은 십이정경과 기경팔맥 중 임맥에 많은 자극이 간다. 십이정경 중에서도 특히 수태음폐경(手太陰肺經)과 수양명대장경(手陽明大腸經) 쪽으로 氣가 많이 들어가게 되는데, 이것으로 인해 임맥이 뚫리면서 폐와 대장에 氣가 많이 미치게 되면서 그 기능이 호전된다. 폐의 기능이 활발해 지면 호흡이 강화되고 이로 인해 氣를 축적하는 양이 늘어난다.

그리고 대장 작용의 호전은 폐의 작용을 돕고 인체의 내외 면에서 분비와 배설을 돕고 氣의 정체를 막는 작용을 한다. 수태음폐경과 수양명대장경의 양 기맥에 강한 氣가 들어가게 되면서 앞가슴 중앙 부분으로 연결되어 있는 임맥이 뚫어지게 된다, 임맥이 개통하는 것에 맞춰 단전 아래로 氣가 깊숙이 내려오는 것이 가능해진다.

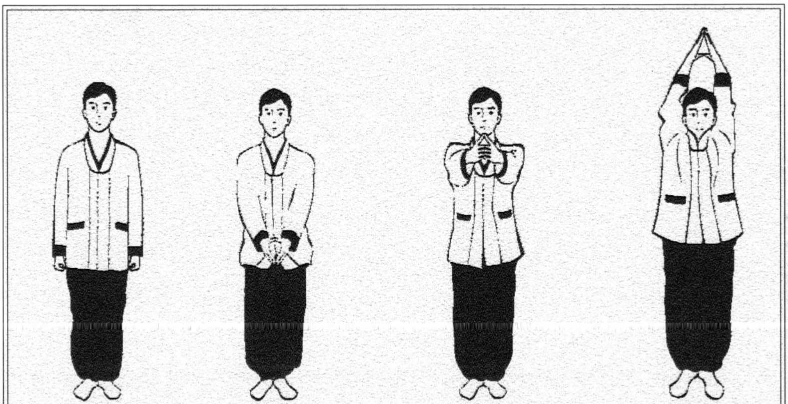

· 정입(차렷 자세)에서 양팔 전체에 힘을 주고 손을 쫙 펴서 손끝만을 맞대어 삼각형 모양을 만든다.–(그림2)

· 정입 자세에서 손이 나갈 때부터 숨을 쉬기 시작한다.

· 팔이 몸의 가슴 높이까지 왔을 때부터 팔이 올라가는 것에 맞추어 서서히 뒤꿈치를 들어 올려, 손이 머리끝에 왔을 때 멈추고 그 상태를 유지한다. 들어 올린 발꿈치는 반드시 붙여줘야 한다.–(그림3)

· 손을 들어 올릴 때는 자연스럽게 양팔이 귀를 스치게끔 위로 쭉 뻗어 올린다.–(그림4)

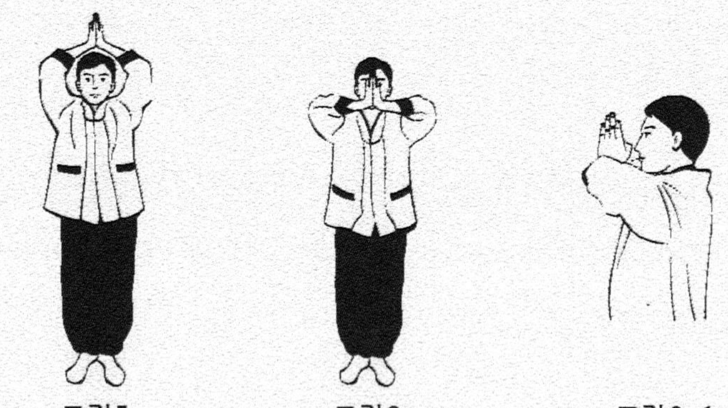

그림5 그림6 그림6-1

· 손을 끌어내리면서 회광반조(수인법)를 만들며 힘을 주어 입 높이에서 수평으로 멈춘다. 입 높이에서 수평으로 멈출 때는 몸이 낼 수 있는 최대한의 힘을 준다.–(그림5, 6)

· 손이 수평에서 멈출 때의 박자를 잘 맞춰 발뒤꿈치를 살짝 쿵 하고 내린다. 발뒤꿈치를 올릴 때는 서서히 하지만, 내릴 때는 한 번에 내려야 한다.–(그림6)

· 이때 지속해서 들이마시던 숨을 손이 멈춤과 동시에 정지시킨다.

· 엄지의 홈과 입을 2~3cm 띄운 상태에서 팔이 수평을 이루도록 일치 시키며, 그대로 1~2초 간 멈춘다.-(그림6, 6-1)

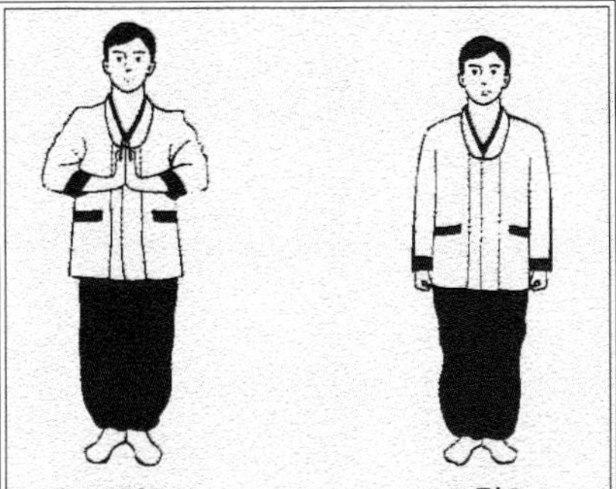
그림7 그림8

· 양팔의 힘을 그대로 유지하면서, 손바닥이 더 이상 붙어 있을 수 없을 때 자연스럽게 양 손가락을 밀어주면서 내려온다.-(그림7)

· 팔을 내릴 때부터 '허' 하며 숨을 내쉰다.

· 정입(차렷 자세)으로 돌아간다.-(그림8)

※ 정입의 행공에서 뒤꿈치를 들고 내리는 동작에 유의해야 한다. 양팔이 올라갈 때 하체는 중력에 의해 땅에 단단히 붙어 있다가, 양팔이 백회를 지나 하늘로 뻗칠 때부터 뒤꿈치가 살짝 올라가게 된다. 이때 뒤꿈치를 일부러 올리는 것이 아니라 양팔과의 힘겨루기에서 져서 끌려가야 한다. 하늘과 땅이 몸뚱이를 잡아당기다가 땅이 하늘의 힘에 밀려 뒤꿈치가 살짝 들리는 느낌이며, 이렇게 돼야 율려가 되면서 축기가 가능해진다. 이것을 건곤상인(乾坤相引)이라 하며, 이것이 제대로 되지 않으면 태극선법은 더이상 진전되지 않는다.

참고사항 1. 수련 시 호흡

· 숨을 들이마실 때는 코로 들이쉬고 내쉴 때는 입으로 내쉰다.

· 숨을 들이마실 때는 '옴' 을 소리 낼 때의 구강 구조와 같이 입을 약간 동그랗게 하여 서서히 일정하게 최대한 가득 들이마신다.

· 너무 빨리 들이마시거나 뱉지 않도록 하며 동작과 호흡을 일치 시키도록 한다.

· 날숨은 입을 통하여 내쉬며 '허' 소리가 날 정도로 힘 있고 길게 내쉬도록 한다.

· 숨을 마실 때나 내쉴 때나 아랫배는 계속 내밀고 있어야 한다.

참고사항 2. 발뒤꿈치 들기

행공을 하는 많은 수련생들이 발뒤꿈치를 바짝 붙여서 들어야 함에도 불구하고 많이 벌어지는 경우가 있다. 행공 중에 발뒤꿈치를 드는 이유가 있다. 첫째 십이정경 중 특히 족소음신경(足少陰腎經)과 족태양방광경(足太陽膀胱經)을 자극하기 위해서다. 족소음신경을 자극함으로써 체액 성분과 내분비 기능의 활성화를 통하여 신체에 氣를 공급해주고 스트레스에 대한 저항력을 갖게 한다. 아울러 인체에 유해한 물질을 제거하는 정화 작용이 활발히 이루어지게 한다.

그리고 족태양방광경(足太陰膀胱經)에 대한 자극을 강하게 하여 인체의 정화(淨化) 작용을 강화하고 이로 인해 체액 청정의 최종

산물인 요(尿)의 생산이 촉진되어 체내의 불순물을 체외로 배출하는 작용이 강화된다. 이런 공효에 더해 최종적으로 氣가 저장될 수 있도록 대맥을 자극하여 뚫어주고 넓혀주는 역할을 한다. 이런 이유로 건곤상인(乾坤相引)의 원리에 따라 발뒤꿈치를 들지 않으면 태극선법의 공효는 사라지고 한낱 건강체조로 전락된다.

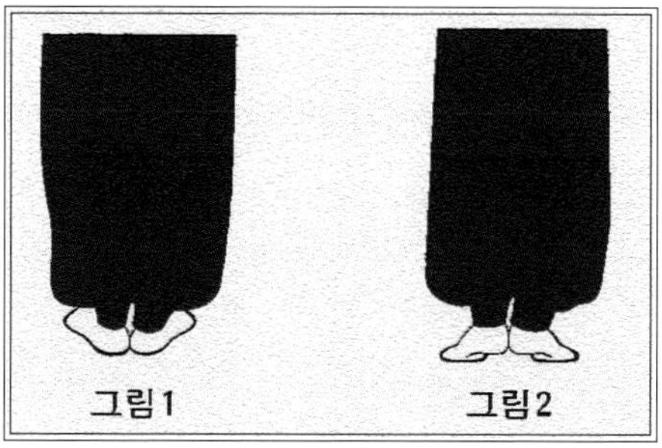

요령은 다음과 같다. 양발의 뒤꿈치 끝을 정확히 대칭이 되도록 붙인 후-(그림1), 위로 들어 올려 줄 때는 양쪽의 뒤꿈치를 서로 밀어 주어야 한다.-(그림2) 이렇게 됨으로써 다리 전체에 힘이 들어가고 동시에 항문이 조여지게 된다.

3. 입읍계(立揖稽)

이 동작은 입읍에서 45도 또는 90도 숙이는 동작이다. 천제 때에는 45도로 할 때와 90도로 할 때가 구분되나 수련할 때에는 모두 90도로 한다.

입읍계는 십이정경 중에서 족태음비경(足太陰脾經)에 자극을

준다. 그리고 대맥과 임맥, 독맥에도 자극을 주게 된다. 전술했듯이 족태양방광경에 대한 자극으로 정화작용이 강화되고 간뇌, 뇌하수체, 자율신경계와 생식 기능이 발달하게 된다. 또한 허리를 숙이는 동작은 족태음비경과 독맥에 자극이 가해지면서 氣의 상승이 촉진되어, 머리 쪽으로 氣가 치고 올라가는 듯한 느낌이 생기기도 한다. 그리고 입읍계의 행공은 허리뿐만 아니라 위, 대장, 폐에도 좋은 영향을 준다.

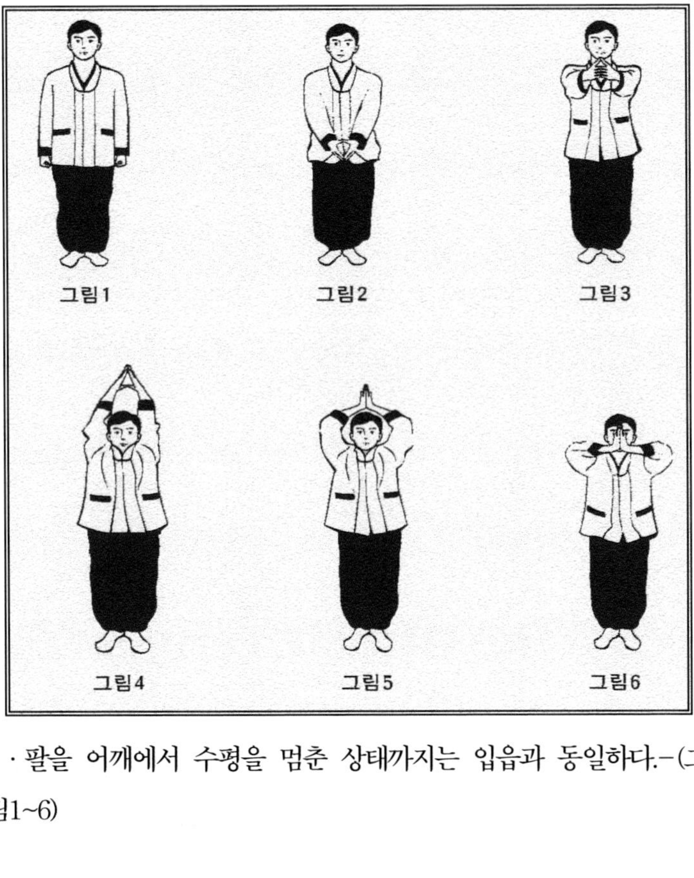

그림1 그림2 그림3

그림4 그림5 그림6

· 팔을 어깨에서 수평을 멈춘 상태까지는 입읍과 동일하다.-(그림1~6)

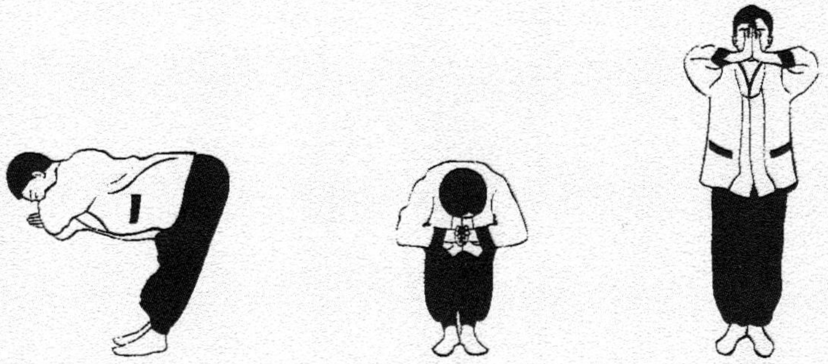

그림7 그림7-1 그림8

· 팔을 어깨에서 수평을 멈춘 상태에서 호흡을 멈추고, 그대로 허리만 앞으로 90도 굽혔다가 천천히 일으킨다.-(그림7, 7-1, 8)

· 팔을 올렸다 어깨에 수평이 될 때까지 숨을 마시고 허리를 굽혔다 일으킬 때까지 숨을 참는다.

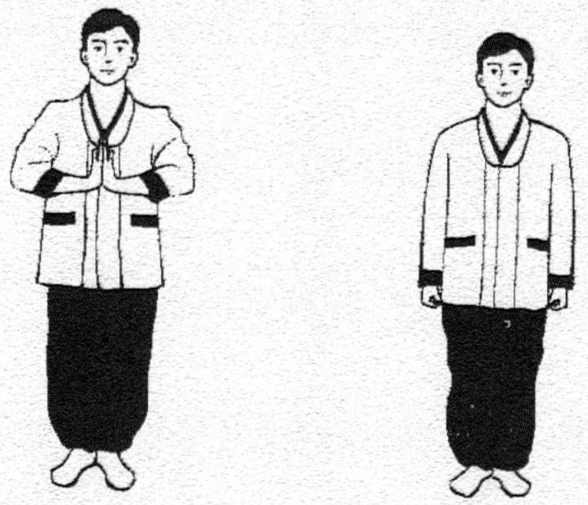

그림9 그림10

· 손을 내리면서 숨을 내쉬다.-(그림9)

· 정입의 자세로 돌아온다.-(그림10)

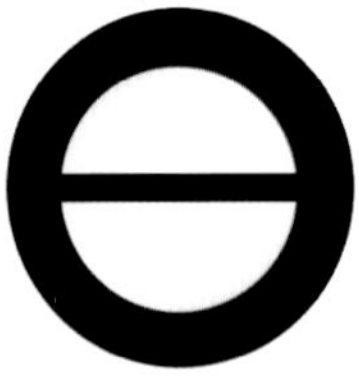

4. 입읍원계(立揖圓稽)

입읍계와는 달리 90도 숙이는 동작밖에 없다. 또한 입읍계에서는 앞으로 팔을 들었으나, 입읍원계에서는 옆으로 손을 들어 허리를 숙인다.

양팔을 옆으로 하는 행공 자세는 십이정경과 기경팔맥 중에서 특히 충맥(衝脈)에 자극이 간다. 충맥을 황제내경에서는 '혈해(血海)'라 했다. 모든 경락과 수수(授受)하며 氣와 살을 따뜻하게 하고, 생식 기능 및 내분비 계통과 밀접한 관계를 가지고 있는 것으로 설명하고 있다.

입읍원계는 이러한 기능을 하는 충맥을 자극해서 몸 안의 생체 리듬을 유지할 수 있게 해 준다. 특히 옆으로 하는 동작을 했을 때는 氣가 미세한 기맥인 낙(洛)으로 흐르게 된다. 이로 인해 氣의 흐름이 좀 더 미세하게 이루어지게 되는데, 충맥이 뚫어지면서 호흡이 깊어지는 이유가 바로 여기에 있다.

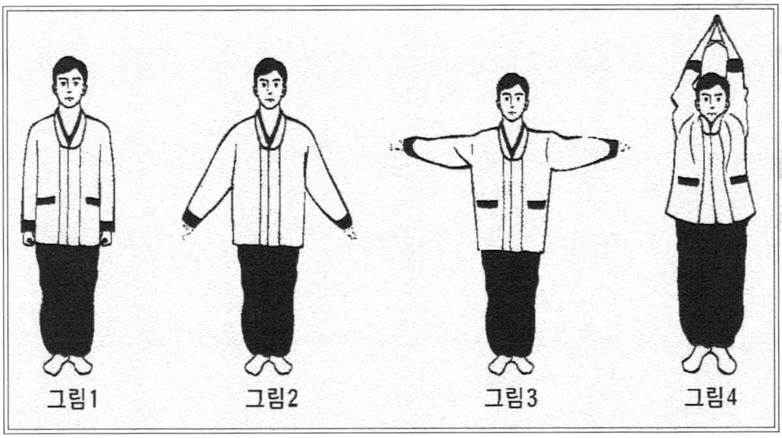

· 정입(그림1)에서 손바닥이 하늘로 향하게 들어 올린다.-(그림2)

· 팔이 가슴에 수평이 되었을 때, 발뒤꿈치는 입읍(계)과 마찬가지로 서서히 들다가-(그림3), 머리 위에 갔을 때 올린 상태로 정지한다.-(그림4) 이후의 동작은 입읍계와 동일하다.-(그림5~10)

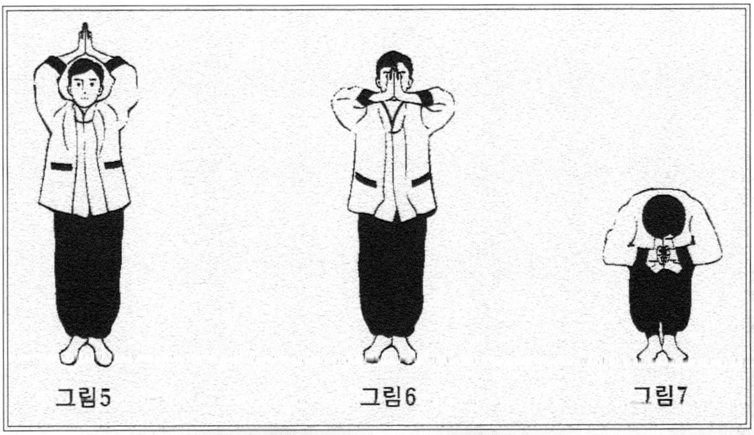

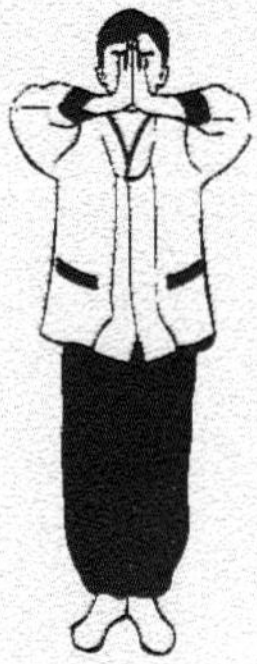

그림8

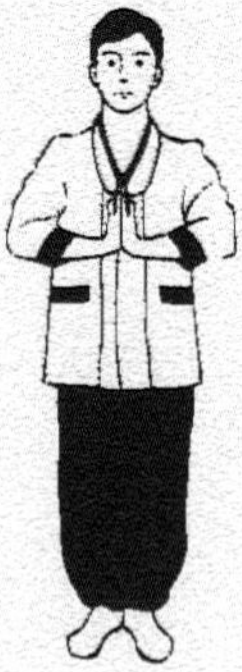

그림9

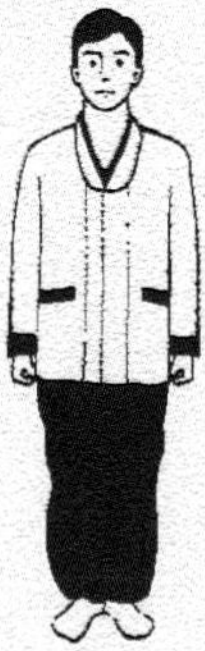

그림10

앉아서 하는 행공

앞서 배운 서서하는 행공을 궤좌법으로 앉아서 하는 행공이다. 그 효과는 입읍과 대동소이하나, 무릎을 꿇고 허리를 곧게 세운 상태로 앉아 행공을 하여 대맥과 충맥에 강한 자극을 준다. 이로 인해 좀 더 깊은 호흡이 이루어지고 대맥의 자극으로 기운의 저장과 소통이 활발해진다.

1. 정좌(正坐)

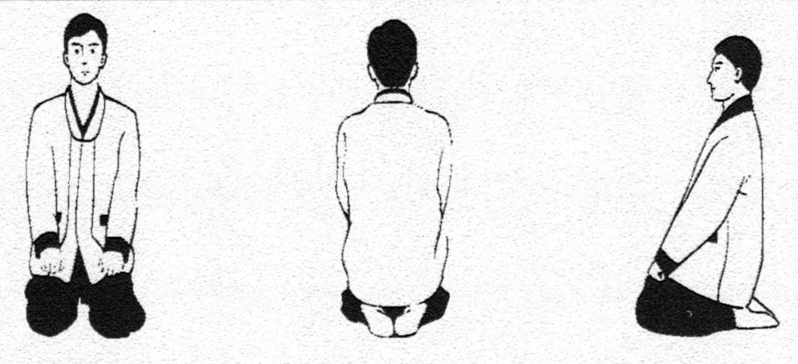

그림1 그림2 그림3

· 무릎을 꿇을 때 주먹 하나가 들어갈 정도로 자연스럽게 벌린다.-(그림1)

· 엄지발가락을 포개지 말고 일직선이 되게 하여 붙인다.-(그림2)

· 허리는 꼿꼿이 세우고 어깨는 뒤로 젖혀 가슴을 편다.

· 턱은 가슴 쪽으로 약간 끌어당기고 시선은 전방 15° 밑을 바라본다.

· 팔은 주먹을 쥐어 쭉 뻗어 허벅지 위에 팔목을 세운 상태로 올려놓는다.-(그림3)

2. 좌읍(坐揖)

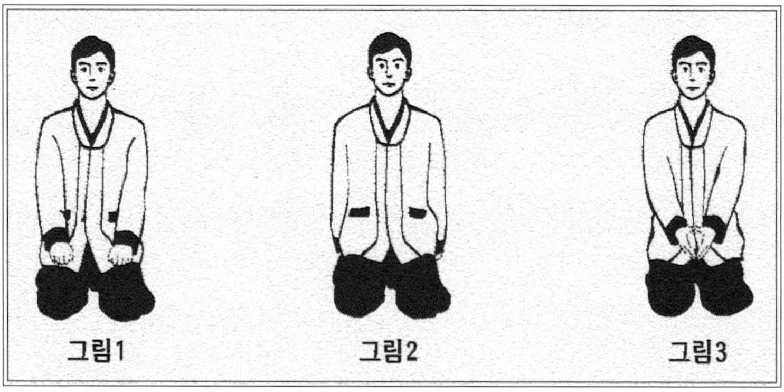

· 정좌에서의 무릎 위 손을-(그림1) 밑으로 자연스럽게 내린다.-(그림2) 손을 내리기 시작하면서 숨을 들이쉬기 시작한다.

· 무릎 앞으로 양손을 삼각형이 되게 가지런히 모은다.-(그림3)

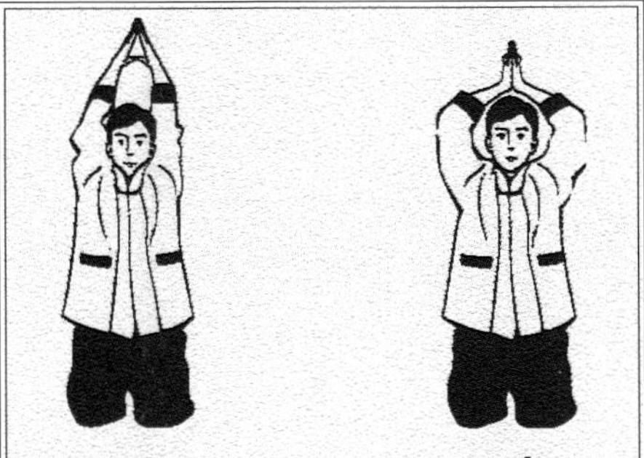

그림4 그림5

· 머리 위로 힘차게 뻗어 올린다.－(그림4)

· 회광반조(천부합장)를 만들면서 아래로 내린다.－(그림5)

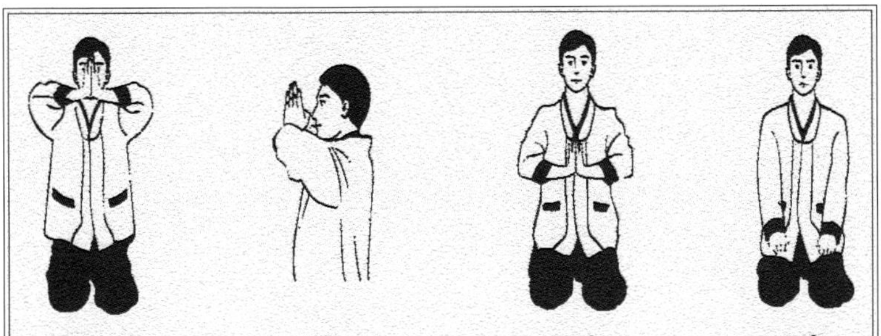

그림6 그림6-1 그림7 그림8

· 정면에서 손을 멈추며 숨 또한 1~2초 멈춘다.－(그림6, 6－1)

· 숨을 내쉬면서 손을 내린다.－(그림7)

· 이때에는 손을 밑으로 내리지 않고 자연스럽게 정좌의 자세로 돌아간다.－(그림8)

3. 원좌읍(圓坐揖)

손을 옆으로 하는 면에서는 입읍원계와 같다. 그러나 고개를 숙이지 않는다는 점에서는 좌읍과 같다. 이 동작은 1계 1-1과 1-2의 선 자세에서 행공하는 원입읍으로도 사용된다.-(p.180 수련도표 참조)

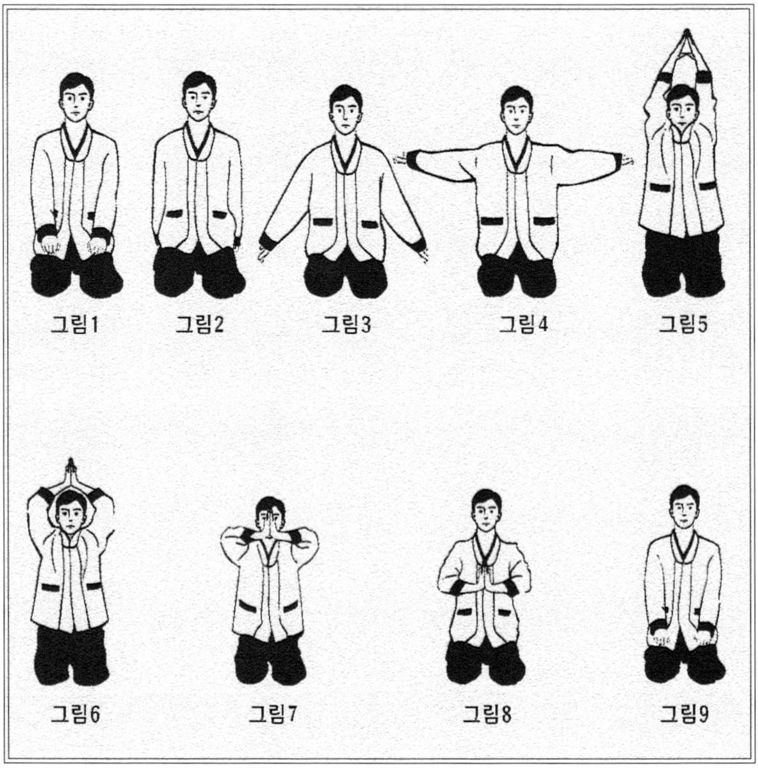

4. 좌읍계(坐揖稽)

좌읍계도 입읍계와 마찬가지로 45도 또는 90도로 숙이는 행공이다. 허리를 숙일 때 인체 구조상 엉덩이가 뜨게 되는데, 가급적 엉덩이를 붙이는 편이 좋다. 천제 때에는 45도로 할 때와 90도로 할 때가 정해져 있지만 수련할 때에는 모두 90도로 한다.

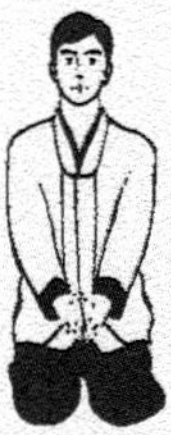
그림1

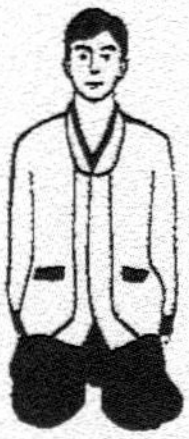
그림2

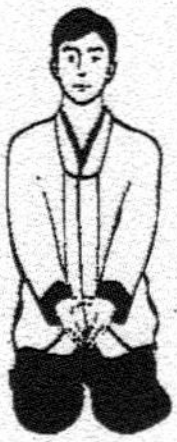
그림3

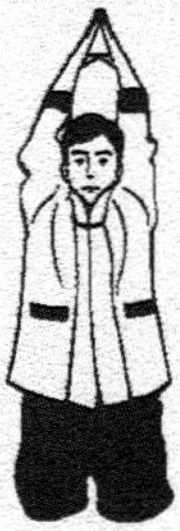
그림4

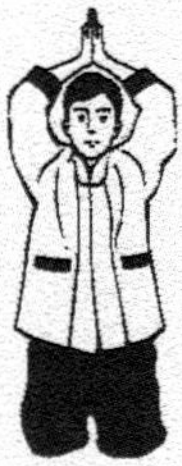
그림5

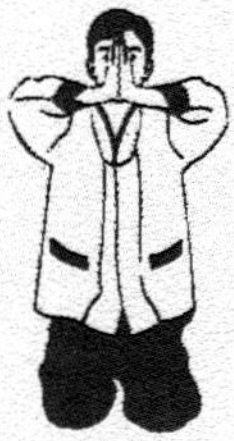
그림6

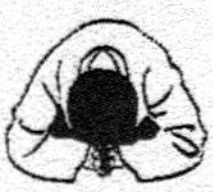
그림7

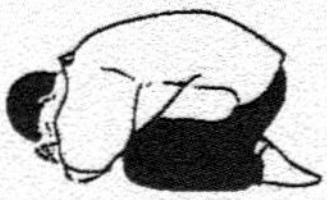
그림7-1

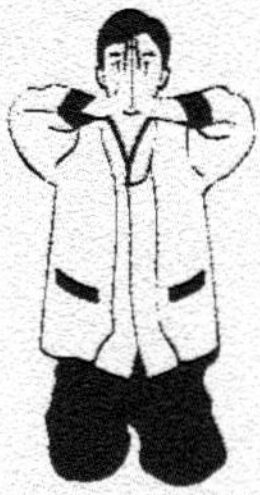

그림8

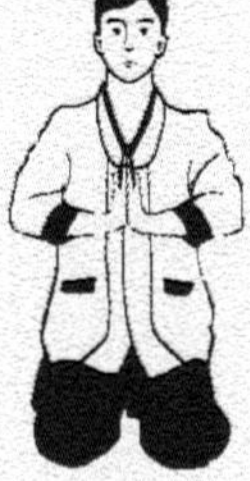

그림9

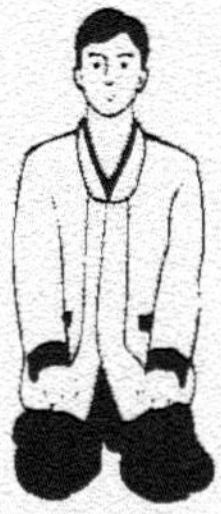

그림10

· 입읍계(서서 구부리는 행공)와 마찬가지로 허리만 앞으로 90도 굽혔다가 천천히 일으킨다. 허리를 굽힐 때는 손이 바닥에 닿을 듯 말 듯 하게 숙인다.-(그림7, 7-1)

· 숙였다가 다시 일어날 때까지 입읍계와 마찬가지로 숨을 참는다.

· 숨을 내쉬면서 정좌로 돌아간다.

5. 좌읍원계(坐揖圓稽)

서서하는 행공인 입읍원계와 동일하다.

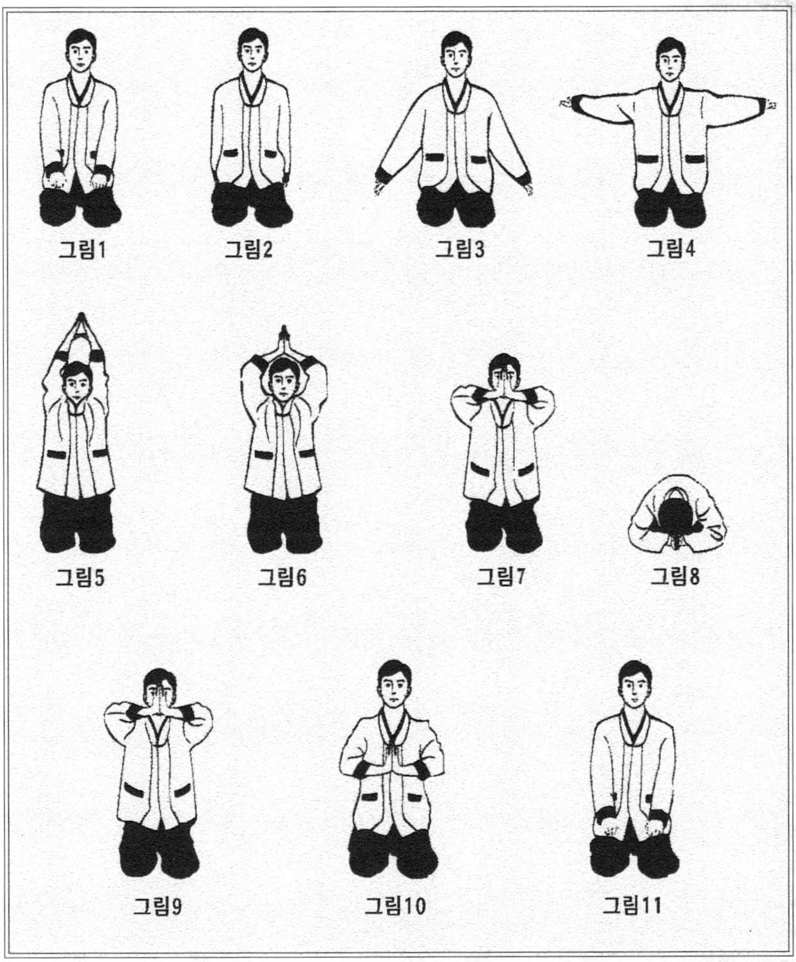

太極仙法 第一階

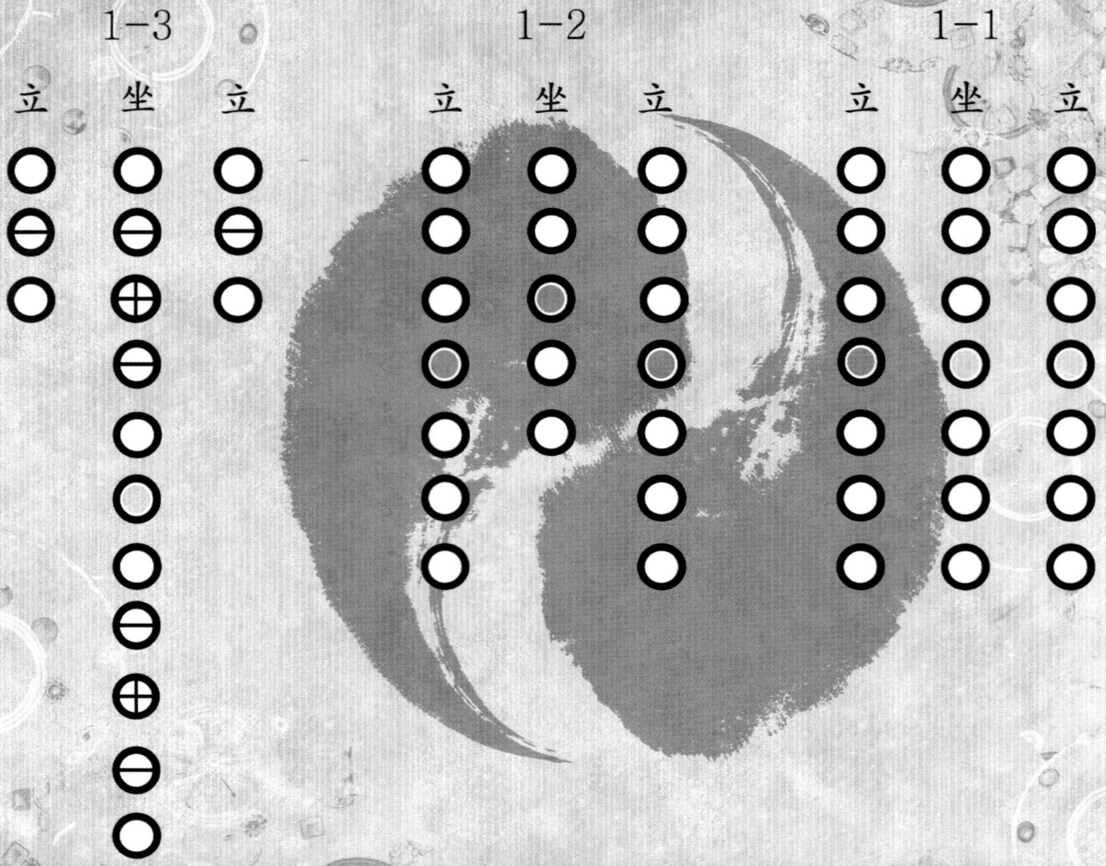

太極仙法 第二階

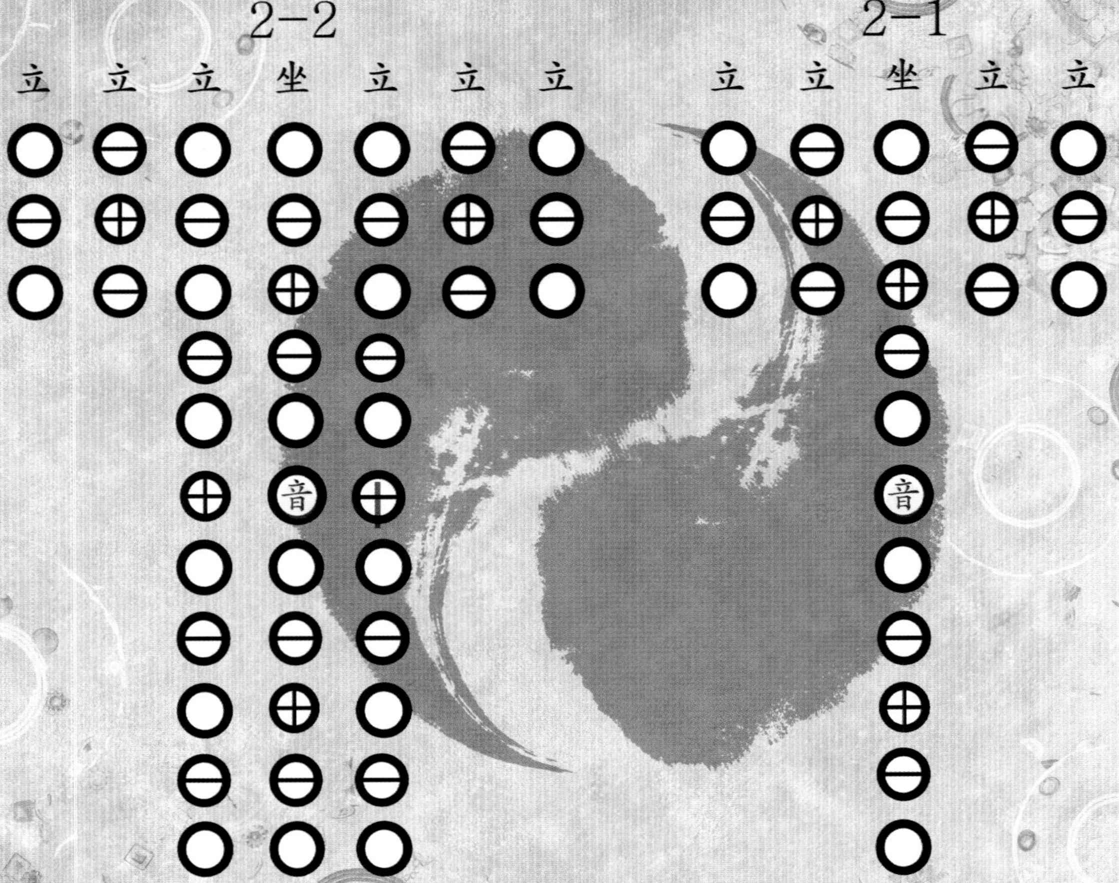

太極仙法 第三階

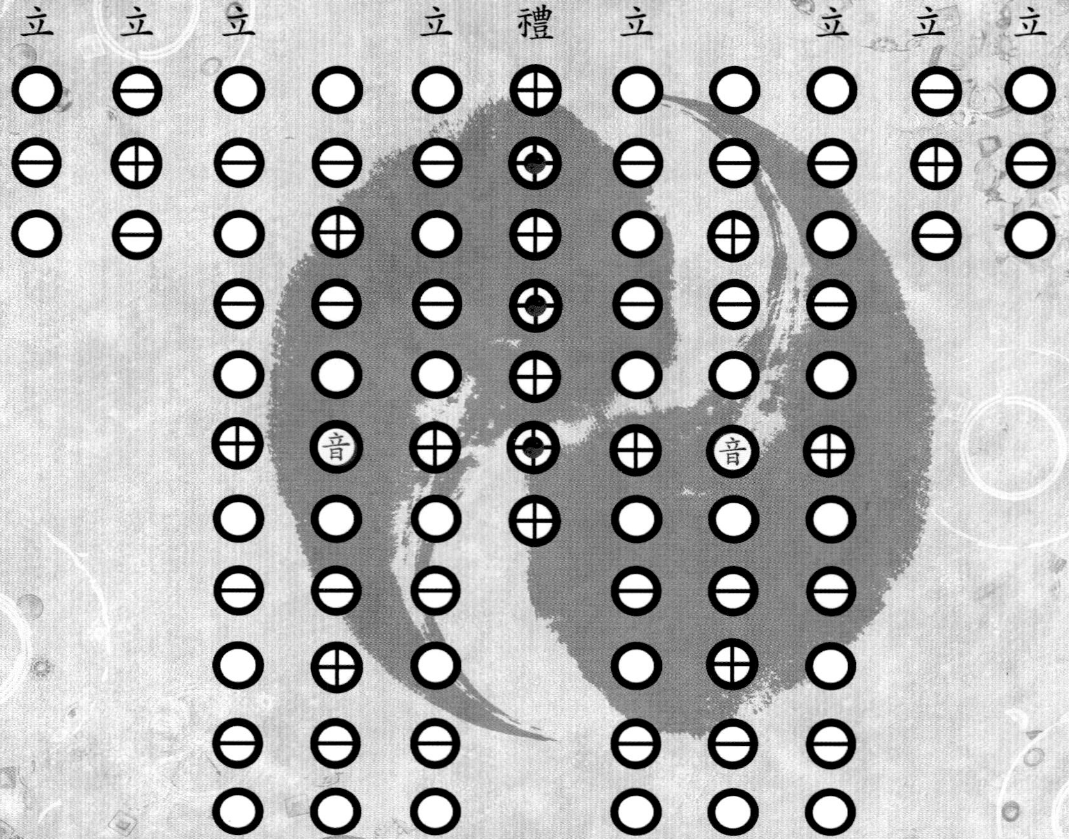

太極仙法 第四階

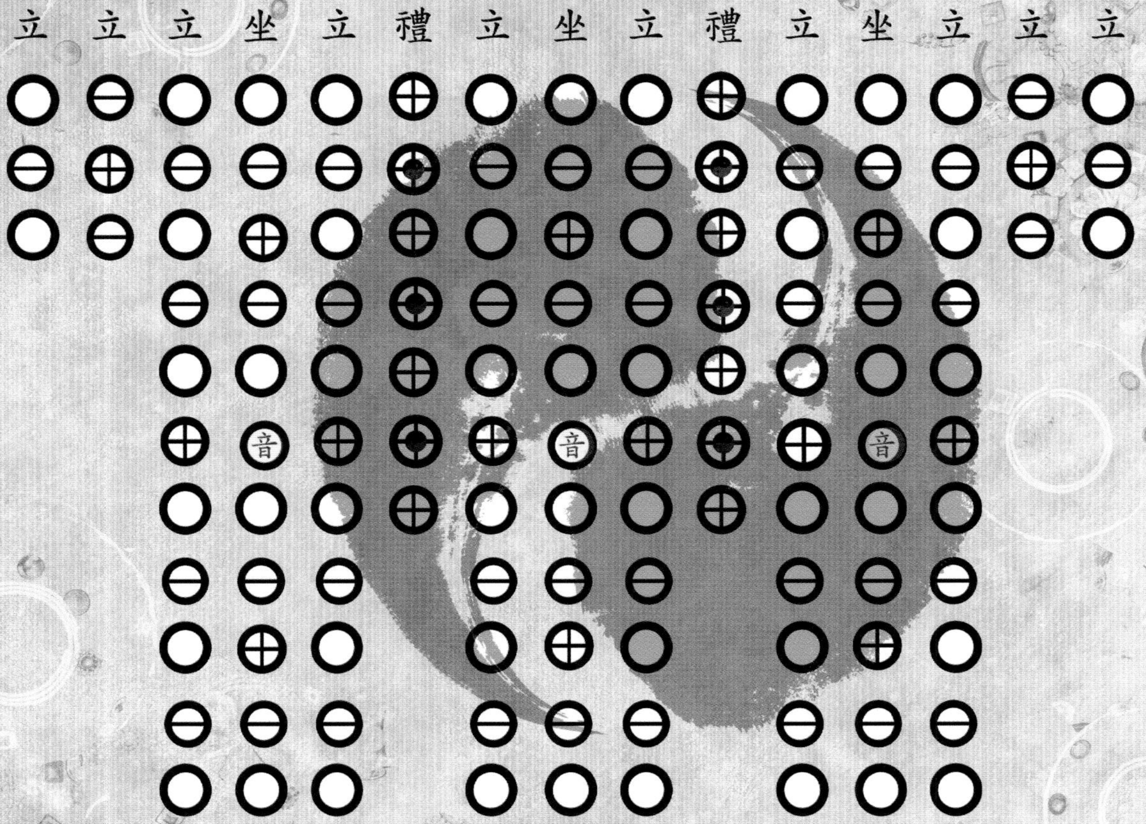

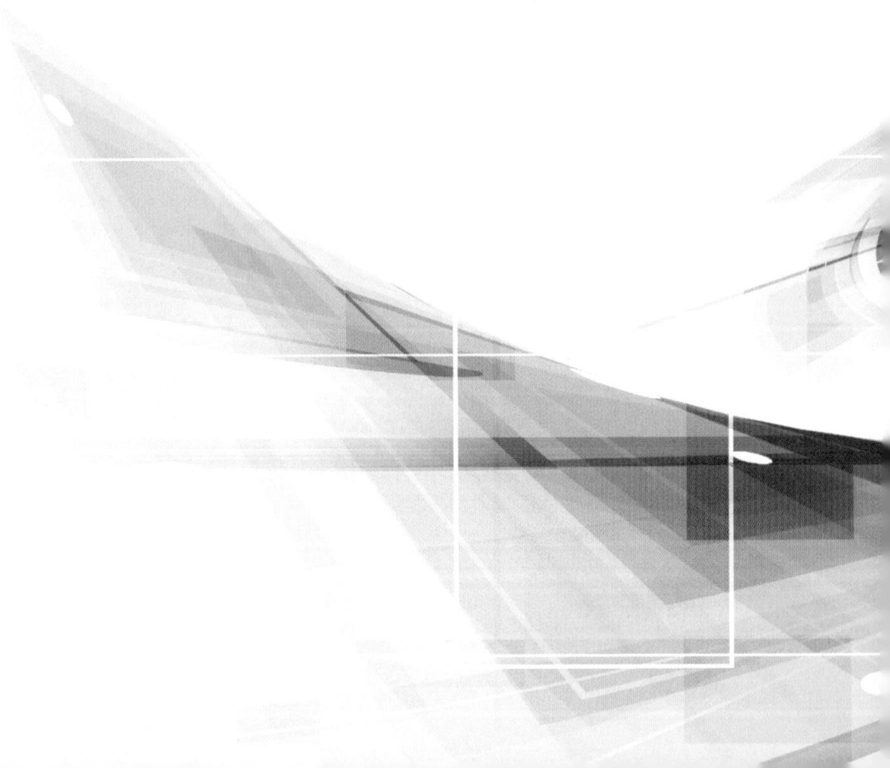

제5장

태극선법 수련 단계별 과정

수련 진전의 객관적 기준

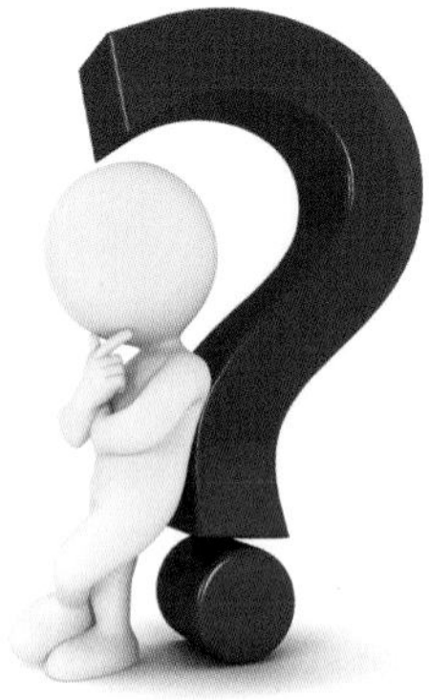

지금까지 기수련 단체에서는 수련의 진척을 알 수 있는 객관적 잣대를 제시하지 못했다. 허기를 가지고 의념으로 수련했기 때문이다. 그래서 누구나 알 수 있는 객관적인 잣대 대신에 그저 최면을 걸 듯 '소주천(대주천)이 되었다', 단전이나 광전(光田)이 만들어졌다'는 등 지도자의 일방적인 선언이 있을 뿐이었다. 수련의 진전을 스스로 판단하지 못하고 지도자에게 의지하는 순간 태극선법은 철저히 왜곡된 것이다.

물론 수련생 스스로 자아도취에 빠져 그저 수련이 되고 있는 것으로 착각할 수도 있다. 그러나 태극선법은 그런 주관적인 잣대를 가지고 수련의 진전을 파악하지 않는다. 지도자나 사범, 혹은 수련생 스스로 최면을 걸 하등의 이유가 없다. 태극선법은 진기의 작용으로 변화가 일어나므로 아래의 네 가지 잣대에 의하여 수련의 효과가 명명백백하게 드러난다.

첫째, 호흡이 변한다

태극선법 수련으로 인해 생긴 진기는 우선 호흡의 변화를 가져온다. 수련 단계가 높아짐에 따라 호흡이 부드럽고 자연스럽게 변하며 숨소리가 거의 사라지게 된다. 처음에 수련을 지도 받으면 정말 숨이 차게 된다. 기존의 단전호흡을 두루 섭렵했다는 사람도 숨이 차서 헐떡거린다. 그러다 어느 순간 숨찬 것이 없어지고 숨소리조차 들리지 않게 된다.

이런 호흡의 변화는 약 7일을 단위로 진행되는데, 이런 과정을 몇 번 겪으면서 수련 초기의 폐호흡에서 진정한 단전호흡으로 바뀌게 된다. 그렇기에 수련생들의 수련 진전의 정도를 점검할 때, 호흡하는 소리만 들어봐도 단전이 제대로 조성되고 있는지 가늠할 수 있다.

둘째, 음(音)이 변한다.

고래로 '득음'이라는 말이 전해오고 있지만 실제의 득음은 쌍단전에서 울려나오는 단음(丹音)을 말한다. 선천적으로 타고난 음성은 쉽게 변화되지 않지만 진기를 울려 단련하다 보면 짧은 시간 안에 단음이 형성된다. 단음으로 막혔던 기혈을 열고 나아가 태극으로 파동치는 선음의 운율을 타면 지고한 선계에 몰입하게 된다. 그래서 득음 자체가 수행이다.

쌍도태가 발전할수록 그 음 또한 변하는 바, 단전에서 나오는 음을 들어보면 진기의 축적 여부가 거짓 없이 나온다. 수련자는 수련을 시작한지 3주부터 기본적인 음을 배우게 되니, 이

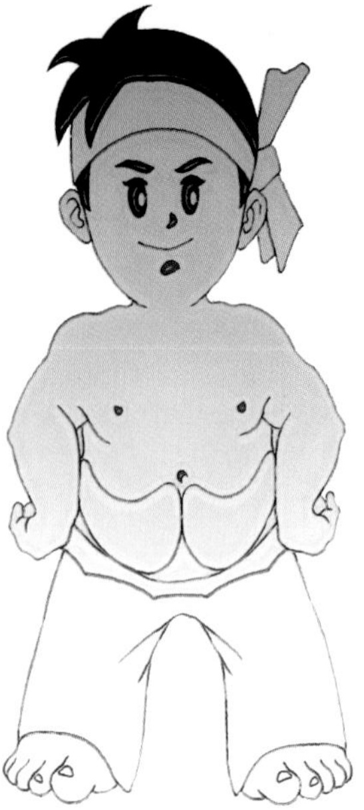

때부터 7일 간격으로 음의 변화를 살펴 수련 진전을 가늠할 수 있다.

셋째, 임신과도 같은 현상이 나타난다.

도태란 여인이 임신한 것과 흡사하다. 쌍도태가 조성되면 임신과 비슷한 신체 변화를 가져온다. 아랫배에 쌍도태가 만들어지면 마치 생명이 거하고 있는 것 같은 느낌이 들며 허리를 조금만 구부려도 불편하거나 앞으로 누워 책을 읽지 못하는 경우도 있다. 주로 수련의 후반기에 나타나는 현상이다. 물론 어느 정도 시간이 지나면 익숙해지기에 평상시의 생활에는 불편함이 없다.

넷째, 아랫배에 새겨진 도태가 변해가는 모양을 본다.

도태는 수련 진전에 비례해 그 모양을 갖추어 나간다. 105일이 경과하면 갑자기 쌍도태의 모양이 생기는 것이 아니다. 마치 풍선이 헬륨가스에 의하여 점차 부풀어 올라 제 모습을 갖추듯, 도태도 축기가 진행되면서 그 형상이 계속 변해간다.

먼저 아랫배가 올챙이 배 마냥 튀어나오다가 어느 순간 올챙이가 두 마리의 고래처럼 양 쪽으로 갈라지기 시작한다. 그 다음에 대맥이 튀어나오기 시작하고 대맥 팽창이 끝나면 태극 형상으로 아랫배가 부풀어 오른다. 이와 같이 태극선법은 수련 과정 중에 도태가 자라는 모습을 관찰하면 수련 진전에 대한 확신을 가질 수 있다.

수련시간 및 주의 사항

· 일반인은 하루에 40분에서 1시간을 기본으로 한다. 지도자 과정에 있는 경우에는 하루 3시간을 기본으로 한다.

· 한 번에 몰아서 하는 것보다 음양의 원리에 맞추어 두 번으로 쪼개서 하는 것이 좋다. 즉 아침과 저녁으로 나누어 하는 것이 좋다.

· 정해 놓은 수련 시간을 엄수하여 규칙적으로 수련하는 것이 좋다.

· 음식은 개고기만을 제외하고는 가리지 않는다. 무슨 음식이든 잘 먹는 것을 원칙으로 한다.

· 술과 담배는 가급적 줄이거나 끊는 것이 좋다. 지나친 술과 담배는 수련에 지장을 주는 것이 사실이다. 그러나 담배의 경우 하루 6개비 내외는 수련에 무해하다. 술 또한 주량에 맞게 가끔씩 마시는 것은 허용된다.

· 부부간의 잠자리는 아주 지나친 경우를 제외하고는 수련에 지장을 주지 않는다.

· 수련일지를 쓰는 습관을 갖는다. 하루하루 수련의 변화 및 보완점을 적어 놓는다. 그리고 1주일마다 호흡의 변화를 총괄적으로 체크한다. 만일 1주, 2주가 지나도 호흡에 변화를 느끼지 못

하면 수련을 중단하고 지도사범에게 상담을 한다.

· 호흡에 진전이 있게 되면 1주일 단위로 단음을 체크하고 아울러 도태의 형성 과정을 유념해서 살펴본다.

Deep breath

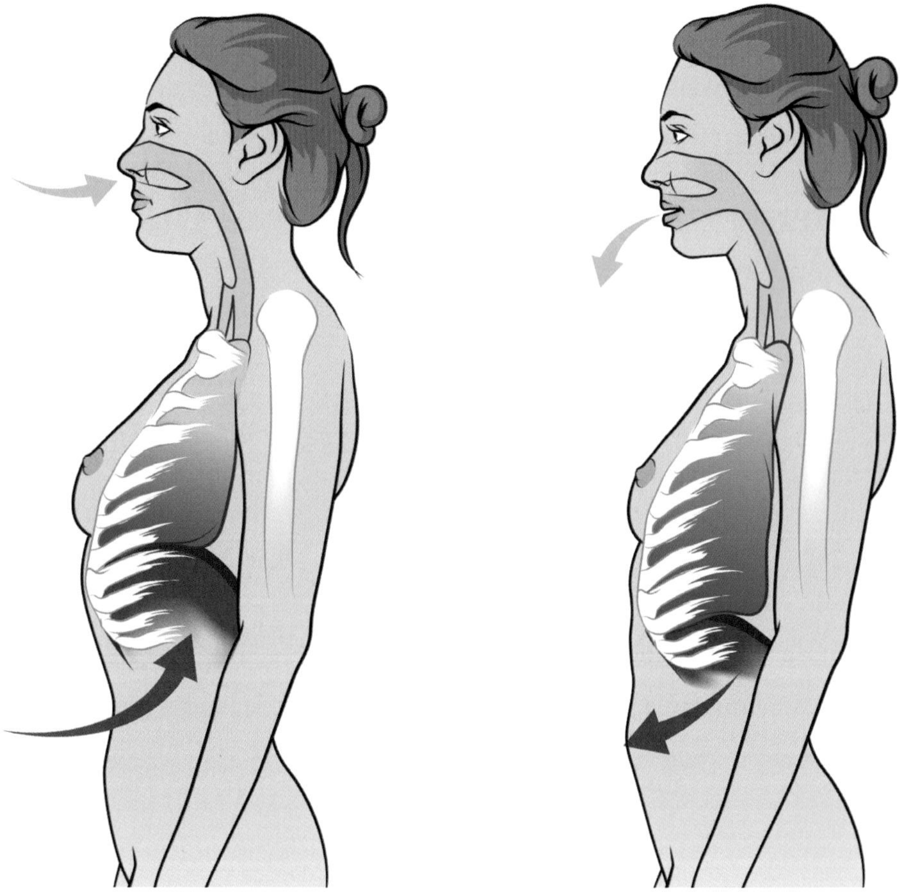

축기(蓄氣)의 과정(1~4계)

건물을 지을 때 무엇보다 중요한 것이 기초이다. 기초를 튼튼히 하지 않고는 그것이 큰 건물이든 작은 건물이든 얼마 지나지 않아 균열이 일어나고 붕괴의 위험에 직면하게 된다. 기수련에 있어서도 이러한 원리는 그대로 적용된다. 기수련으로 최대의 공효를 얻기 위해서는 기초를 튼튼하게 다져야 하는데 그 기초에 해당되는 것이 바로 축기다.

기존 수련에서는 축기를 위해 주로 스트레칭과 의념호흡을 결합해 사용한다. 앞서 스트레칭과 의념호흡만 가지고는 축기와 운기가 불가능하다고 설명했다. 태극선법 수련에서는 의념을 배제한 채 호흡과 행공, 선음의 요소가 결합된 방법을 사용한다. 축기 단계는 1~4계로 구성되어 있고, 각 계별로 소요되는 시간은 1~2계 5주, 3계와 4계는 각각 4주로 총 13주가 소요된다.

다만 축기에 소요되는 기간은 수련생의 수련 진전 속도에 따라 줄어들 수도 있고 늘어날 수도 있다.

1~2계 단계는 축기의 가장 기초적인 단계로서 기본자세와 호흡법을 배운다. 그리고 선음 수련의 기본적인 요령을 배운다.

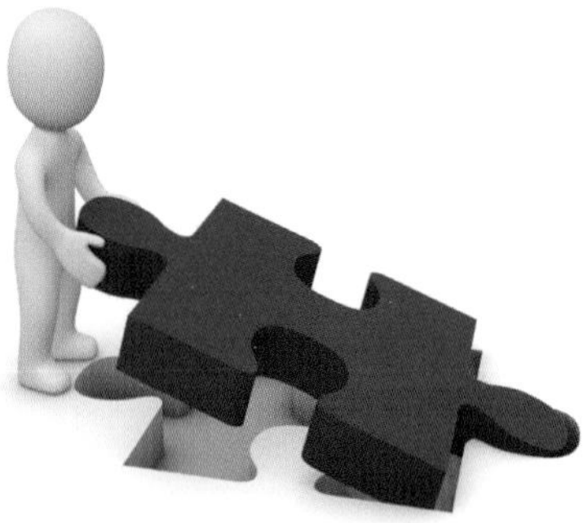

1~2계에서는 강한 축기를 하기 위해 필수적으로 숙달해야 할 과제들을 반드시 익혀야 한다.

3~4계에서는 1~2계에서 익힌 기본적인 요소들을 더욱 심화시켜 나가고 지기(地氣)를 흡입하는 정례읍을 통해 더욱 강한 축기가 이루어지도록 한다.

4계를 마칠 때쯤 되면 도태와 단음의 형성이 뚜렷해지고 운기가 가능할 정도로 충분한 氣의 축적이 이루어진다. 이렇듯 태극선법의 축기 과정은 그 기간이 상당히 짧으나 각 단계별 수련이 진행되면서 발생하는 변화의 폭은 꽤 크다.

앞으로 나올 내용들은 각 단계별 의미와 수련 중 많이 접하는 반응들을 중점으로 다루었다.

1. 1계 수련

1계 수련은 태극선법 수련의 기초이다. 1계 수련은 앞으로 있을 수련 과정을 이수하기 위해 기본기를 충실히 다지는 과정이다. 그런데 기본기를 배우는 과정에서는 힘이 많이 들고 재미도 떨어진다. 왜냐하면 오랜 시간 동안 사용하지 않던 근육을 움직이고 생소한 것들을 습득하는 과정에 적잖은 수고가 뒤따르기 때문이다.

하지만 이런 과정을 이겨내지 못하고는 더 높은 단계로 나아갈 수 없다. 수련 입문 후 무척 힘들게 느껴지는 기간은 1~2주 정도이다. 이 고비만 잘 넘기면 차츰 자신감이 생기고 수련에 재미를 느낄 수 있다.

이론이 실현되면서 수련에 흥미를 갖게 되는데, 이때부터 수련의 주체가 되어 氣의 세계에 대해 하나둘씩 터득해 나가게 된다.

1계 과정에는 중요한 원리에 해당하는 요소들이 상당 부분 포함되어 있다. 그러므로 1계 과정을 충실히 하면 기초가 튼튼해져서 이후 과정의 습득이 빨라지게 된다.

태극선법의 호흡법을 일명 얼숨법이라고 하는데 호흡의 요령은 들숨은 코로 들이쉬고 날숨은 입으로 내쉰다. 코로 호흡을 하면서 특히 아랫배 모양의 변화에 주의를 기울여 힘을 주고 푸는 요령을 터득해야 한다.

자세는 크게 선 자세와 무릎 자세로 구분한다. 서서하는 동작에는 평입읍과 평경읍이 있고 무릎 자세에는 평좌읍과 정좌읍이 있다. 동작을 나타내는 끝말에 모두 읍(揖)자가 붙어 있는데 이는 절을 한다는 뜻이다. 공손한 자세로 두 손을 모아 절하는 수련을 하다 보면 어느새 하심(下心)이 되어 천지 자연과 공명하게 된다. 이때 교류의 매개체가 氣이다. 천지 자연과 공명한 혜택이 축기이고 운기인 셈이다.

1계 과정을 완전히 습득하는 데 하루 40분씩 수련하였을 때를 기준으로 보통 2주 정도 소요된다. 그러나 기간이 2주로 완전히 고정된 것은 아니며 수련이 어떻게 진행되느냐에 따라서 단축될 수도 있고 반대로 더 늘어날 수도 있다.

1주일에 한 차례씩 호흡과 자세를 점검하여 일정 수준에 도달했다고 판단되면 다음 단계로 넘어간다. 그러나 수련을 게을리 하여 일정 수준에 미달한 경우는 정해진 수준에 도달할 때까지 1계 수련을 반복해서 연마한다.

2. 2계 수련

1계 과정에서 배운 행공과 호흡법을 기초로 앞으로 이어질 수련에 필요한 기본적인 요소들에 대한 습득이 이루어지는 단계이다. 그리고 새로운 축기 강화 방식인 선음 수련의 기초를 배우게 된다.

선음을 하면 크게 세 가지 효과가 생긴다. 첫째, 단전에 축기된 氣를 더욱 강하게 응축(凝縮)시킬 수 있다. 대장장이들이 쇠를 녹여 칼을 만들 때 좀 더 강하고 쓰임새 있는 것을 만들기 위해 계속해서 망치로 담금질을 한다. 선음도 이런 담금질의 역할을 한다. 음을 이용해 단전에 축기된 氣에 자극을 줌으로써 더욱 농축된 단전의 조성이 이루어지도록 한다.

둘째, 선음을 음률에 맞추어 소리를 내면 몸 전체가 울리는 공명(共鳴) 현상이 발생한다. 이로 인해 몸 안에 있는 하나하나의 기맥이 영향을 받아 원활한 氣의 소통이 이루어지게 된다.

셋째, 선음을 제대로 소리내기 위해서는 음률에 맞춰 아랫배에 힘을 주거나 빼면서 배를 들쭉날쭉 반복시켜야 한다. 특히 강하게 소리 내는 부분에서는 아랫배를 바깥쪽으로 힘 있게 밀어줘야 하는데, 이때 단전에 자극이 가면서 단전 내의 氣가 운기하게 된다. 그래서 음률에 맞춰 선음을 멋들어지게 하면 기운이 소통

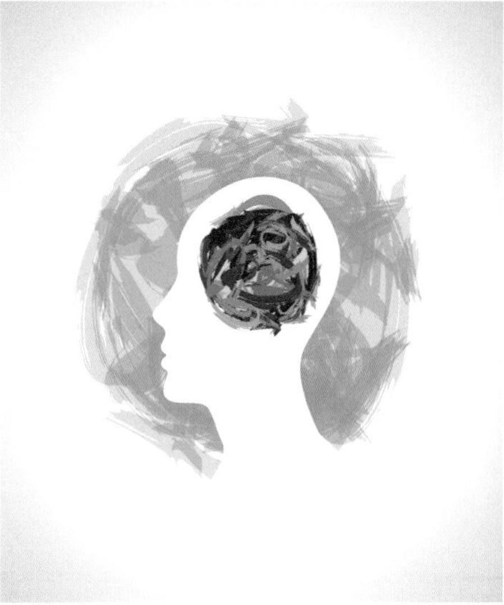

되면서 청명한 氣가 머리를 감싸 정신이 맑아지는 것을 경험할 수 있다.

선음을 할 때는 자신의 음률을 찾는 것이 중요하다. 처음에는 그것이 다소 어렵겠지만 차츰 익숙해지다 보면 자신만의 음률을 갖게 된다.

2계에서는 선음의 기본적인 요령을 터득하는 게 급선무다. 음률이 시조풍의 가락이라 젊은 사람들에게는 다소 생소하게 느껴질 수 있다. 하지만 자꾸 반복하다 보면 어느새 익숙하게 된다.

선음을 할 때에는 힘을 아끼지 말고 최대한 큰 소리로 내는 것이 좋다. 그래야 몸 전체를 강하게 울려 주고 氣의 순환도 그만큼 원활하게 된다.

특히 마지막 음절은 비음으로 처리하는 것이 좋다. 비음을 내려면 윗니와 아랫니를 마주 댄 상태에서 입을 약간 벌려 코에 울림이 가도록 한다. 이렇게 하면 머리 부분에 강한 울림이 생기게 된다.

아파트에서 선음 수련을 할 때는 방음 문제로 마음껏 소리를 낼 수 없다. 큰 소리가 좋지만 상황이 여의치 않다면 작은 소리로 연습해도 된다. 가끔 넓은 공터나 야산에 올라가 소리를 높이거나, 노래방이나 차 안에서 노래를 부르는 것도 선음 수련에 도움이 된다. 이때 주의할 점은 목청이 아닌 하복부의 단전을 울려 소리를 내야 한다.

2계 과정을 완전히 습득하는 데 보통 3주 정도 소요된다. 물론 근기가 뛰어나거나 반대인 경우에는 다소 시간의 차이는 생길 수 있지만, 보통의 경우 2-1은 1주, 2-2는 2주면 끝마치게 된다.

3. 1~2계 수련 중 많이 발생하는 반응들

기수련을 하다 보면 여러 가지 몸의 변화가 생기게 되는데, 이는 새로운 환경에 적응하려는 신체의 자율 반응에 기인한다. 이런 반응들을 이해하는 것이 수련 진전의 척도를 판단하는 기준이 되기도 한다.

하지만 기록된 반응의 양태가 모든 사람에게 일률적으로 나타나는 것은 아니다. 각 단계별로 기록된 반응들은 수련 중 공통적으로 겪게 되는 일반적인 현상들만 모아 놓은 것이다. 따라서 그러한 반응이 없다고 해서 수련이 잘 되지 않는다고 스스로 판단할 필요는 없다. 수련의 핵심은 조식(調息)과 단음(丹音), 그리고 도태(道胎)이다. 이 셋을 기준으로 수련의 진전을 판단하면 된다.

(1) 기(氣)몸살

기몸살은 말 그대로 몸살에 걸린 것처럼 나른하고 기운이 빠지는데 재채기나 콧물, 코 막힘 같은 현상이 나타나진 않는다.

기몸살의 주된 원인은 막혀 있던 기맥이 뚫어지는 과정에서 오는 기력의 일시적 집중 현상 때문이다. 氣는 동성(動性)이 강해 막힌 부분을 뚫고 나가려는 성질을 띠고 있다. 이런 성질로 인해 氣의 양이 평소보다 증가되면 그동안 막혀 있던 기맥을 뚫고 나가려고 반응하게 된다. 막힌 부분을 뚫기 위해 기력이 한 곳으로

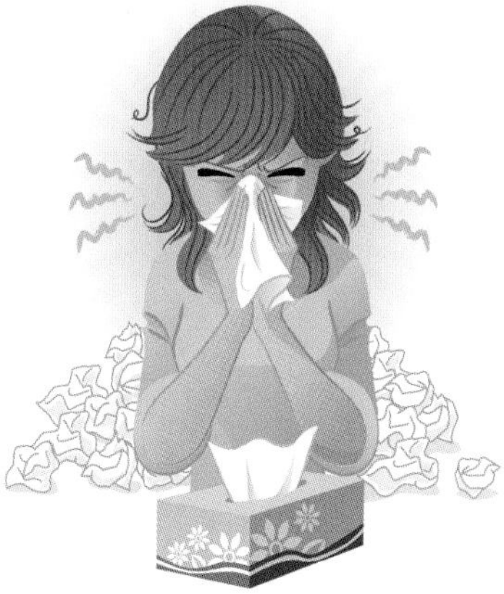

집중되면 일시적으로 체내의 기운이 빠지게 되고, 이때 몸살과 유사한 증상이 생긴다.

기몸살은 평소 건강 상태가 좋지 않았던 수련생에게 더욱 심하게 나타난다. 왜냐하면 막혀 있던 기맥을 뚫기 위한 기운의 소모가 정상적인 경우보다 훨씬 더 크기 때문이다. 기몸살은 체내의 기장(氣場)이 바뀌면서 오는 일종의 명현(瞑眩)[37]현상으로, 수련 초기 거의 대부분의 수련생에게 발생되는 일반적인 현상이다.

기몸살은 대개 2~3일에서 길게는 1주일 정도 지나면서 해소된다. 감기를 앓고 난 후 한동안 재발하지 않는 것처럼 기몸살 역시 한 차례 경험하면 잘 걸리지 않는다. 다만 축기의 끝무렵이나 운기 시에 과도하게 기운을 쓰면 재발하기도 하는데, 이때는 단전(쌍도태)이 형성되었기에 금세 정상을 회복한다.

(2) 허리통증

허리 부위 중에서도 특히 명문혈(命門穴)을 중심으로 그 주변에 약간의 통증이 있을 수 있다. 통증의 부위는 허리띠를 매는 부분(대맥) 바로 위에서 손바닥 하나 정도 들어갈 정도의 위치에서 주로 발생한다. 그리고 허리 부분의 척추 중앙을 중심으로 왼쪽과 오른쪽으로 번갈아 가며 통증이 발생했다가 사라지는 현상이 반복된다.

37) 명현(瞑眩): 치유되어가는 과정에서 예기치 않게 일시적인 격화 또는 전적으로 다른 증세가 유발되었다가 결과적으로 완쾌되는 것을 말한다.

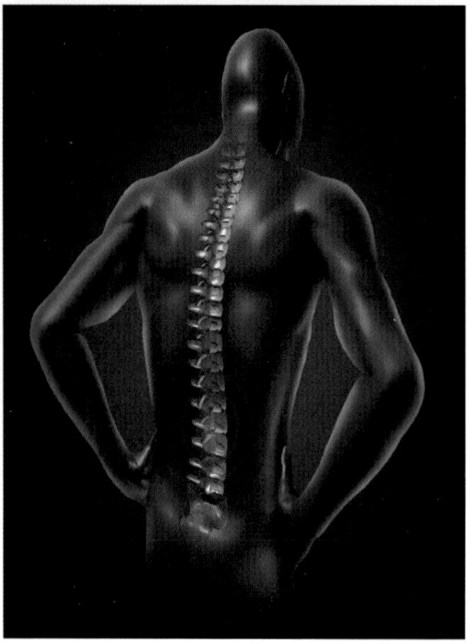

평소에 허리에 별문제가 없는 경우에도 수련 초반에는 허리에 통증이 온다. 혹 수련이 잘못되는 것은 아닌가 하는 생각도 들고, 통증 때문에 수련을 못하게 될까봐 걱정이 되기도 한다.

허리에 통증이 발생하는 원인은 행공의 대부분이 대맥 부위를 강하게 자극해 주는 동작으로 구성되어 있기 때문이다. 대맥을 강하게 자극해야 하는 이유는 기운의 흐름을 활성화시켜 대맥 소통을 이루고 기운을 저장하기 위해서이다. 또한 氣가 대맥을 뚫고 나가는 과정에서도 허리의 통증은 가끔씩 나타날 수 있다.

처음 수련을 시작한지 2~3주 정도 약한 통증이 지속될 수 있다. 대맥이 잘 소통되어 氣의 흐름이 원활하게 되면 대부분 허리 통증이 사라진다. 다만 氣의 흐름이 약해 대맥의 기운 소통이 더디면 한 달 정도 통증이 계속되기도 한다.

대맥 소통에 의한 통증 이외에 허리디스크와 같은 허리의 질병이나 허리가 좋지 않은 수련생의 경우는 통증의 기간이 훨씬 더 오래 지속되기도 하고 운기 과정에서도 나타날 수 있다.

(3) 손가락, 손목, 발목, 발등의 통증

검지 전체가 시큰거리며 아프고, 특히 검지 마디 부분의 통증이 더 심하다. 통증이 있다가도 수련을 하는 와중에 일시적으로 괜찮을 수 있고, 수련이 끝난 후 다시 시큰거리기도 한다.

엄지손가락에도 역시 통증이 오는데 왼쪽 엄지와 오른쪽 엄지 중 하나가 다른 한 쪽보다 더 아프게 느껴지기도 한다. 손목 부분도 시큰거리기는 마찬가지여서 파스를 붙여야 할 정도로까지 아픈 경우도 있다. 무릎을 꿇고 수련하면 발목과 발등 부분이 강한 자극을 받아 아플 수 있는 데, 이때는 방석을 대고 수련하면 된다.

수련의 특성상 수련 내내 신체의 모든 부분에 일정한 힘을 주어야 한다. 그 중에서도 특히 수인법을 할 때 힘을 많이 주는데 이때 가장 많이 자극되는 부분이 손목과 엄지, 그리고 검지 부분이다. 무릎 자세로 수련할 때도 발목과 발등 부분에 가장 많은 자극이 간다. 평상시 사용하지 않았던 부위에 강한 자극을 주게 되면서 통증이 필연적으로 따라오게 되는 것이다. 근육을 만들 때 근육통을 겪는 것처럼 일종의 신체 단련이라고 가볍게 생각하면 된다.

통증의 시간은 사람에 따라 많이 다르다. 특히 몸 상태가 좋지 않은 수련생은 6~7주간 지속되기도 한다. 일반적인 경우에는 대개 2~3주 정도면 통증이 거의 사라지게 된다.

(4) 피곤하고 나른함

수련을 하고 난 후에 몸 전체가 몸살 난 것처럼 무겁게 느껴지기도 한다. 평상시 느끼던 것보다 훨씬 그 정도가 심하고 몸이 나른하면서 잠이 쏟아지기도 한다. 심할 경우에는 더 이상 수련을 못할 정도로 몸에 힘이 빠져 그야말로 기진맥진한 상태가 된다.

수련 중 발생하는 피곤함의 원인은 단전이 율려 작용으로 인력이 발생하게 되면서 인체에 순환하고 있던 氣를 일시적으로 잡아 끌어오기 때문이다. 제대로 단전이 형성되기 위해서는 많은 양의 氣를 필요로 한다. 그래서 행공 중에 얻어진 氣뿐만 아니라 몸 안에 흐르고 있던 氣가 딸려오게는 현상이 발생한다. 이렇게 되면 몸 안의 氣가 단전으로 집중되면서 나른하고 피곤한 증세가 나타나게 된다.

피곤함의 증상은 수련 입문 후 약 1주일 후부터 심해진다. 그 이유는 1주일 정도 지나면서 어느 정도 자세와 호흡이 익숙해지기 때문이다. 자세와 호흡이 잡히면서 대맥으로 저장되는 氣의 양이 증가하고 이에 비례해서 단전의 조성 속도가 빨라진다. 이렇게 되면 상대적으로 단전의 율려 운동이 활발해지면서 인체의 氣가 빨려가는 양도 늘어난다. 기력이 쇠하니 몸이 피곤하고 나른하게 된다.

그러나 수련의 진전에 따라 대맥에 氣의 저장량이 늘어나면 인체의 氣를 끌어올 필요가 없어져 기지맥진한 증세가 사라진다. 그러다가 축기를 매우 강하게 할 때나 운기하여 기맥을 뚫을 때 인체의 氣를 끌어다 힘을 보태게 되는데, 이런 때에 다시 기진맥진한 현상이 생겨난다.

그런데 어떤 수련생은 회복력이 늦고 지속적으로 힘이 빠져 있는데, 이런 때는 대개 임맥이 막힌 경우가 많다. 임맥이 막히면 氣의 흐름이 차단되어 대맥으로 氣가 제대로 들어가지 않는다. 이렇게 되면 기운의 소모가 큰데 비해 축적되는 氣의 양이 적어 피곤함이 가중된다.

발전소를 건설할 때 많은 노력을 필요로 하는 것처럼, 단전(쌍도태)을 만들기 위해서는 이만한 수고는 감수해야 한다.

(5) 땀이 많이 남

평소에 땀을 잘 흘리지 않던 사람도 일단 수련을 시작하면 땀을 비 오듯 흘린다. 수련 초기에는 마치 찜질방에 들어간 것처럼 온몸이 흠뻑 젖기도 한다.

행공 중에 흐르는 땀의 성질은 보통 때 흐르는 땀과 달리 끈적임이 적고 씻지 않은 상태로 오래 내버려 두더라도 상쾌한 기분이 든다. 땀이 마른 후 피부의 상태를 살펴 보면 온천 목욕을 하고 나왔을 때처럼 보송보송하고 매끈한 느낌이 든다.

축기 과정에서 氣가 축적되면서 氣의 순환이 활발해지는데, 이때 세포 조직이 왕성히 활동하면서 열이 발생하고 땀을 배출하게 된다. 땀과 함께 몸 안에 있는 노폐물도 섞여 나오기에 다다익선이다.

땀은 행공이 익숙해지는 것에 따라 줄어들다가 축기가 끝날 무렵엔 정상이 된다.

(6) 어지럽고 머리가 띵함

평소에는 별 다른 어지러운 증상을 못 느끼는 사람도 수련을 시작하고 나서부터 어지럼증을 간간이 느끼는 경우가 생긴다. 수련 중이나 잠시 휴식을 취하고 있을 때 간혹 어지러운 증상이 생기는데 그렇다고 속이 거북하다거나 구토 증상이 심하게 나타나는 건 아니다.

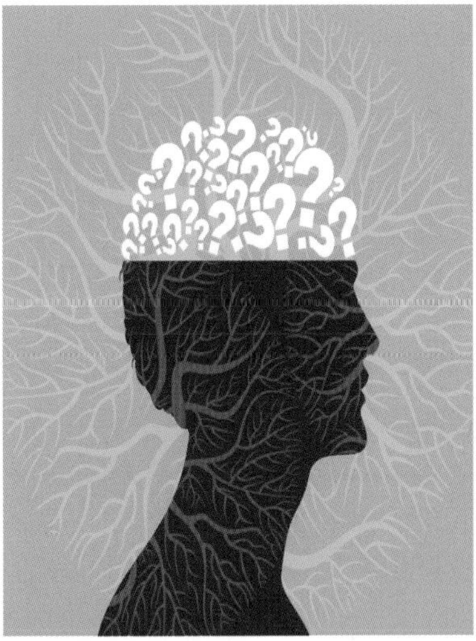

어지러운 증상과 함께 머리 부분이 띵하

기도 하고 약간 정신이 멍한 현상도 발생한다. 머리 전체가 띵한 느낌이 나기도 하고 이마 앞 쪽에서 시작해 시계 방향으로 원이 한 바퀴 그려지는 지점이 지끈지끈 아프기도 하다. 이는 단전에 축기된 氣의 일부가 미약하게 독맥을 타고 올라가 반응하면서 생기는 현상이다.

어지러운 증상과 머리가 띵하며 지끈지끈 아픈 증상은 수련 입문 초기에 많이 나타나는데 대개 2~3주 지나면 사라진다. 3계 초반에 비슷한 증상이 나타났다가 사라기도 한다. 물론 축기가 끝나는 시점까지 계속되는 경우도 있다. 그러나 이것은 氣의 축적과 기맥의 유통 과정에서 나오는 일시적 현상이므로 크게 걱정하지 않아도 된다.

(7) 몸무게 감소

2계가 진행되면서 생리적인 변화가 많이 일어난다. 특히 대변의 양과 횟수가 급격히 증가한다. 수련 중에도 몇 차례 왔다갔다 해야 할 정도로 빈번해지며 대변의 양도 이전에 비해 많아진다.

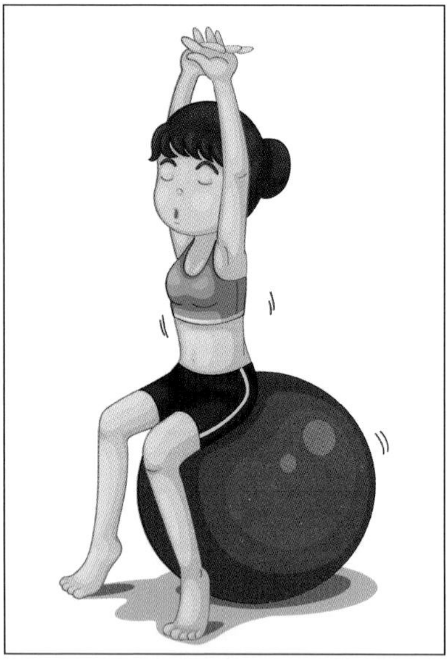

이것은 몸 안에 오래도록 쌓여 있던 숙변이 몸 밖으로 배출되기 때문이다. 처음에는 냄새가 독하다가 차츰 변을 보는 횟수가 증가함에 따라 그 정도가 약해진다. 대변의 양이 많아짐과 동시에 방귀를 자주 뀌게 되는데 이것은 몸 안의 탁기가 밖으로 배출되는 과정에서 나오는 일종의 명현 현상이다.

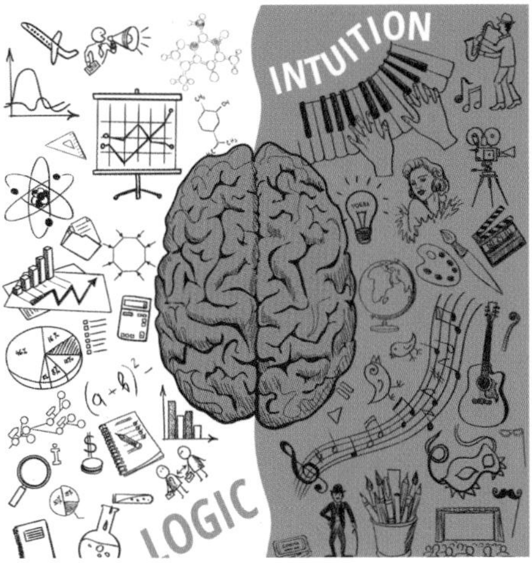

숙변의 제거와 땀으로 인한 노폐물의 방출 등 여러 가지 원인으로 이 시기에 몸무게가 가장 많이 감소된다. 보통 2~3kg 정도의 체중 감량이 오고 많은 경우 10kg 이상까지 감량이 오는 경우도 있다.

(8) 단침

수련 중에 입 안에 침이 고이게 된다. 호흡을 하기에 불편하여 삼킨 후에 다시 해야 할 정도로 많은 양의 침이 나오기도 한다. 혀 밑 부분에서부터 샘솟듯이 흘러나와 입안 전체를 감싸게 되고 이어 입 밖으로 새어 나가는 경우도 있다. 익숙해지면 신경을 쓰지 않아도 고인 침이 목구멍을 타고 넘어가 흘러내리지 않는다. 이것은 氣의 원활한 소통으로 신경이 안정되면서 내분비계통의 조직이 활발히 움직이기 때문이다.

선도에서는 이것을 '금침', '금액', '감로', '옥침'… 등으로 다양하게 부르는데, 이 침을 계속해서 삼킴으로써 불로장생에 이를 수 있다고 한다. 물론 꽤 과장된 표현이긴 하지만 몸이 정화(靜化)되는 좋은 징조만은 분명하다. 단침은 축기가 끝나고 운기 과정을 하면서도 계속 생성된다. 특히 기운이 안정되어 육체적, 정신적 평안이 이루어졌을 때 그 양이 늘어난다.

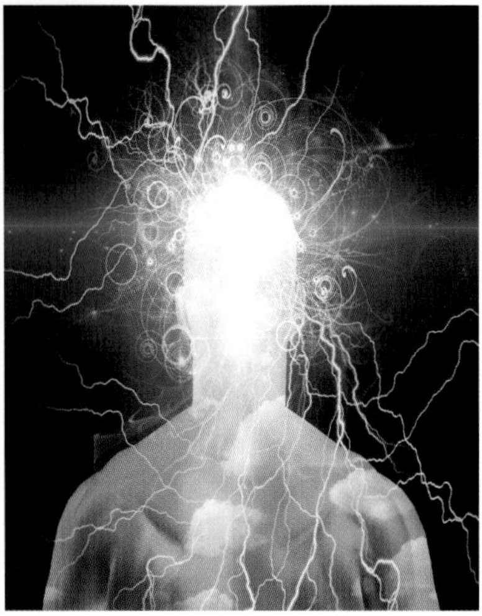

(9) 명치 부위가 답답하며 아픔

호흡이나 자세의 진전이 별로 신통치 않은 상태에서 피로감을 많이 느끼고 특히 명치 부위가 답답하고 아픈 증상이 나타날 때가 있다. 이럴 경우 대부분 수련 입문 전부터 상기 증상을 가지고 있었을 가능성이 매우 높다.

호흡이나 자세가 잘 이루어지는데도 불구하고 가슴에 무엇이 얹혀 있는 것처럼 답답하다거나 가끔씩 아래쪽에서부터 무엇이 치솟아 올라와 부딪혀 생긴듯한 통증을 느끼기도 한다. 이것은 상기로 인한 증상이 아니며, 氣의 일시적 역상(逆上)으로 일어나는 정상적인 반응이다.

가슴이 답답한 데에는 크게 두 가지 원인이 있다.

첫째는 기존 수련을 잘못해 가슴 부위에 氣가 정체되었거나 심한 스트레스로 인해 상기되어 가슴이 답답해진 경우이다. 둘째는 태극선법 수련을 하는 과정에 氣가 가슴 부위로 일시적으로 역상하면서 답답함이 생기는 경우이다.

수련 중 답답한 증세가 나타날 때 수련의 진척 과정을 살펴보면 그 원인을 알 수 있다. 기존 수련의 부작용으로 인해 가슴이 답답한 경우에는 수련 초반부터 난관에 부닥친다. 온몸의 아픈 증상도 다른 사람에 비해 심하고 호흡의 길이가 너무 짧아 동작과의 조화가 제대로 안 이루어진다. 특히 임맥이 막혀 있으므로 축기가 잘 안 되고 피로감이 오랜 기간 지속된다. 이런 경우는 수련이 진행되면서 임맥의 막혔던 부분이 소통되면서 증세가 사라지게 된다. 그러므로 임맥을 뚫기 전까지는 비장한 각오로 수련에 임해야 한다. 중간 중간 수련을 포기하고 싶은 고비가 올 때마다 잘 견뎌 이겨내야 한다.

호흡과 동작 모두 잘 이루어지고 있는 상태에서 가슴이 답답하고 통증이 오는 이유는 다른 데에 있다. 축기가 진행되어 인체의 앞면에 있는 임맥이 소통되어 뚫리게 되면서 대맥 중앙부분에 氣가 저장된다. 이렇게 저장된 氣는 스스로의 동성(動性)이 강하여 자꾸 대맥 옆쪽을 뚫고 나가려고 한다. 하지만 대맥의 외벽에 부딪혀 실패한 氣가 반발하며 이미 뚫려져 있는 임맥을 타고 역상하는 현상이 발생한다.

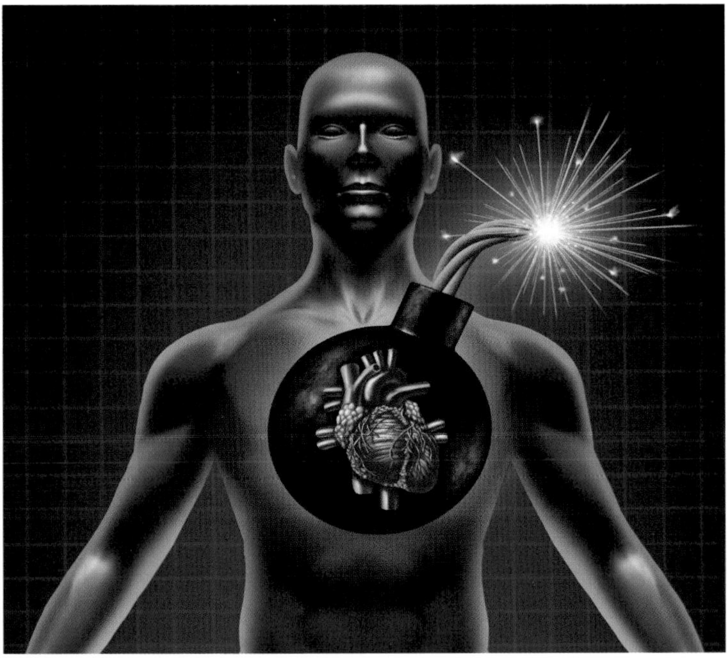

이때 氣가 임맥을 타고 거슬러 올라가다가 명치 부위에 이르러 더 이상 상승하지 못하고 정체된다. 이로 인해 가슴에 일시적으로 氣가 머무르게 되면서 무언가 덩어리진 것처럼 답답함을 느끼게 된다. 이때 가슴통증과 메스꺼움, 심하면 두통도 유발된다.

이러한 증상은 일시적으로 수련을 중지하면 사라진다. 왜냐하면 氣의 역상 작용이 멈추고 제자리로 돌아오기 때문이다. 하지만 이런 증상은 부작용이 아니라 정상적인 반응이므로 수련을 못할 정도로 심하지 않다면 계속 진행하는 것이 좋다.

4. 3계 수련

3계 수련에서는 지기를 흡입하는 정례읍 수련이 처음 등장한다. 1, 2계 수련은 주로 천기를 끌어모으는 동작으로 구성되는데 반해 정례읍 동작이 추가되면서 천기와 지기가 합일되면서 더욱 강력한 축기 작용이 이루어지게 된다. 그야말로 본격적인 축기의 시작은 3계부터 시작이라고 해도 과언이 아니다.

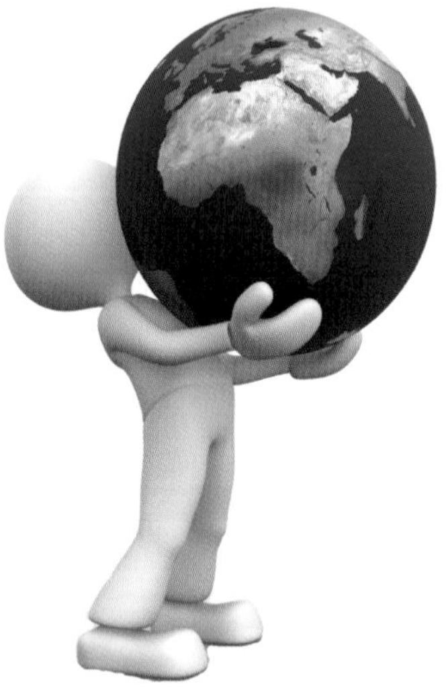

강력한 축기 작용으로 대맥이 팽창되어 눈으로 확인이 가능할 정도의 도태가 생성되기 시작한다. 음에도 많은 변화가 생기는데, 마치 쇠를 부딪칠 때 발생되는 소리와 같은 금속성 단음이 형성되는 것도 3계에 이르러서이다. 그리고 충맥이 열리면서 전체적으로 호흡이 깊어지고 고요해진다.

정례읍 동작을 통해 지장혈을 만들고 여기서 지구 중심부의 기운을 강하게 빨아들인다. 이러한 동작을 반복하다 보면 충맥이 열리고 호흡이 깊고 안정적으로 변한다. 정례읍의 축기는 매우 강해 처음에는 제대로 호흡하지 못하지만, 반복하다 보면 조금씩 호흡이 열리게 된다.

정례읍의 행공 시에 양팔의 쓰지 않던 근육을 사용하기 때문에 꽤 힘에 부칠 수 있다. 너무 성급히 서두르지 말고 차근차근 자세를 잡아 나가면 2~3주 지나면서 동작이 조금씩 갖춰지게 된다. 그러다가 4계에 진입해 2~3주 더 수련하면 정례읍의 기틀이 만들어지고, 이때와 더불어 단전(쌍도태)은 무르익게 된다.

지장혈에서 지기를 빨아들일 때 최대한 숨을 내뱉어야 들숨 시 많은 기운을 대맥 쪽으로 깊이 끌어들일 수 있다. 호흡을 들이 쉴 때 대맥 부위가 부풀어나서 금방이라도 터질 것 같은 팽창감이 생겨야 한다.

자세가 힘들다고 요령을 피워 호흡하면 수련의 효과를 극대화할 수 없다. 정례읍은 얼마나 많이 했는가가 중요한 것이 아니라 자세와 호흡을 얼마나 정확히 했느냐가 더 중요하다. 단 한 번을 하더라도 현기증이 날 정도로 정성껏 해야 한다. 정례읍의 원칙을 빠짐없이 지키며 1회를 소화해 낸다는 것은 그리 쉬운 일이 아니다.

3계 수련은 일반적으로 4주로 편성되어 있다. 정례읍의 자세를 얼마나 정확하게 할 수 있는가가 관건인데, 호흡이 기대 수준에 도달하면 점검을 받고 바로 다음 단계로 넘어갈 수 있다.

1~2계까지는 기본 과정이기 때문에 개인별 차이가 별로 없지만 3계에 들어오면서부터는 진도가 빠른 수련생과 더딘 수련생의 차이가 극명하게 드러난다. 그만큼 3계 수련의 비중이 크다 할 수 있다. 아무튼 정예음이 축기 완성의 마지막 과정이므로 정확한 동작과 호흡에 유념해야 한다.

5. 4계 수련

1~3계 수련은 결국 4계에서 그 결실이 맺어지게 된다. 3계까지의 수련을 토대로 4계에서는 축기의 양이 급격히 증가되어 운기를 할 수 있을 정도로 氣의 저장이 이루어진다.

기운의 저장량이 늘어나면서 3계에서 양쪽으로 길게 형성되었던 도태의 모양에도 변화가 온다. 아랫배 중앙 부분을 기준으로 양쪽으로 氣가 쌓여 볼록하게 되면서 상대적으로 가운데 부분이 들어가 보여 도태가 갈라진 것처럼 보인다. 그리고 옆구리 뒤쪽 부분까지 기운이 뚫고 나가면서 육안으로 식별이 가능할 정도의 태극 모양의 도태가 형성되기 시작한다.

4계는 축기를 강화할 수 있는 가장 이상적인 동작의 배합으로 이루어졌다. 천기를 모으는 동작이 끝난 후 다시 선음으로써 氣를 단련하고 이어서 정례읍으로 지기를 끌어와 천기와 지기의 합을 이루게 한다. 이어 선음으로 다시 한 번 천기와 지기의 조화를 이루도록 하는데, 이로써 한 싸이클의 단전 강화가 끝나게 된다. 다시 천기와 지기를 끌어당겨 합하고 역시 선음을 통해 단전을 강화한다. 이렇듯 4계는 기맥을 소통하고 氣를 저장하여 단전을 강화할 수 있는 가장 이상적인 축기 프로그램이다.

수련의 진척 정도에 따라 차이가 나지만 대개 4주 정도 소요된다. 4주가 지나도 호흡이나 동작이 미숙하면 1~2주 정도 더 수련해야 한다. 4계를 마치고 운기 과정의 입문 여부는 주로 정례읍의 자세를 보면 알 수 있는데 정확한 자세로 연속해서 4~5회를 할 수 있을 정도면 충분하다.

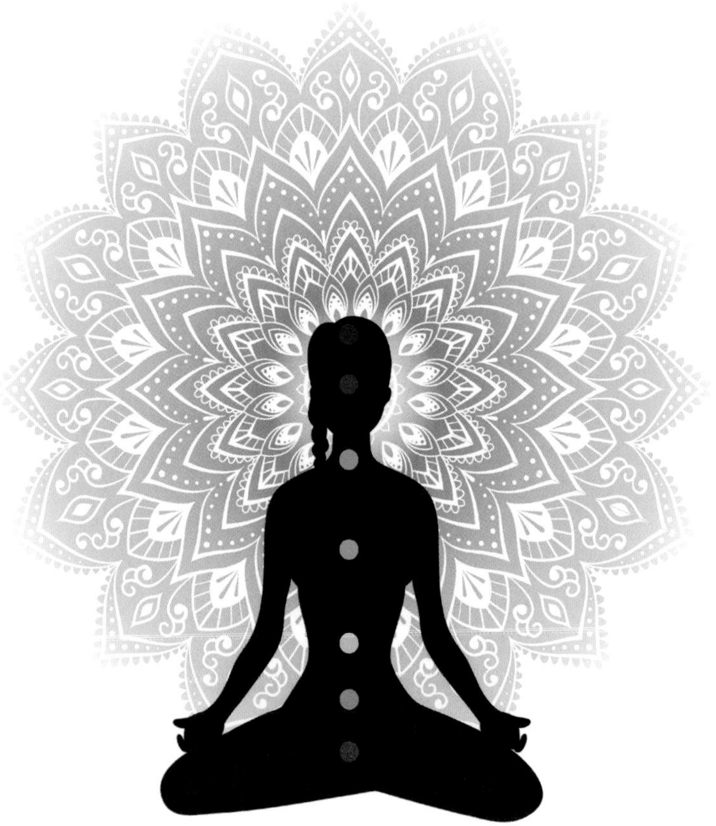

6. 3~4계 수련 중 많이 발생하는 반응들

(1) 선음시 쇳소리가 남

2계 때의 선음은 수련의 입문 전보다 소리가 커지고 하복부의 힘이 느껴진다는 특징이 있다. 단음의 형성이 아직까지는 다른 사람이 분간할 수 있을 정도로 확연하지는 않다.

3계 수련 입문 이후에는 축기의 양이 급속히 늘어나면서 단음의 형성이 가속화된다. 단음이 형성되면 선음을 할 때 마치 쇠가 부딪히는 것과 같은 금속성 소리가 들리게 된다. 그리고 선음을 할 때 뿐만 아니라 일상생활에서 다른 사람과 대화할 때도 아랫배에 힘이 들어가면서 단전으로부터 단음이 울려 나온다.

선음 시 쇳소리가 나는 이유는 단전 안에 공명(共鳴) 현상이 생기면서 氣의 상호 충돌이 발생하기 때문이다. 일반적인 목소리는 공기를 울려 내기에 단음처럼 날카롭게 들리지 않는다. 이에 비해 단음은 氣가 서로 어울려 파동을 형성하면서 금속성의 날카로운 소리가 변모하게 된다. 이런 현상은 여러 명이 함께 선음 수련할 때에 보다 확연해진다. 수련생 상호간에 선음을 내면 자연히 氣의 증폭이 커지면서 더 세차게 충돌하기 때문이다.

선음은 단전이 성숙됨에 따라 계속 변화하는데, 운기에 들어가면 마치 기운이 파동을 치는 것처럼 되어 회전 파동음이 형성된다. 회전 파동음이 이루어져야 음을 타고 깊은 의식의 세계에까지 도달할 수 있다. 파동 치는 음을 타고 氣가 동하게 되면서 온몸 전체의 기맥을 열어 지고한 경지에 다다른다.

(2) 충맥이 뚫릴 때의 변화

수련이 몹시 힘들다가 어느 단계에 이르면 한결 쉽게 진행된다. 동작과 호흡이 힘들지 않고 특히 호흡이 깊어지는 것을 확연히 느낄 수 있다. 호흡이 깊어지는 것은 단전까지 기운이 미치기 때문이며 이로써 축기의 완성에 한 발짝 더 내딛게 된다.

축기가 강화되면서 차츰 허리 옆구리 부분이 볼록하게 튀어나오기 시작한다. 이전보다 호흡이 깊어지고 이에 따라 전체적으로 행공이 쉬워지는 이유는 충맥이 뚫어졌기 때문이다. 충맥이 열리면서 임맥을 통해서만 축기되던 작용이 한층 더 강화된 것이다.

3계 초반에는 아직 완전히 충맥이 열리지 않아 정례읍 동작 시 호흡이 가쁘고 동작이 굉장히 힘들다. 그러나 3계 후반으로 접어들면서 차츰 호흡이 깊어지는 것을 느낄 수 있다.

정례읍 동작 시 지장혈에서 기운을 깊이 빨아들일 때 마치 두꺼비와 같은 자세를 취하게 되는데, 이 자세가 충맥을 열게 하는 비결이다. 이때 주의할 점은 팔과 다리가 마름모의 형태를 띠어야 하고 머리는 지장혈 위에, 입은 지장혈에 정확히 맞춰야 한다. 간혹 머리가 지장혈을 벗어나 앞으로 쭉 내미는 경우가 있는데, 이렇게 되면 더 이상 수련은 진전되지 않는다.

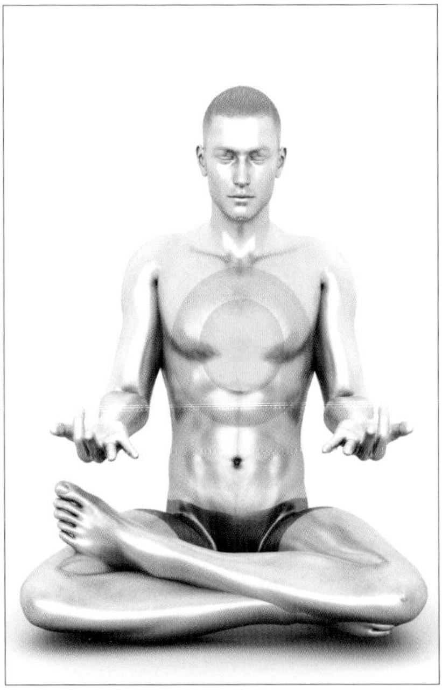

충맥이 열려 축기의 양이 늘어나면 아랫배 중앙 부분으로만 볼록하게 형성됐던 도태가 대맥 옆쪽을 뚫고 나가면서 길쭉하게 부풀어난다. 이때 2계에서 설명한 바와 같이 氣의 반발 작용으로 인해 가슴 쪽으로 氣가 역상하면서 잠시 지체되어 가슴 통증을 유발하기도 한다.

2계에서와 마찬가지로 3계에서도 똑같은 현상이 나타날 수 있다. 대맥을 뚫고 氣를 저장하는 과정에서 옆구리 부분이 뻐근하거나 아픈 증상이 생기는데, 대맥이 단전으로 바뀌면 그런 증상들은 말끔히 사라진다.

(3) 인당 부분이 묵직한 느낌

주로 수련을 하고 난 이후 인당(印堂) 부분에 동전만한 구슬 모양으로 묵직한 느낌이 드는 경우가 있다. 바깥에서 안 쪽으로 무엇인가 모여지면서 압박하고 조였다가 다시 풀리는 느낌이다.

이러한 증상이 나타나는 이유는 마치 물도 차면 넘치듯이 축기가 강하게 이루어지면서 氣가 넘쳐 흐르기 때문이다. 대맥에 저장된 氣의 양이 많아지면서 일부가 기맥을 따라 흐르게 된다.

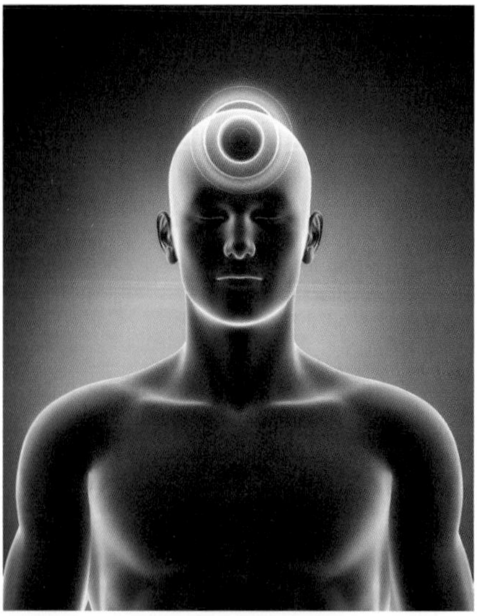

이때 일부 기운이 독맥과 임맥이 만나는 인당 부위의 '규'를 자극하게 되는데 이로 인해 묵직한 느낌이 생기게 된다.

이런 현상이 자주 발생한다면 기운이 활성화 된 것으로, 운기 수련 입문 후 빠른 수련의 진전을 기대할 수 있다.

(4) 대맥이 묵직하고 꿈틀대는 느낌

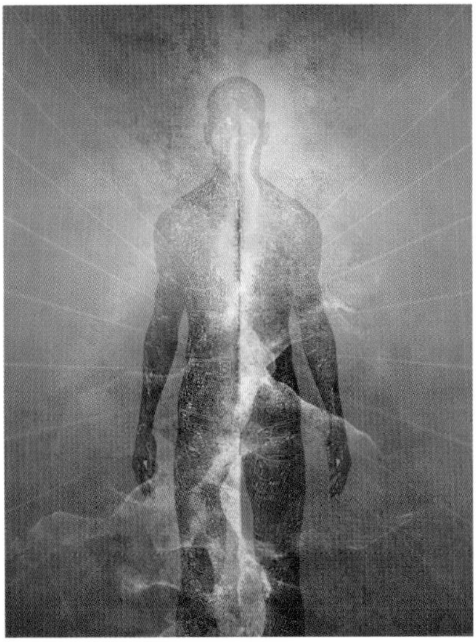

도태가 형성되는 과정에 대맥 부분에 무엇인가 꽉 찬 느낌이 들 때가 있다. 소화가 안 되는 것도 아닌데 뱃속이 편안하지 않고 약간 거북한 느낌이 든다. 밥을 많이 먹은 것도 아닌데 포만감이 생겨 식사량이 감소하기도 한다. 때론 무엇인가 대맥 안에서 꿈틀대며 움직이는 현상도 있다.

대맥에 무엇인가 있는 것처럼 묵직함이 느껴지는 이유는 대맥에 기운이 농축되어 물질화되었기 때문이다. 그러나 눈에 보이거나 만져질 정도로 완전한 물질 상태가 된 것은 아니며, 정확히 말하면 물질이 창출되기 바로 직전의 단계라 할 수 있다. 이것을 철학 용어로 상질(象質)이라 한다.

그래서 아무것도 없는데도 마치 물질이 있는 것 같은 느낌이 든다. 도태 속의 상질(象質)은 마치 생명처럼 스스로 움직이는데, 이는 원시령의 작용 때문이다. 순수한 정보 덩어리인 원시령은 마치 엄마 뱃속의 태아처럼 꿈틀대며 자신의 존재를 알린다.

바로 이런 원시령의 움직임 때문에 道의 아기란 뜻의 도태(道胎)라 아름하는 것이다. 이런 점에서 볼 때 도태는 오로지 태극선법의 쌍도태라야 가능하다.

(5) 뒷목이 뻐근하며 옥침혈을 찌르는 것 같은 느낌

수련 중이나 선음 수련을 하는 중 혹은 그 이후에 뒷머리의 옥침혈 부분에 자극이 오게 된다. 뒷목이 뻐근하거나 무언가로 찌르는 느낌이 들기도 한다. 잠자기 전에는 머리가 무겁게 느껴지기도 하고 팽창감이 들며 멍하기도 하다.

이런 증상이 생기면 혹시 고혈압이 아닌지 혹은 신경을 많이 써서 그런 건 아닌지 의심이 갈 것이다. 특별한 질병이 없는 상태에서 수련 중에 그런 증상이 생겼다면 명현 현상이니 신경 쓸 필요가 없다. 이는 축기의 막바지에 이르러 도태의 충만한 기운이 독맥을 따라 상승하여 옥침혈을 자극하기 때문에 생기는 현상이다.

목 뒤쪽에 오는 통증은 수련을 중지하면 없어진다. 왜냐하면 기운의 움직임이 없어져 옥침혈을 자극하지 않기 때문이다. 하지만 수련을 계속하는 중에는 이런 증상이 발생하며 특히 선음을 강하고 할 때 더욱 뚜렷이 나타난다. 그 이유는 음의 작용으로 氣가 증폭되었기 때문이다.

그런 이러한 목 뒤쪽의 뻐근한 느낌은 4계 수련 중에 모두 느끼는 것은 아니다. 왜냐하면 아직까지는 축기의 과정이지 운기가 이루어지는 단계가 아니기 때문이다. 기운의 활성화가 빠른 일부 수련생들에게 나타나는 현상이다. 하지만 운기 과정에 입문하여 약 3~4주 지나면 거의 대부분이 이런 증상을 느끼게 된다.

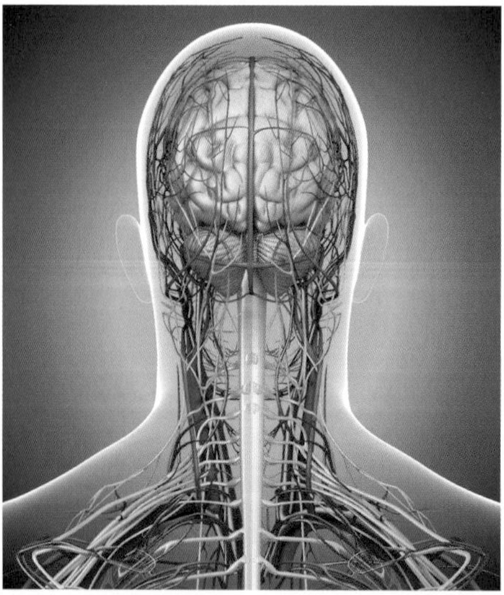

(6) 음식물에 대한 반응의 변화

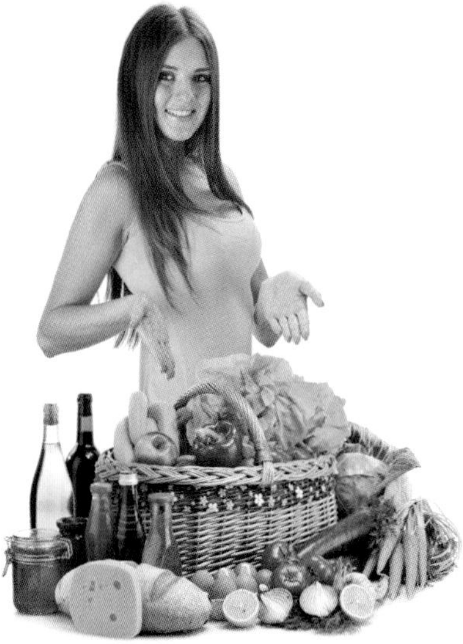

평상시 자주 술을 마셔도 취하지 않았는데 이상하게 수련 이후 술을 조금만 먹어도 취하는 경우가 있다. 쉽게 취할 뿐만 아니라 속에 있는 것이 넘어올 것 같은 구토 증상이 생기기도 한다. 이와 반대의 경우도 생긴다. 평상시에는 술을 조금만 먹어도 취했는데 수련 이후 주량이 늘고 쉽게 취하지도 않게 된다.

음식을 먹을 때도 이와 비슷한 현상이 일어난다. 평상시 좋아하여 많이 찾던 음식이 먹기 싫어지고 다른 음식에 식탐을 낸다. 똑같은 수련을 하였는데도 수련자에 따라 각기 다른 반응들이 나타나게 된다.

이것은 氣가 몸 안에 축기되어 활성화 되면서 자연스럽게 체질의 변화를 가져오기 때문이다. 도태의 자율적인 반응에 의하여 자신에게 좋은 기운과 나쁜 기운을 가리게 되고, 더 나아가 그 양까지 조절하게 된다.

이것은 산모가 임신하고 있는 동안 입에 당기는 음식을 찾고 당기지 않는 음식은 거부하게 되는 원리와 비슷하다. 즉 자신에게 부족한 것을 채우려는 반응과 맞지 않는 것을 거부하려는 반응이 동시에 일어나는 것이다. 결과적으로 육체가 최적의 상태를 찾기 위한 방어체계가 극대화 되는 것이다.

제6장

단공10계

우리 겨레는 예로부터 갖가지 놀이 속에 심오한 천리(天理)를 담아 은연중에 습득케 하였다. 특히 인간의 본성을 계발하고 소우주로서의 면목을 갖추게 하기 위해서 어릴 적부터 단련을 시켰으니, 이것이 바로 '부라부라', '시상시상', '도리도리', '지암지암', '곤지곤지', '서마서마', '어비어비', '아함아함', '짝자궁짝자궁', '질라라비 훨훨'이다.

지금의 운동학적 관점에서 보면 조금 유치할 수도 있다. 그러나 간단한 동작 속에 우주의 원리를 숨겨 놓은 우리 민족 최초의 놀이이자 도인법으로서 '단공십계(檀功十階)'라고 한다.

단공 10계는 천부공(天符功)인 태극선법에 비하면 극히 초보적이라 하겠지만, 일반인이 평생 동안 무병장수를 하는 데에 있어서는 그 어떤 체조나 스트레칭보다도 간결하면서도 효과가 좋다. 세상에 난무하는 뿌리 없는 도인체조 대신 민족 대대로 내려오는 단공 10계를 익혀 일생 동안 건강을 잃지 않고 신바람 나게 살았으면 하는 바람이다.

1. 부라부라

예로부터 할아버지 할머니가 손자의 허리를 잡고 '부라부라'라고 소리를 내면서 왼편과 오른편으로 번갈아 기우뚱거린다. 이것은 정체되어 있는 기운을 돌리는 방법 중 아주 기초적인 것이라 할 수 있다.

선비가 글을 읽다가 좀이 쑤시고 답답하면 으레 몸을 좌우로 움직이면서 글을 읽는다. 이렇게 하면 기운이 돌면서 막힌 혈이 뚫려 나간다. 따라서 답답한 마음도 가라앉게 된다. 왼쪽으로 몸이 쏠리면 양기가 발동하고, 오른쪽으로 쏠리면 음기가 발동한다. 그래서 기운의 소통이 일어나고 막힌 혈이 뚫어져 좀이 쑤시거나 답답했던 것이 사라진다. 정신이 맑아지고 마음이 편해져 다시 공부에 열중할 수 있게 되는 것이다.

이것이 바로 '부라부라' 공법의 원리이다. 한마디로 주천(周天)의 초보적 공법이라 할 수 있다. 육체적인 효과로는 몸을 이완시켜 긴장감을 해소하여 마음을 편안하고 안정적이게 한다.

'부라부라' 란 밝은 기운이란 뜻의 우리말 '부루(夫婁)' 에서 나왔는데, 밝은 기운을 소리 내어 부르면서 몸 안의 탁기를 정화(淨化)시키는 공법이라고 보면 된다.

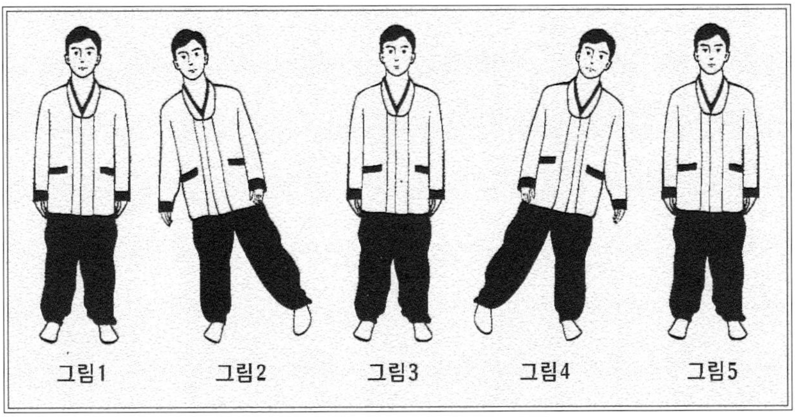

· 발을 어깨 넓이로 벌리고 편안한 자세를 취한다.-(그림1)

· 온 몸의 긴장을 푼 상태에서 오른 쪽 다리에 몸을 실으면서 왼쪽 다리를 든다.-(그림2) 이때 팔은 힘을 완전히 빼서 동자에 자연스럽게 따라가도록 한다.

· 같은 방식으로 반대 방향으로 진행한다.–(그림3~4)

· 기본자세로 돌아온다.–(그림5)

· 한 동작마다 나지막이 '부라부라' 라는 소리를 내며 진행한다. 이후 단공에서도 소리를 내며 진행한다.

2. 시상시상

어린이를 앉혀 놓고 '시상시상' 이라 부르면서 앞뒤로 끄덕끄덕하게 하는 동작이다. 이것은 축기의 묘리를 담고 있다. 전후로 끄떡일 때 기운은 아랫배 단전으로 내려가 농축된다. 아이의 단전에 기운이 모여 평생 무병장수 하도록 하는 가벼운 축기 동작인 셈이다. 게다가 가슴을 활짝 열어주며 어깨와 몸 부분의 근육도 풀어주는 효과가 있다. 태극선법 동작으로 치면 90도와 45도 숙이는 동작에 해당된다 하겠다. '시상시상' 이란 신령스런 천지의 기운을 인체에 끌어모으는 소리이다. '솟대' 의 경우와 같이 'ㅅ' 이 고대에 '신성' 의 뜻으로 쓰인 점을 보면 그것을 짐작할 수 있다.

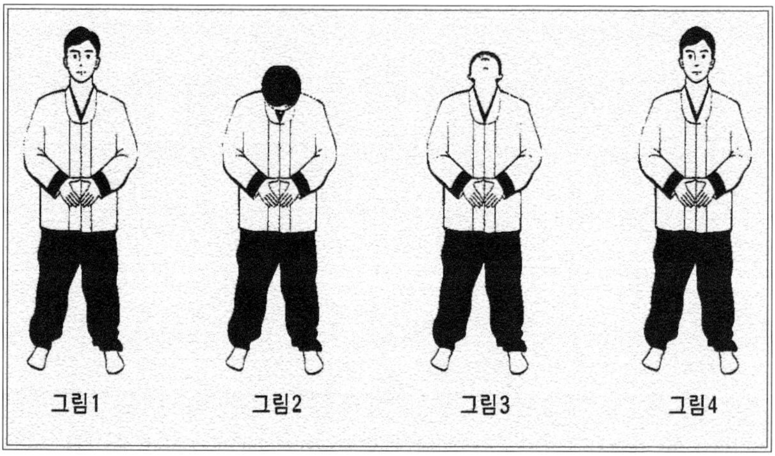

· 양 손을 대맥에 가지런히 대고-(그림1), 입으로 숨을 내쉬며 허리를 45도 힘껏 아래로 내린다.-(그림2)

· 코로 숨을 들이 쉬면서 가슴을 뒤로 힘껏 젖힌다.-(그림3) 이때 고개도 최대한 뒤로 젖혀 준다.

· 숨을 내쉬면서 기본자세(그림4)로 돌아온다.

3. 도리도리

머리를 좌우로 움직이는 동작을 '도리도리' 라고 한다. '도리도리' 는 현통문(現通文)에서 마지막 관문인 옥침혈을 뚫을 때 자연적으로 일어나는 현상이다.

기운이 옥침혈에 밀집되면 그 막힌 것을 뚫기 위해 진동이 일어나게 되고, 그 방향이 좌우로 번갈아 느리게 또는 빠르게 움직이게 된다. 이것을 소주천의 마지막 관문이라고 표현하는데, '도리도리' 는 그것을 본 따 만든 것이다.

흔든다는 의미에서는 '부라부라' 와 비슷한데, '부라부라' 는 몸을 기준으로 한 초보적 행공인데 비해 '도리도리' 는 운기 과정의 현통(現通)을 중심으로 했다는 것에 차이가 있다. '도리도리' 는 목 부분에 집중되어 있는 기혈을 자극하게 되는데 이로 인해 머리에 원활한 氣의 소통이 이루어지도록 해준다.

'도리도리' 란 파동의 음률을 사람의 소리로 재현한 것으로, 뱅글뱅글 끊임없이 돌면서 막힌 곳을 뚫는 회전음을 말하는 바, 일명 '음양쌍음' 이라고도 한다.

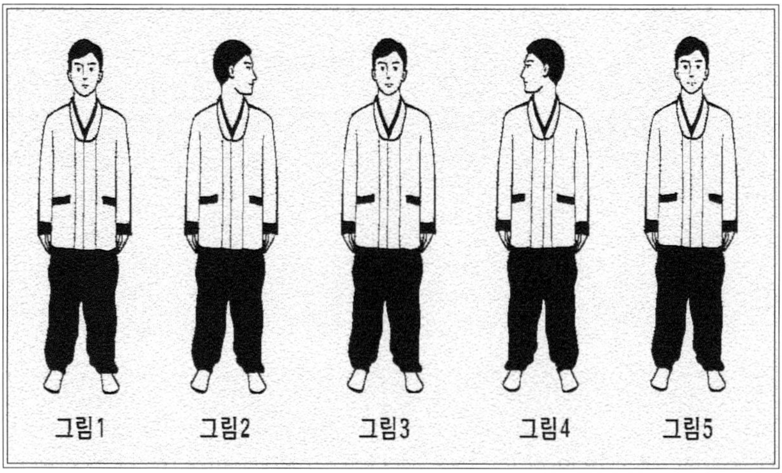

· 몸을 움직이지 않게 고정하면서-(그림1) 고개가 어깨를 따라 움직이지 않도록 주의하면서 왼쪽으로 힘껏 젖힌다.-(그림2)

· 다시 반대편으로 최대한 젖힌다.-(그림3~4) 천천히 이 동작을 반복하다가 점점 빨리 움직인다.

· 기본자세로 돌아온다.-(그림5)

4. 지암지암

두 손을 펼쳤다 쥐었다 하는 동작으로, 이것은 어깨와 팔 부위의 기맥을 뚫는 행공이다. 단전의 氣를 손으로 방출, 또는 외부의 기운을 흡수 할 수 있는 통로를 마련하는 것이다. 주로 임맥과 독맥, 어깨 쪽의 기맥에 자극을 많이 주는 공법이다.

'지암지암' 이란 쥔다는 뜻으로 기운을 손아귀에 모아 쥔다는 뜻이다.

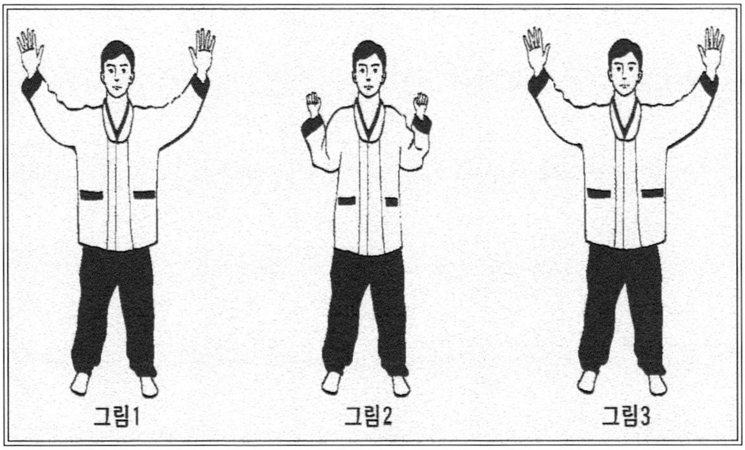

그림1 그림2 그림3

· 양손을 그림과 같이 들어 올리고 손은 가볍게 편다.-(그림1)

· 숨을 들이쉬면서 양손을 움켜쥐어 팔을 몸 쪽으로 강하게 당긴다.-(그림2)

· 입으로 숨을 뱉으면서 자연스럽게 손을 펴며 밖으로 밀도록 한다.-(그림3)

5. 곤지곤지

집게손가락으로 반대편 손바닥을 찧는 동작이다. 다섯 손가락 중에 氣의 방출이 가장 심한 곳이 집게손가락이다. 이 손가락과 장심(掌心)을 부딪쳐 온 몸에 기운을 보내고, 동시에 집게손가락의 기맥을 뚫는 동작으로, 장심혈의 자극과 함께 검지 부분의 기맥에 자극을 준다.

'곤지'란 집게손가락의 옛말이다.

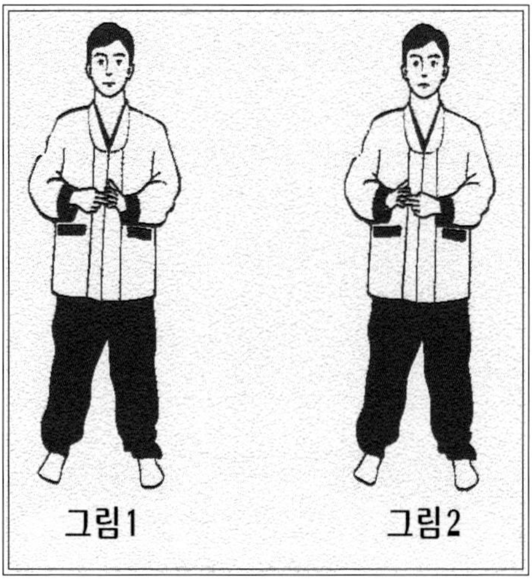

· 왼 손바닥을 펴고 오른손 검지로, 왼 손바닥 가운데 부위를 새 부리로 쪼듯이 강하게 찌른다. –(그림1)

· 12번을 친 후에 다시 손의 위치를 바꾸어 똑같은 방법으로 해 준다. –(그림2)

6. 서마서마

어린아이를 앉았다 일어났다를 반복시키며 다리 부위에 기운을 돌리는 행공이다. 정신적으로는 진리에 스스로 빳빳하라는 가르침이 스며 있다. 다리와 발 부분의 기혈에 많은 자극이 가는 공법이다.

이때 주의할 점은 앉을 때 아무렇게나 앉는 것이 아니고 반드시 태좌법으로 앉아야만 다리의 기맥이 뚫린다는 점이다.

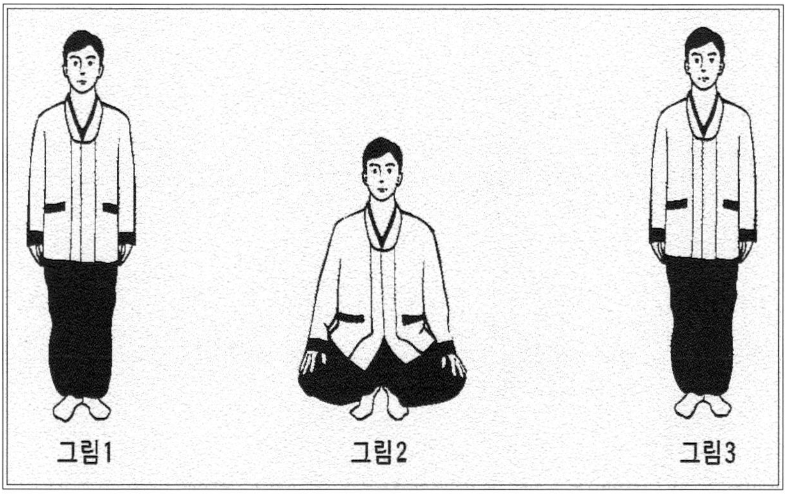

· 손은 다리에 살짝 포개고 발뒤꿈치는 붙인다.-(그림1)

· 코로 숨을 들이쉬며 발뒤꿈치가 떨어지지 않도록 한 상태로 양 무릎을 벌리며 앉았다가, 입으로 숨을 뱉으면서 일어난다.-(그림2~3)

7. 어비어비

손을 쭉 뻗고 손바닥을 펴서 좌우로 세차게 돌리는 행공이다. 미세한 기맥까지 氣를 보내게 된다. 양팔과 손목 그리고 손가락의 기맥을 열어, 세포의 활성을 돋우고 기운을 새롭게 하는 효과가 있다.

'어비'란 '안 된다'는 뜻으로, '어'는 경계를 돋우는 말이고, '비'는 '정신 차리라'는 뜻이다.

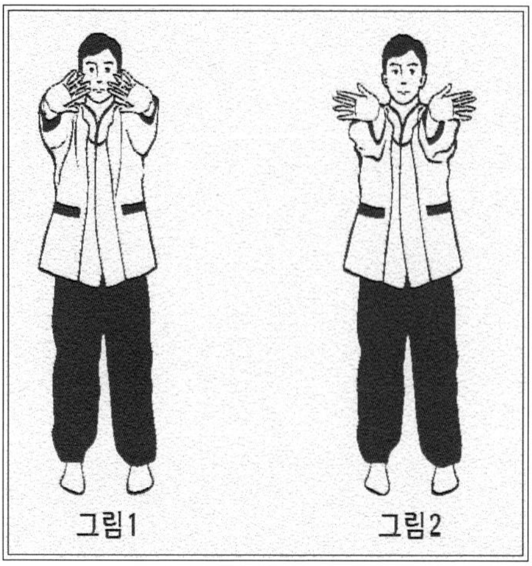

· 양팔을 곧게 펴고 양 손가락이 앞을 향하게 하여 손끝이 서로 마주 하도록 한다.－(그림1)

· 팔은 움직이지 말고 손목을 좌우로 4번 돌린 다음 멈춘다. 이때 가급적 빠른 속도로 움직인다.－(그림2)

8. 아함아함

'아함' 이란 몸의 탁기를 바깥으로 내보내는 소리이다. 이 행공의 특징은 몸 안의 폐기(廢氣)를 몸 밖으로 내보내는 데에 있다. 가슴과 등을 자극하여 임맥과 독맥을 동시에 뚫어 서로 이어주는 역할을 한다. 또한 기맥을 풀어주기도 한다.

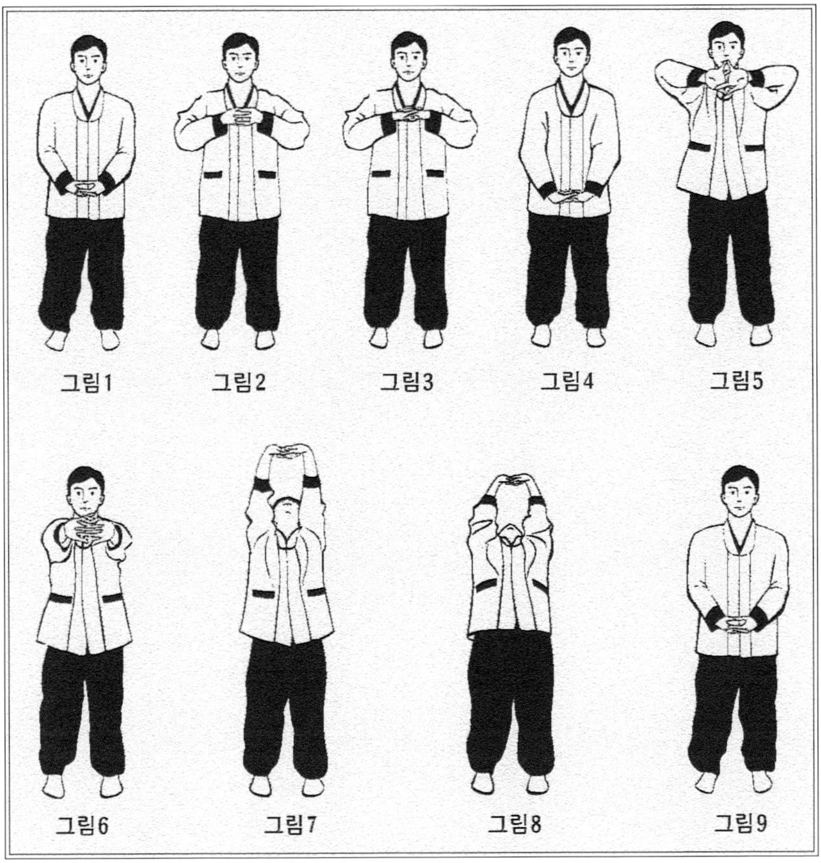

· 손을 깍지 낀 상태로-(그림1) 아래, 중간, 위로 최대한 펴준다.-(그림2~7)

· 호흡의 요령은 가슴 부위에 손을 가지고 올 때는 들이쉬고 손을 아래, 중간, 위로 뻗을 때는 내쉰다.

· 깍지 낀 손을 위로 펴준 후, 숨을 멈춘 상태에서 뒤로 젖혀준다.-(그림8)

· 기본자세로 돌아온다.-(그림9)

9. 짝자궁짝자궁

앞에서 손바닥을 부딪칠 때는 '짝' 에서 부딪치고 '자' 에서 뗀다. 연이어 뒤로 움직여 '궁' 에서 크게 부딪친다. '궁' 에서는 가슴을 앞으로 힘껏 내밀고 몸이 들썩일 정도로 부딪친다.

독맥을 뚫으며 한편으론 장혈을 뚫어 온몸의 경락을 자극하여 혈액순환과 氣 돌림에 도움을 준다. 가장 큰 특징은 역시 독맥을 열게 한다는 것이다.

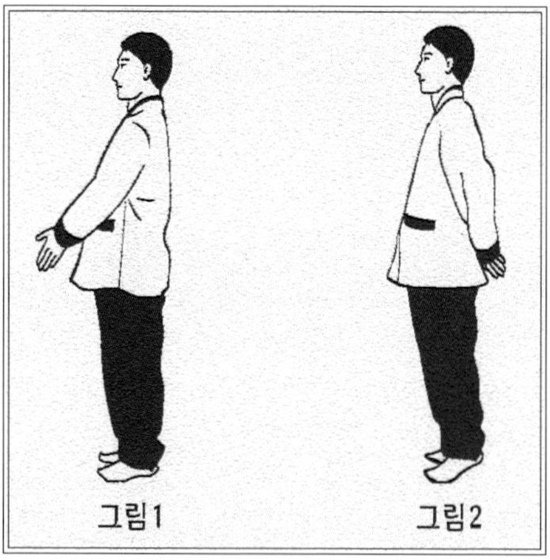

· 기본자세(그림1)에서, '짝자' 하며 앞으로 손을 내밀면서 부딪친다.-(그림2)

· '궁' 에서 뒤로 손을 젖혀 부딪친다.-(그림3) 이때 발뒤꿈치를 들면서 몸은 앞으로 향하게 한다.

10. 질라라비 훨훨

'질라라비 훨훨' 이란 '지 스스로 훨훨 날아가는 것' 을 뜻한다. 단공 9계까지의 동작이 제대로 이루어져 온몸의 기맥이 뚫려 기운 소통이 원활하게 된다. 이렇게 되면 氣의 흐름에 따라 자연스러운 동작이 나오게 된다.

단공 9계까지 끝난 후에 움직이기 싫으면 싫은 대로, 동작이 일어나면 일어나는 대로, 마음에 몸을 맡기면 되는 자유로운 행공이다. 마치 학이 유유히 날 듯이 고요한 가운데 이리저리 동작을 하게 된다. 현묘한 기운에 편승해 절로 춤사위가 나오니 이것이 곧 선무(仙舞)이다.

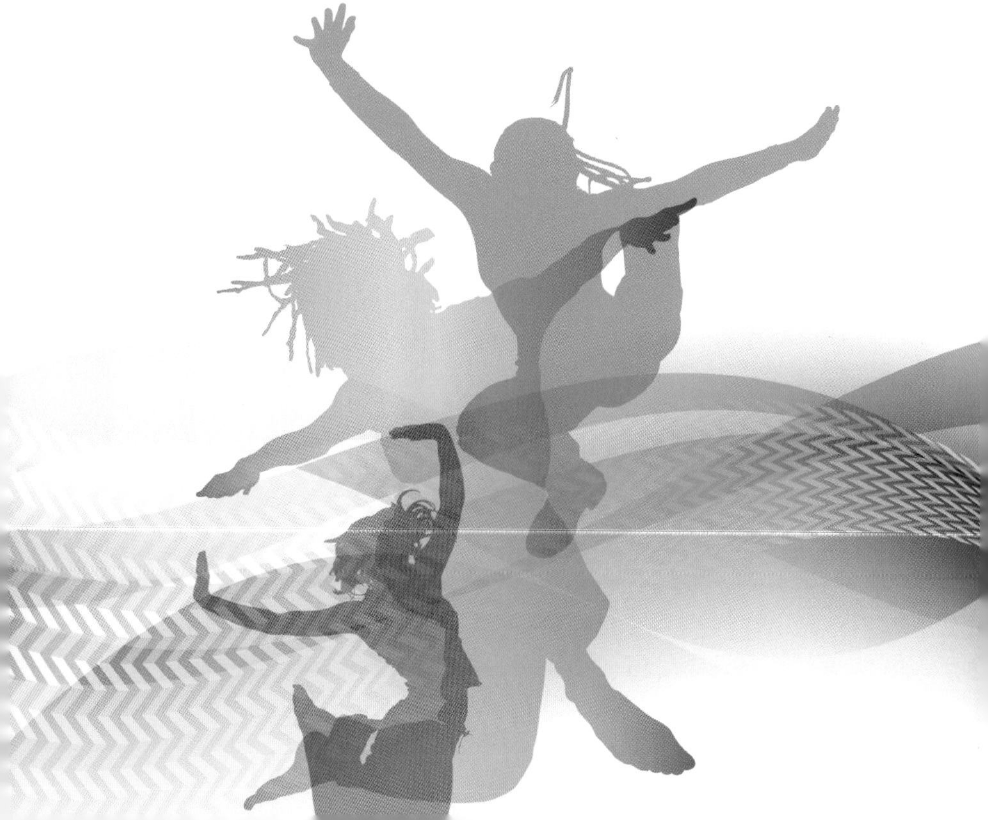

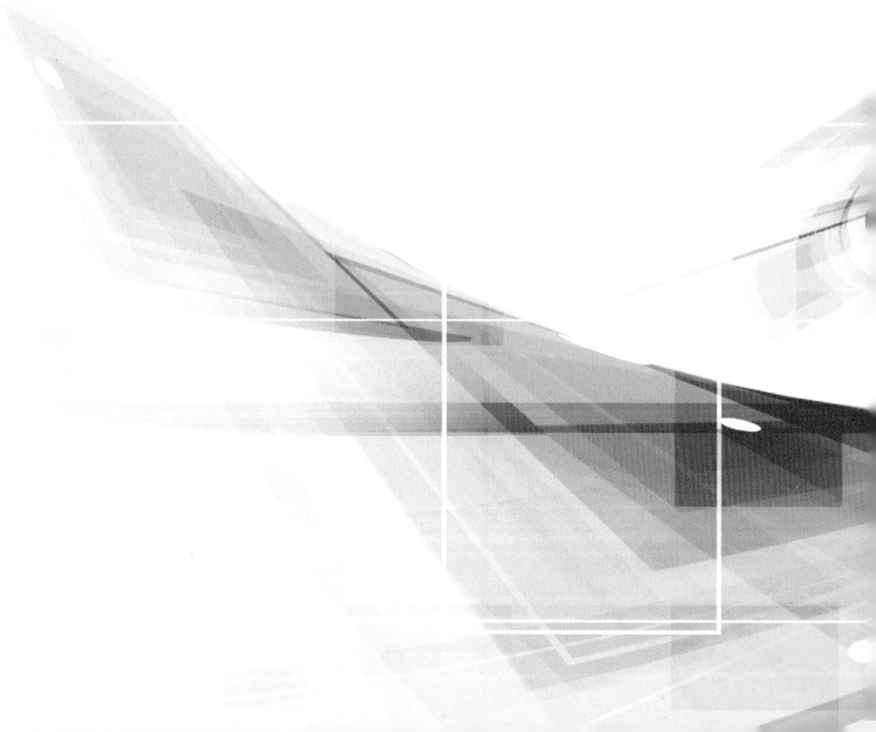

제7장
풍류공(風流功)

풍류공(風流功)이란 최소한의 동작으로 최대한의 기맥을 열어, 기운의 원활한 소통을 이루고 나아가 우주 에너지를 흡수하여 일생동안 무병장수케 하는 수련이다. 여기서 풍(風)이란 기운의 흐름을 바람에 빗대어 표현한 것으로, 풍류란 기운의 흐름을 원활하게 한다는 뜻이다.

풍류공은 크게 입식(立式)과 좌식(坐式)이 있다. 축기 과정에서는 주로 좌식을 운기 과정에서는 입식을 한다.

축기할 때에 좌식을 많이 하면, 정식 운기가 되지 않았다 하더라도 축기 그 자체만 가지고도 온몸의 기운을 조절할 수 있다. 물론 좌식 풍류공의 진짜 효과는 소주천을 할 때이다. 목이 돌아가지 못할 정도로 막혀 있는 옥침혈을 뚫을 때, 평상시에 좌식 풍류공을 제대로 한 수련생은 통증을 대폭 줄일 수 있다. 또한 이미 열린 임독맥을 넓히는 과정인 온양 과정도 순조롭게 넘어간다.

운기 후의 입식 풍류공은 다리 아래로의 기맥을 뚫는 데 효과적이다. 다리의 기맥을 열어 온몸의 氣를 활성화하는 공효가 있다. 또한 운기가 극에 이르면 氣가 임맥을 타고 올라오는 역주천이 일어나는데, 이때에는 그 고통이 큰 경우가 있다. 그 고통을 없애는 비법도 풍류공에 있다. 대주천 과정에 일어나는 역주천은 임맥을 넓히는 효과가 있는 반면 그 고통이 꽤 심하다. 따라서 평상시에 풍류공을 연마해서 그 난관을 잘 넘길 필요가 있다.

최소한의 동작과 시간으로 최대한의 효과를 보도록 만들어진 풍류공을, 너무 간단하다는 이유로 등한시 하는 경우가 종종 있다. 축기 과정에는 그 공효를 잘 모르는 것이 당연할 수 있지만, 운기 과정에 들어가면 확연히 달라진다.

풍류공은 오행의 원리에 맞추어, 목공(木功)과 화공(火功)과 토공(土功)과 금공(金功)과 수공(水功)으로 나누어진다. 행공의 핵심은 손에 있다. 지휘자의 손짓에 따라 악기가 연주되듯, 손의 움직임에 맞춰 모든 행공이 이루어진다.

풍류공은 일명 오행공(五行功)이라 하며, 불가(佛家)에서 비밀리에 전수되던 수련으로, 단예 선사를 통해 세상에 공개되었다.

1. 목공(木功)

목공은 나무가 떡잎을 제치고 하늘로 솟구치는 동작을 본뜬 공법으로, 온 몸의 막힌 기혈을 열고 하늘 기운을 받을 수 있는 토대를 마련해 주는 공효가 있다.

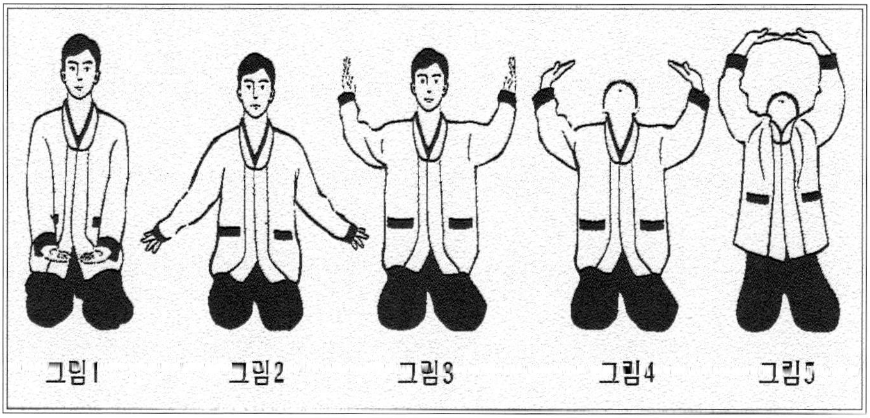

· 양 손바닥을 펴서 편안하게 무릎 위에 놓는다.-(그림1)

· 가슴을 펴면서 양팔을 자연스럽게 밖으로 향하게 한다.
-(그림2)

· 양팔을 위로 그대로 들어 올려 손목이 귀 정도 높이까지 오면 멈춘다. 손바닥이 서로 마주 보게 하며 좌우 어깨가 수평을 이루도록 한다.-(그림3) 여기까지 숨을 들이 마신다.

· 손목을 틀어 배구공을 토스하듯이 위를 향해 양팔을 힘차게 뻗으며 숨을 내쉰다.-(그림4)

· 뻗어진 팔이 완전히 펴지지 않게 한다.-(그림5)

2. 화공(火功)

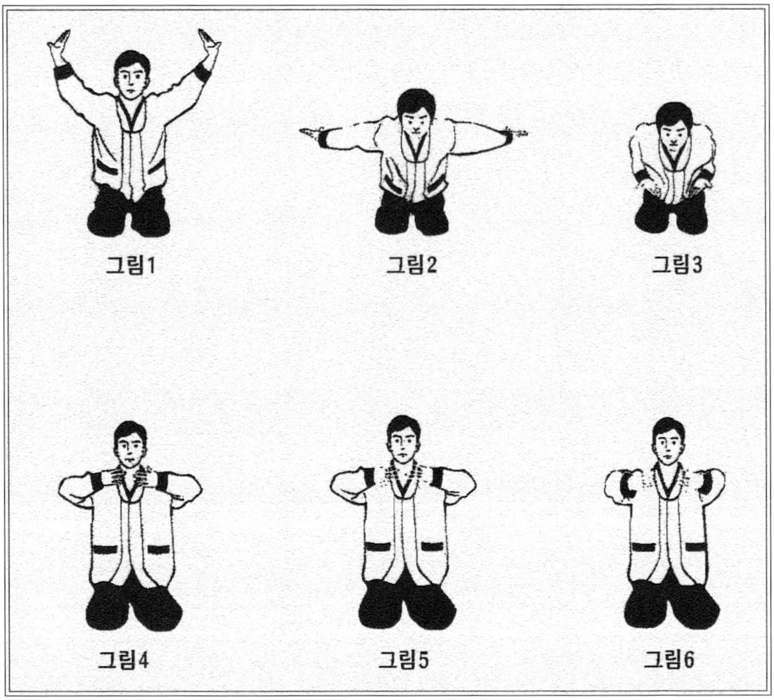

화공은 분열의 궁극에 달한 화기(火氣)가 폭발하는 형상을 본뜬 공법으로, 인체 내에 오래도록 쌓여 있는 탁기를 일시에 분출하는 효과를 지니고 있다.

· 목공의 팔을 위로 뻗은 동작에서 이어진다. 허리를 천천히 숙이면서 위에서 밑으로 삼각형을 그리듯 양팔을 내린다. 이때 손목이 꺾인 상태를 그대로 유지해야 한다.-(그림1)
· 점점 허리를 숙이면서 몸 뒤쪽까지 완전히 팔을 뻗는다. 양 손바닥은 위로 향하게 한다.-(그림2)
· 서서히 몸을 일으키며 손바닥이 위로 향한 상태에서 양 손바닥에 접시를 올려놓았다는 느낌을 가지고 안쪽으로 손목을 틀며, 손바닥을 위로 허리에 스치듯이 댄다.-(그림3)
· 가슴을 쫙 펴면서 양 손바닥이 몸과 수평을 이룬 상태로 가슴 높이까지 들어 올린다.-(그림4) 여기까지 숨을 들이 마쉰다.
· 엄지를 축으로 손바닥을 들어 올려 손바닥이 바깥쪽으로 향하도록 한 후 천천히 물건을 밀어낸다는 느낌으로 양팔을 힘차게 뻗으며 숨을 내쉰다.-(그림5~6)

3. 토공(土功)

토공은 토기(土氣)가 목화금수의 기운을 중재하고 조화를 이루는 것을 본 뜬 공법이다. 화공에 의해 흐트러진 인체의 기운을 다시 수습하여 균형을 잡아주는 효과가 있다.

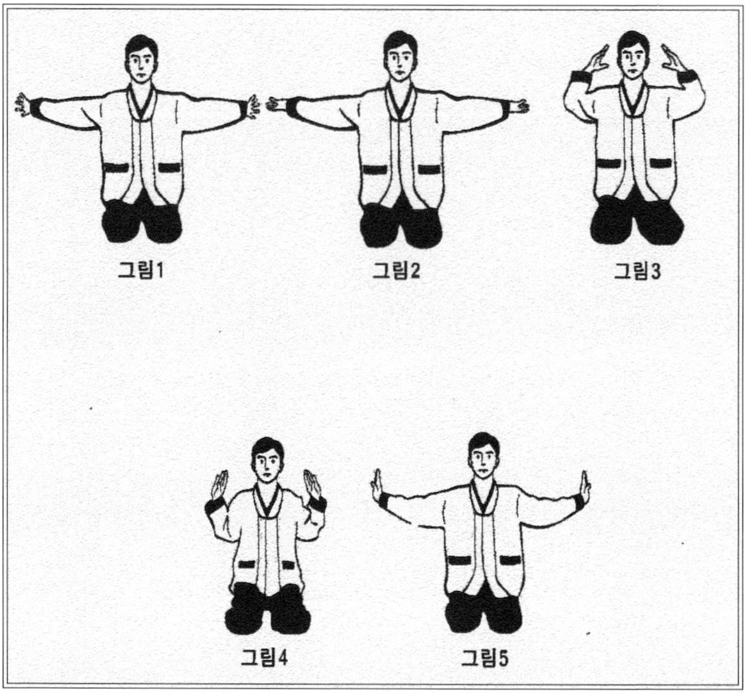

·화공에서 이어지는 동작이다. 손목을 안쪽으로 꺾은 상태를 유지하며 양 옆으로 팔을 벌린다.-(그림1)

·꺾여진 손목을 틀어 손바닥이 하늘을 향하도록 한다.-(그림2)

·팔은 그대로 수평을 유지한 채로 두고 양 손에 들어가 있던 힘을 풀면서 머리를 향하여 양팔을 들어 올려, 머리를 기준으로 삼각형이 될 때 멈춘다.-(그림3) 여기까지 숨을 들이쉰다.

·숨을 내쉬면서, 양 손바닥으로 머리 뒷부분을 위에서 아래로 쓸어내리듯 하며 목 부분까지 내려오면서-(그림4), 양 손바닥을 바깥쪽으로 향하도록 비틀어 주면서 가슴을 펴며 양팔을 몸 바깥쪽으로 힘차게 젖힌다.-(그림5)

4. 금공(金功)

금공은 목공과 화공, 토공에 의해 완전히 소통된 기맥을 자극하여 천기(天氣)를 끌어오는 공법이다. 피라미드 형태의 양손에 하늘 기운이 타고 내려 인체의 구석구석까지 퍼져 나가게 된다. 이때 기운이 상하거나 손상된 부위를 치유해주는 효과가 있다.

· 토공에서 이어진다. 양팔의 상박부가 수평을 유지한 상태로 양 손바닥을 몸 바깥쪽으로 향하게 하면서 가슴 높이가 될 때까지 내려준다.-(그림1)

· 엄지를 가슴에 대고 톱니바퀴가 돌아가듯이 손가락을 차례로 가슴에 닿도록 하며 위를 향해 올라간다.-(그림2)

· 양 손바닥으로 머리의 뒷부분을 아래에서 위로 쓸어 올리듯 올라가 정수리 위에서 양 손의 손끝을 모아 피라미드 모양을 만든다.-(그림3) 손끝의 모양을 피라미드로 만들 때까지 숨을 들이쉬고, 그 상태에서 숨을 내쉰다.

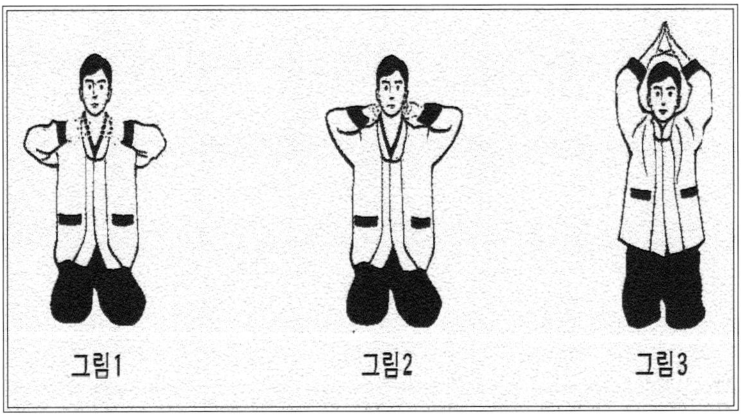

5. 수공(水功)

수공은 수기(水氣)가 양기(陽氣)를 체포하여 통일로 복귀하는 것을 본뜬 공법이다. 정기신을 통일하여 지고한 경계에 몰입하는 효과가 있다. 운기가 어느 정도 수준에 이르러, 풍류공을 몇 번 돌려주다 보면 수공의 단계에 이르러서 선정에 쉽게 몰입하게 된다.

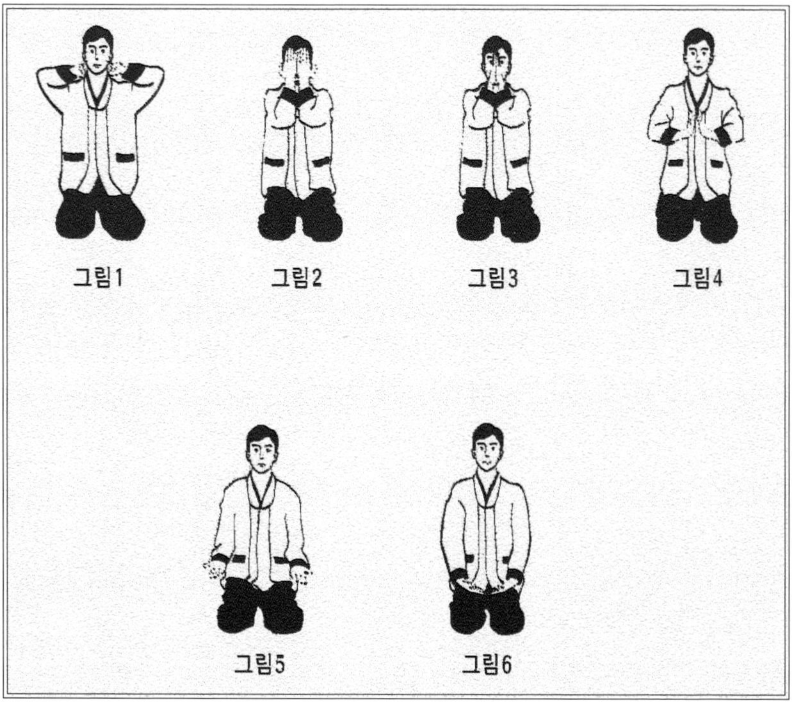

· 금공에서 이어진다. 양 손바닥으로 머리 뒷부분을 위에서 아래로 쓸 듯이 내려와 목 부분에서 멈춘다.-(그림1)

· 양 손바닥으로 목 뒤에서 원을 그리듯이 귀를 지나 얼굴을 감싼다.-(그림2) 여기까지 숨을 들이쉰다.

· 숨을 내쉬면서 얼굴 쪽을 감싸고 있던 손바닥을 서로 마주 보게 한 후-(그림3), 손바닥을 마주 보게 한 채로 최대한 아래까지 내려온다.-(그림4)

· 숨을 마시면서 손바닥을 위로 향하게 틀어 주며 양손을 옆구리 뒤쪽으로 최대한 끌어당긴다.-(그림5)

· 숨을 내쉬면서 완전히 힘을 빼며 양손을 무릎으로 가지고 온다.-(그림6)

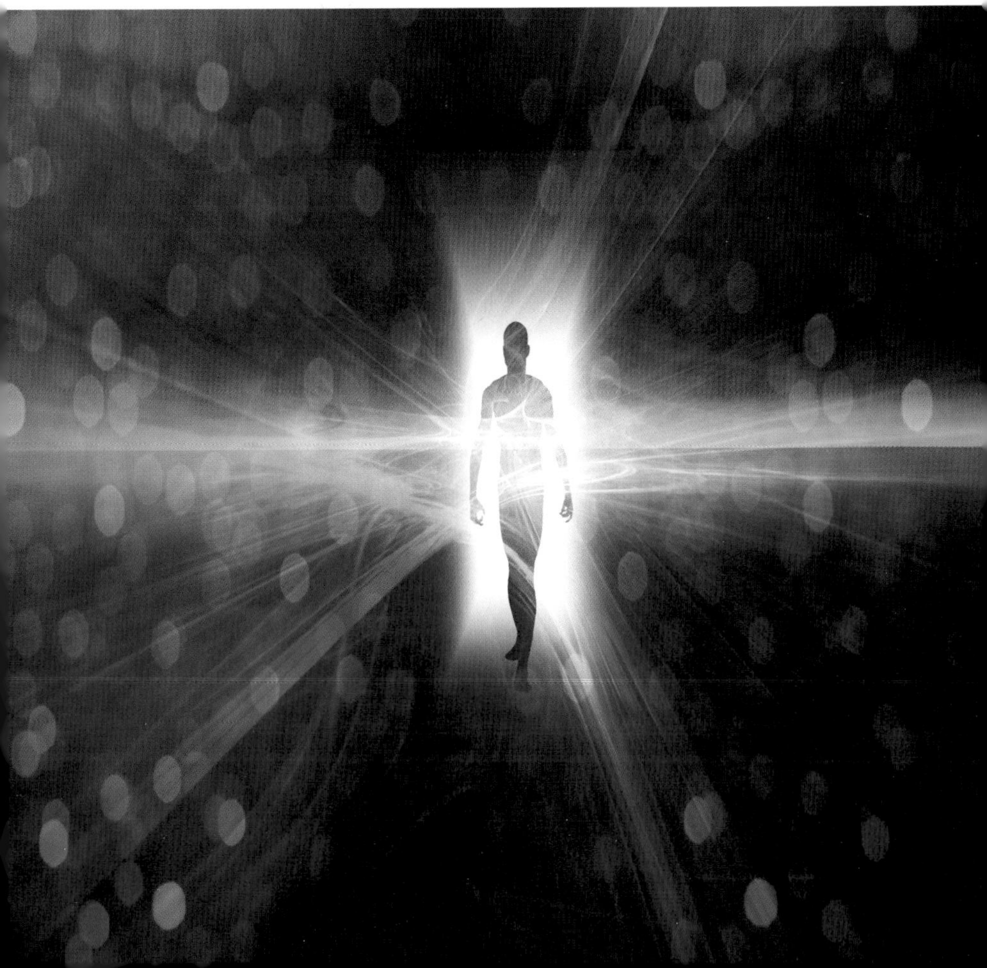

부록1. 《단군세기》에 나온 태극선법

《단군세기(檀君世紀)》는 고려 시대에 살았던 행촌 선생 이암 문정공이 전한 책으로, 아사달에 도읍을 정하여 조선이라는 나라 이름을 사용한 1세 단군 왕검으로부터 47세 단군 고열까지 2096년 동안 각 단군의 재위 기간에 있었던 주요 사건들이 편년체로 기록되어 있다.

交挹加右手 行三六大禮
交挹者 右揖默子 左揖默亥
而加右手 作太極形也
古者 跪必先揖也 拜必先揖也乃禮之常也
揖之爲言聚也 聚心拱手而念天也
跪者順也 順氣合膝而地也
拜者獻也 獻身叩頭而報先也
獻一作現也
頭至手日拜手 頭至地日叩頭
叩頭卽稽顙也

손바닥을 마주하며 지긋이 누르니라. 그러면서 손을 위로 올리면서 세 마디와 여섯 마디로 되는 큰절을 행하니라
손바닥을 마주하며 누르는 것은 오른 쪽은 하늘 기운과, 왼 쪽은 땅 기운과 고요한 가운데 교감하고자 함이니라

이렇게 손을 하늘로 올리며 천기를 받노라면 단전에 천지 기운이 모여 쌍도태를 이루나니, 그 형상이 바로 태극이니라

옛 적에는 일상적으로 무릎 꿇거나 절하기에 앞서 먼저 읍(揖)을 하였는데, 이 읍에 바로 절법의 비의가 숨어있노라

읍이란 '모으는 것' 이니라. 마음을 가지런히 모으고 손을 마주하여 하늘 기운을 인체에 모으는 것이니라

무릎을 꿇어앉음은 순리를 따름이니라. 기운의 흐름에 따라 무릎을 꿇고 천지와 일체가 되는 것이니라

이렇게 절을 함에 있어서 온 정성을 기울여야 하나니, 예를 정성껏 갖추고 머리를 조아려 천지신명의 은혜를 기리는 데서 밝은 기운이 단전에 나리게 되는 것이니라

1. 交挹加右手 行三六大禮

【直譯】 교차하고 누르고 손은 위로 올리면서 세 마디와 여섯 마디로 되는 큰절을 행한다.

【註解】

· 교(交)란 마주하는 손이 서로 교차하는 방향으로 나아가는 것을 말한다.

· 읍(挹)이란 '누른다' 는 뜻과 '예를 올린다' 는 읍(揖)의 뜻을 가지고 있다. 누르면서 읍(揖)을 올리는 것으로, 양손을 지긋이 누르면서 읍(揖)을 올린다는 뜻이다.

· 가(加)란 '덧붙여' 란 의미로 쓰였다.

· 우(右)란 '올린다' 는 타동사로 쓰였다.

· 삼육(三六)이란 읍을 구성하고 있는 큰 마디, 삼좌육입(三坐六立)을 말한다. 삼좌란 상고좌(上告坐)→정고좌(正告坐)→상고좌(上告坐)의 3가지 앉은 자세를, 육입이란 평경읍(平敬揖)→정경읍(正敬揖)→정입읍(正立揖)→○→정입읍(正立揖)→정경읍(正敬揖)→평경읍(平敬揖)의 6가지 선 자세를 말한다.

· 대례(大禮)란 하늘에 올리는 천제(天祭)를 말한다.

2. 交挹者 右揖默子 左揖默亥

【直譯】 교차하고 누르는 것은 오른 쪽은 하늘 기운(천수)과, 왼쪽은 땅 기운(지수)과 고요한 가운데 교감하고자 함이다.

【註解】

· 교읍(交揖) : 마주하여 밀고 누르기 위해서는 필히 좌우가 있어야 한다.

· 우(右)란 음(陰)이다. 음은 양(陽)인 하늘을 향해 나아간다.

· 좌(左)란 양(陽)이다. 양은 음(陰)인 땅을 향해 나아간다.

· 자(子)란 양(陽)이며 오행에 해당되는 것은 수(水)이다. 여기서 水는 精과 氣가 합해 이루어진 진기(眞氣)를 말한다. 따라서 子란 하늘 기운을 뜻한다.

· 해(亥)란 음(陰)이며 오행에 해당되는 것은 수(水)이다. 즉 땅에 있는 수이다. 그래서 亥란 땅 기운을 말한다.

· 묵(默)이란 공(空)의 성질을 말한다. 空을 통해야만 진기를 빨아 들일 수 있다.

3. 而加右手 作太極形也

【直譯】 이런 이유로 말미암아 손을 하늘로 올리며 천기를 받노라면 인체에 태극 형상이 이루어지게 되는 것이다.

【註解】

· 이(而): 앞의 문장을 이어서 결론을 유추한다.

· 가(加): 앞의 문장인 '하늘 기운과 땅 기운과 교감하는 데다가 덧붙여서' 란 뜻이다.

· 우(右): 하늘을 향해 올린다. 손을 하늘로 뻗쳐 천기를 받아 내린다는 뜻이다.

· 작태극형야(作太極刑也): 인(人)이 천(天)과 지(地)와 조화를 이루면서 태극의 무늬가 인체에 드러나게 된다는 뜻이다.

4. 古者跪必先揖也 拜必先揖也乃禮之常也

【直譯】 옛 적에는 무릎 꿇기에 앞서 먼저 읍을 하였고, 절하기에 앞서서도 먼저 읍을 하였는데 바로 일상적인 관습이었다.

【註解】

· 궤(跪): 무릎을 꿇어 균형 잡힌 자세를 말한다. 이때 양발을 일본식으로 포개지 않고 반듯하게 붙여야 한다.

· 읍(揖)이란 두 손을 교읍(交揖)하며 허리를 숙여 예를 올리는 법이다. 서서하는 입법(立法)과 앉아서 하는 좌법(坐法)이 있다.

· 배(拜)란 상체를 땅과 완전히 일치시키는 가장 공손한 절로 정례읍(正禮揖)이라고 한다.

5. 揖之爲言聚也 聚心拱手而念天也

【直譯】 읍(揖)을 가리켜 '모은다' 라고 한다. 마음을 모으고 손을 마주하며 하늘(하늘님, 진리)을 기리는 것이다.

【註解】

· 취(聚): 정성을 다하는 마음 자세를 말한다.

6. 跪者順也 順氣合膝而地也

【直譯】 무릎 꿇어앉음은 순리를 따름이다. 기운의 흐름을 따라 무릎을 꿇고 지(地)와 일체가 되는 것이다.

【註解】

· 순기합슬이지야(順氣合膝而地也)의 구조는 '순기-합-슬이지-야' 로 된다. 슬이지는 합에 연결된다.

· 합(合)이란 사람인(人)+하나일(一)+입구(口)이다. 즉 한 사람이 한 입으로 애기하는 것 처럼 일체가 되었다는 뜻이다. 합(合)은 동(同)과 구별된다. 동(同) 또한 한목소리(一+口)이지만 큰 테두리인 '冂' 이 싸고 있다. 즉 단체나 조직에 가입하여 한 목소리가 된 것으로, 무위(無爲)한 합(合)에 비하여 지극히 작위(作爲)적이라 할 수 있다.

7. 拜者獻也 獻身叩頭而報先也

【直譯】 절을 한다 함은 온 정성을 기울이는 것이다. 예를 정

성껏 갖추고 머리를 조아려 선영(先靈)의 은혜를 기리는 것이다.

8. 獻一作現也

【直譯】 정성을 다하는 데서 밝음이 처음으로 드러나는 것이다.

【註解】

· 일(一): 처음이란 뜻으로 쓰였다.

· 현(現): 밝을 현(現)자로 쓰였다. 작(作)의 목적어인 '밝음'이라는 명사로 사용되었다.

9. 頭至手曰拜手 頭至地曰叩頭

【直譯】 머리 위로 손을 올리는 것을 배수(拜手)라 하고, 머리를 땅에 이르도록 굽히는 것을 고두(叩頭)라 한다.

10. 叩頭卽稽顙也

【直譯】 고두는 이마가 땅에 닿도록 굽혀 절하는 것이다.

부록2. 원방각의 원리

단군 사상의 일부로서 현세에 전해 오는 것 가운데 원방각(圓方角)이 있다. 대개 '천원지방(天圓地方)'이라 하여 원은 둥근 하늘을, 방은 네모난 땅을, 각은 사람(人)의 머리와 두 다리를 가리킨다고 한다. 그런데 원방각이란 이러한 단순한 우주관에서 그치는 것이 아니다. 여기에는 오묘한 삼라만상의 법칙이 숨어 있어, 가히 단군 사상의 정수라 할 수 있다.

그렇다면 원방각의 원리는 어떠한 것인가?

원방각에서 '원'은 자존하며, 불변하며, 영원한 한얼을 지칭하는 것으로, 우주 전역에 내재하는 근본 바탕으로서의 제1원인을 상징한다. '각'은 정기신 셋이 삼위일체로 어우러져 만물 창조를 위해 끊임없이 작용하는 것을 상징한다. 따라서 기존과 같이 '삼각'으로 그려야 마땅하다. 그런데 '방'에 있어서는 의견이 분분하다. 대부분 사각을 쓰지만 어떤 이들은 팔각이 맞다고 주장한다. 모두가 일리 있는 주장으로, 사각과 팔각을 함께 써야 방(方)의 의미가 한층 살아나게 된다. 온 누리를 가리켜 '사방 팔방'이라 하듯이, 사각과 팔각이 체(體)와 용(用)을 이루어야 만물의 변화가 조장될 수 있다. 이는 마치 사각인 하도(河圖)와 팔각인 낙서(洛書)가 만나 생극(生剋) 활동을 전개하는 것과도 같다.

사방은 소양(少陽), 태양(太陽), 소음(少陰), 태음(太陰)의 사상(四象)을 말한다. 사상이란 존재의 최소 구조이다. 가령 두 개나 세 개의 꼭짓점으로는 입체 구조를 만들 수 없다. 최소한 네 개가 되어야 한다. 마찬가지로 음양이 1차 분열하여 이루어진 사상의 네 축은 존재의 최소 마디가 된다.

한 때 피라미드에서 氣가 나오는 것이 입증되어 세상을 놀라게 한 적이 있다. 한 과학자는, "과거에는 피라미드의 건축 과정이 불가사의라고 여겼는데, 현대에는 그것보다 피라미드의 구조에서 어떻게 에너지가 나오는가 하는 점이 더 큰 불가사의다"라고 말하기도 했다. 그런데 사실 동양철학에서 보면 피라미드에서 氣가 생성되는 이치는 단순하다.

만물의 최소 구조인 사상(사각)을 평면에 깔고 그 위에 꼭지점을 세워 연결하게 되면, 사상(사각)이 한 점에서 통일되어 술공(戌空/眞空)이 형성된다. 이때 상계(象界)의 氣가 술공을 통해 솟아나 사각 뿔 안을 채우고 무게 중심에 단전이 맺히듯 정점을 이룬다. 그리고 다시 주위로 퍼져 일정 공간에 기파(氣波)가 차게 된다.

이 원리를 심층적으로 파고들면 더 많은 氣를 농축해 에너지로 활용하는 방안이 나올 수 있다. 어쨌든 '방'의 체(體)인 사각(사상)은 존재 구조를 기준으로 한 것으로, 만물을 지탱하는 대들보라 할 수 있다.

'방'의 용(用)은 팔각으로 전개된다. 오행은 토(土)를 중심으로 목화금수(木火金水)가 사방에 위치하며 변화하는데, 이것은 원리일 뿐 실제 변화 양상은 아니다. 실제 변화에 있어서는 오행이 음양작용(파동성)에 의해 '갑을병정무기경신임계(甲乙丙丁戊己庚申壬癸)'의 천간(天干)으로 작용한다. 또한 육기(六氣)도 마찬가지로 음양 작용(파동성)에 의해 '자축인묘진사오미신유술해(子丑寅卯辰巳午未申酉戌亥)'의 십이지지(十二地支)로 작용한다. 이때 위치를 중심으로 하면 9방이 되고, 실제 변화를 기준으로 하면 8방이 된다. 이것을 구궁팔풍(九宮八風) 운동이라 한다. 이런 점에서 방(方)이란 곧 '팔각(팔방)'의 의미도 지니게 된다.

정리하면, 방에는 사방과 팔방이 있으며, 사방은 하도의 상생(相生)원리, 팔방은 낙서의 상극(相剋)원리를 지녀 상호 견제와 균형을 통한 질서 창출의 기틀이 된다. 사방은 사상을 기본 축으로 하여 존재의 최소 마디를 형성하고, 또한 술공의 형성을 통해 초공간의 문을 연다. 반면 팔방은 팔풍 운동으로 우주 변화의 근본 원리를 삼고, 다시 인간의 정신에 관여하여 현묘한 정신세계를 구축한다. 고로 사방 팔방을 모두 알면 우주 변화 원리의 묘리를 엿볼 수 있다.

요즘 피라미드를 이용해 단전호흡이나 명상을 하는 일이 빈번해졌다. 이제 팔각을 이용하여 정신을 계발하는 시스템이 등장할 날도 멀지 않을 듯싶다.

현재 한중일 3국에서 쓰는 석가탄신일인 4월8일은 원방각의 영향을 받은 것으로 보여진다. 사실 석가탄신일은 의견이 구구하여 정설이 없는 상태이다. 인도, 미얀마, 스리랑카 등의 남방불교에서는 2월 15일을 석가탄신일로 경축한다. 그런데 한국, 중국, 일본은 4월8일로 삼았다.

인도의 각종 원전들에는 석가 세존이 바이샤카 월의 보름달이 뜨는 날 초저녁별이 보일 무렵 태어난 것으로 되어 있다. 바이샤카는 두 번째 달인 2월을 가리키므로 이에 따르면 2월15일이 된다. 우리 나라도 옛적의 기록들을 들춰보면 모두 2월15일로 집중되어 있다. 대표적인 예로 고려 태조 때는 2월15일에 연등제를 했다.

그런데 한중일 3국이 뜬금없이 4월8일로 석가탄신일을 잡았다. 이 점에 대해서 일부 학자들은 잘못된 역법의 환산 때문이라고 한다. 그러나 2월15일과 4월8일의 차이는 역법 환산의 오차 범위를 초과하고 있다. 금(金), 요(遼) 등의 북방 불교에서 2월8일로 잡은 것이 바로 역법의 환산 차이에 해당한다 하겠다.

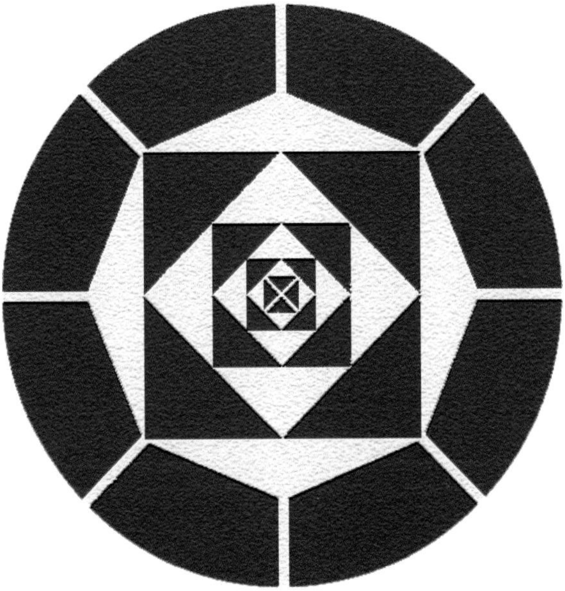

원방각 도상

한중일 3국만 석가탄신일을 4월8일로 잡은 데에는 중대한 의미가 있다. 어떤 착오에 의해서 4월8일이 된 것이 아니라, 바로 단군의 4방8방인 원방각의 원리에 입각해 그렇게 잡힌 것으로 보여진다. 이 지역권에서 부처님의 정신을 기리기 위해 세운 불탑의 대부분이 사각과 팔각의 조합에 의해 세워진 것이나, 불교의 심법을 '卍'으로 삼아 사각과 팔각을 동시에 표현한 것은 이 점을 반증한다 하겠다. 지면 관계상 불법의 근원에 대해서는 생략하나 머지 않아 그 내원(來源)이 속속들이 밝혀질 것으로 본다.

요컨대 원방각 도상이란 절대 진리인 한얼에서 비롯된 정기신 삼극(三極)이 사상(四象)의 최소 구조로써 팔풍 운동을 전개하며 우주 전역으로 퍼져 나가는 원리를 설명해 주고 있다. 한얼이라는 '○' 안에서 정기신 '△'이 기본 구조인 사상(四象)의 '□'을 토대로 팔풍 운동인 ''을 전개하는 것, 이것이 원방각의 알파와 오메가이다.

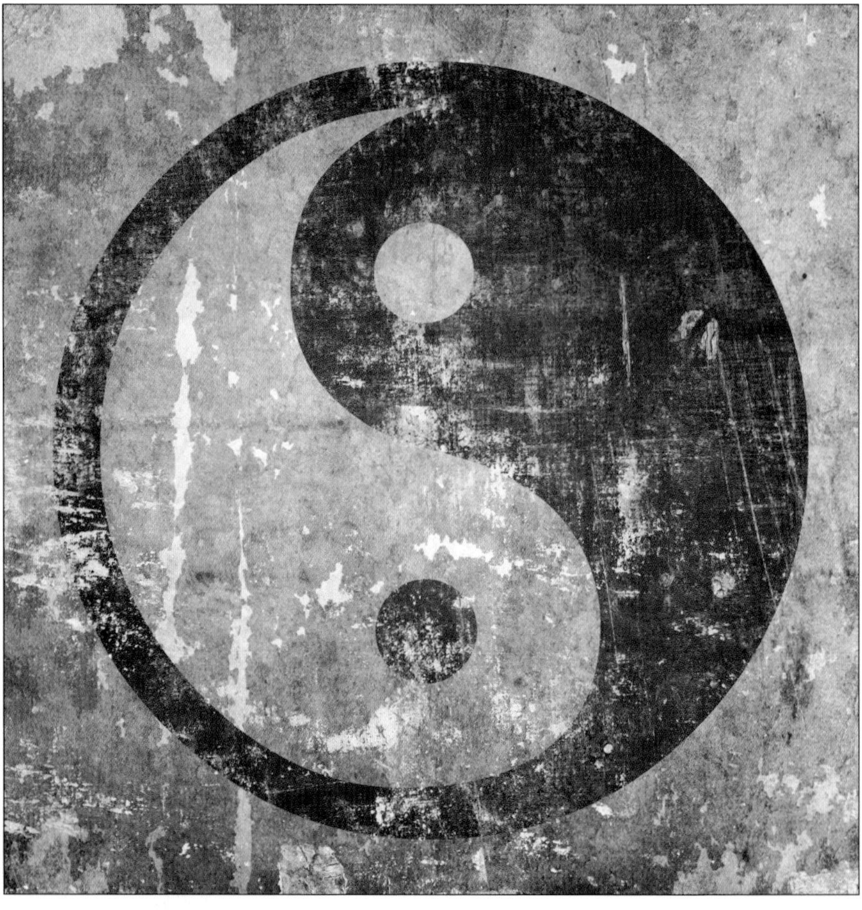

원방각 도상 해설

1

사각과 팔각이 동시에 일원 상에 들어 있다. 사방과 팔방, 사상과 팔괘, 하도와 낙서, 상생과 상극, 구궁과 팔풍을 상징한다. 여기서 구궁(九宮)은 하도와 같이 4방으로 배치된다. 사각과 중앙의 점이 어우러지면 목(木), 화(火), 토(土), 금(金), 수(水)의 오행이 된다. 오행은 우주 전역에 적용되는 변화의 중심 원리이다.

2

사각과 팔각의 모서리의 합을 더하면 열 둘인데, 이것은 자(子), 축(丑), 인(寅), 묘(卯), 진(辰), 사(巳), 오(午), 미(未), 신(申), 유(酉), 술(戌), 해(亥)의 12지지를 상징한다. 12지지는 북두칠성과 오태성(카시오페이아)이 북극성의 축을 타고 내려 형성된 지구 고유의 파장이다.

3

사각의 수는 모두 일곱이다. 이것은 7주기로 운행하는 기파(氣波)를 상징한다. 단군신화에 나오는 삼칠일(三七日) 공부나, 세존이 칠칠일(七七日)만에 성불한 것은 모두 7주기에 따른 것이다.

4

삼각은 질료에 해당하는 정기신 삼극을 상징한다. 완전한 앎에 도달하기 위해서는 정기신 세 축으로써 접근해야 하는데, 이것이 밝은임 단군의 삼일철학(三一哲學)이다. 우리는 예로부터 복삼(福三)이라 하여 '3' 이라는 숫자를 좋아했다. 3월3일은 삼짇날이라고 떡을 해먹고, 10월3일은 개천절이라고 천제를 올렸다. 민족의 시조인 환인, 환웅, 단군을 삼성(三聖)이라 불렀고, 자손의 잉태를 주관하는 신을 삼신(三神), 그리고 하늘님을 삼신상제(三神上帝)라 불렀다. 심지어 우주 변화의 원리마저 삼태극에서 찾았다. 그래서 민족의 경전인 《천부경》은 3의 원리로 풀었고, 《삼일신고》는 노골적으로 3의 의미를 표제화하였다. 이렇게 3이란 숫자는 민족 얼의 상징이 되어 왔다.

5

삼각의 수는 모두 28개이다, 이것은 천체 운행의 중심인 28수(宿)에 따른 것이다. 28수란 다음과 같다. 각(角), 항(亢), 저(氐), 방(房), 심(心), 미(尾), 기(箕), 두(斗), 우(牛), 녀(女), 허(虛), 위(危), 실(室), 벽(壁), 진(軫), 익(翼), 장(張), 성(星), 류(柳), 귀(鬼), 정(井), 삼(參), 자(觜), 필(畢), 묘(昴), 위(胃), 루(婁), 규(奎).

6

《천부경》에 보면 '삼대삼합(三大三合)' 이란 구절이 있다. 이상의 원방각 도상을 잘 보면, 중심에서 바깥으로 향할수록 삼각이 커지고 있으며(三大), 이때 삼각이 서로 합해져서(三合) 사각을 이루고 있다.

《천부경》의 글자 총합이 81인 것과, 노자의 《도덕경》이 총 81장으로 구성된 것도 원방각의 원리에 따른 것이다. 81이란 3×3×3×3으로, 3이 4와 어우러져 변화하는 모습이다. 즉, 정기신 삼극이 사방의 원리로 증폭하면서 변화를 창출하는 것이다.

7

《천부경》에 보면 '삼(三)을 움직여 사(四)를 이루고, 이렇게 되면 오(五)와 칠(七)의 순환이 이루어진다(運三四成環五七)' 고 했다. 이상의 원방각 도상과 부절이 합하듯 들어맞는다.

8

요컨대 원방각 도상을 이상과 같이 그려야만 동양 철학의 정수가 모두 담기게 된다. 한얼의 품 안에서 정기신 3극이 어떻게 삼라만상을 지탱하고 변화시키는지를 총괄적이면서도 일목요연하게 표현하게 된다.

실로 동양의 정신 문명은 이상의 원방각 도상 하나로 모두 함축될 수 있으니, 단군 사상의 위대함에 절로 고개가 숙여진다 하겠다. 원방각은 천지 변화의 공식이며, 따라서 원방각을 이용하면 베일에 싸인 삼라만상의 실상을 남김없이 벗겨낼 수 있다. 원방각은 가히 인간과 우주의 비밀을 푸는 만능 열쇠인 것이다.

9

세간에는 도상에서 氣가 방출되는 것이 과학자들에 의해 속속 밝혀지고 있다. 입체적인 피라미드를 비롯하여 평면적인 육각형, 히란야… 등 셀 수 없는 상징물들이 활기를 치고 있다.

오는 시운을 볼 때 참으로 반갑고 마땅한 일이다. 그러면서도 마음 한구석에는 못내 아쉬움이 남는다. 우리 거레의 진통적이면서도 더욱 강력한 氣의 파워를 지닌 도상이 없는가 하는 점 때문이다. 물론 전해오는 원방각 도상이 있긴 하지만 구조 자체가 비딱하고 통일성이 없다. 또한 조화와 회전과 氣의 농축이란 면에서 불합리하게 되어 있다.

이 점을 분명히 알게 되면서 단예 선사께서 원방각 도상을 새로 그리게 되었다. 수 천년 전에 우리 선조가 쓰던 것을 새롭게 진일보시킨 것이며 하나의 도상으로 온 우주의 법칙을 함축, 통일하여 공식화하였다.

이 도상은 조화를 통한 순환이 일어나고 그 와중에 氣의 농축이 일어나 신묘한 기파를 자아낸다. 게다가 氣 자체에서 끝나는 것이 아니라 정신의 영역까지 퍼져 나가 결국 정신계발이라는 인간 존립의 목적까지 효험을 주게 된다. 따라서 현재까지 나온 그 어떤 상징물에 비할 바가 아니니, 수행자를 비롯하여 모든 사람들이 이 도상을 널리 사용하여 홍익인간의 이상에 한발 더 접근하게 되길 간절히 바라는 바이다.

원방각 도상을 사용함에 한 가지 주의할 점이 있다. 이 도상의 근원이 밝은임 단군이며, 더 나아가 하늘임이고, 그 하늘임은 바로 모든 사람들의 마음속에 담긴 한 마음, '한얼' 임을 인식하는 것이다. 그래야만 원방각 도상의 파장과 소유자의 파장이 조화를 이루어 영험을 자아내게 된다.

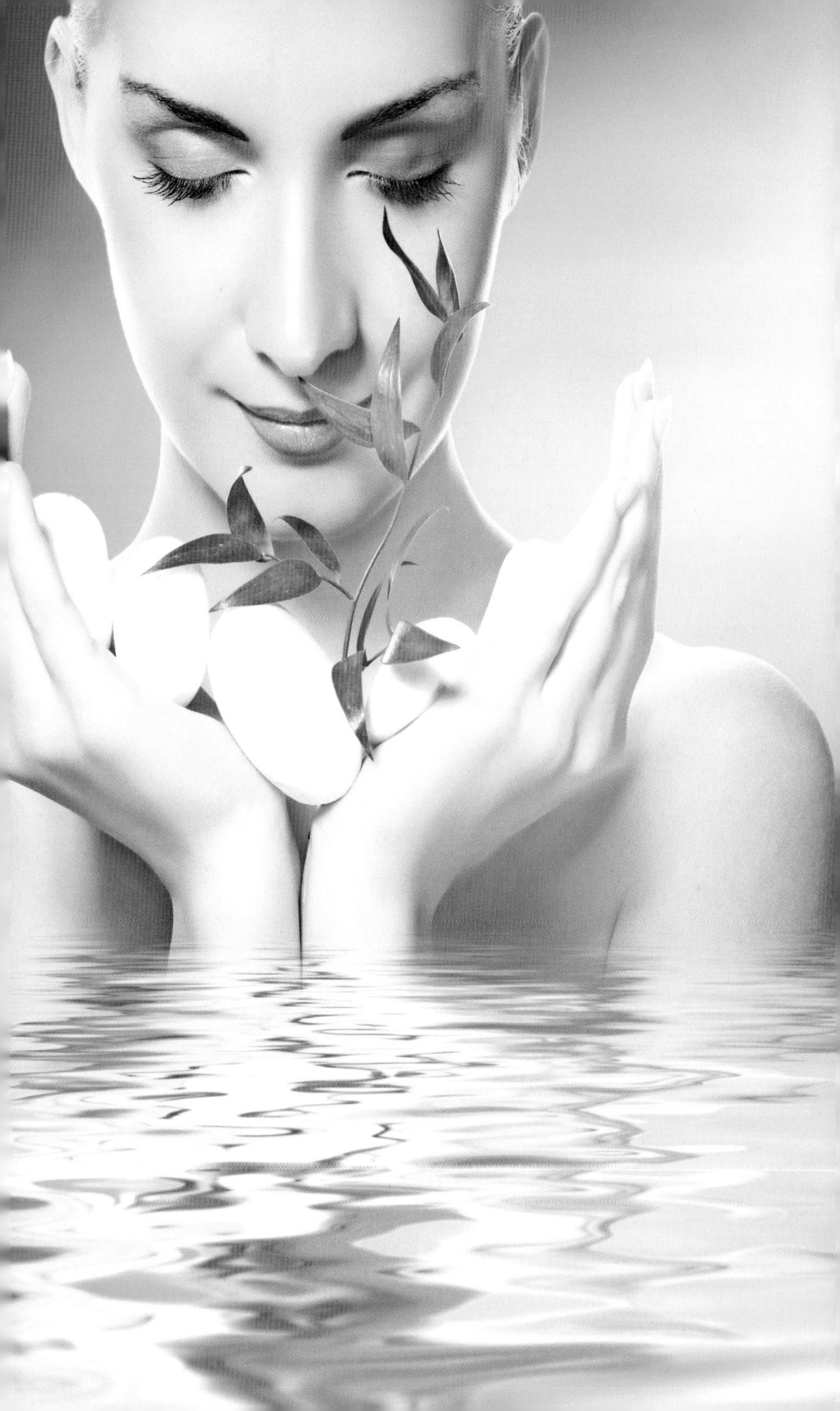

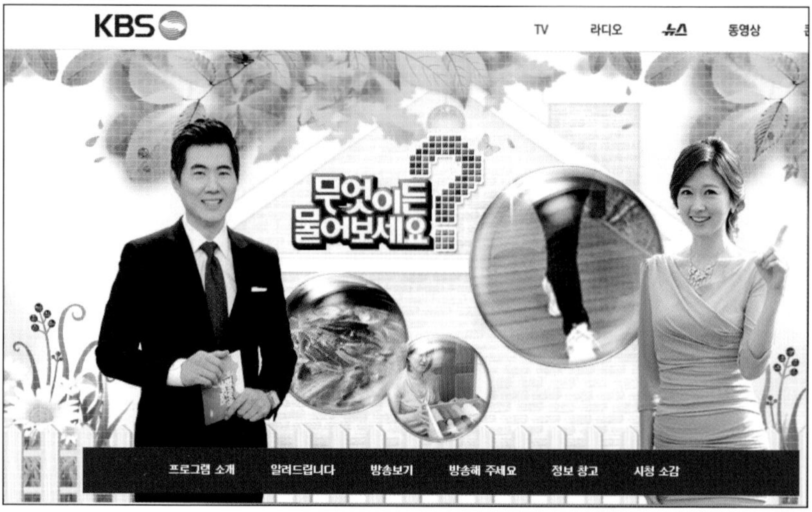
KBS
TV
라디오
뉴스
동영상
무엇이든 물어보세요
프로그램 소개
알려드립니다
방송보기
방송해 주세요
정보 창고
시청 소감

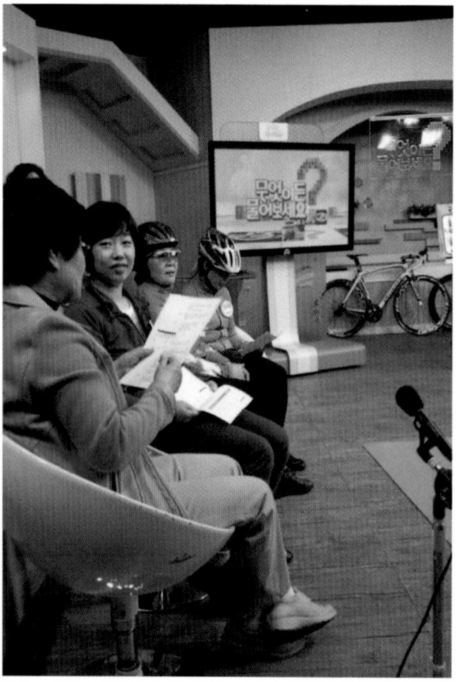

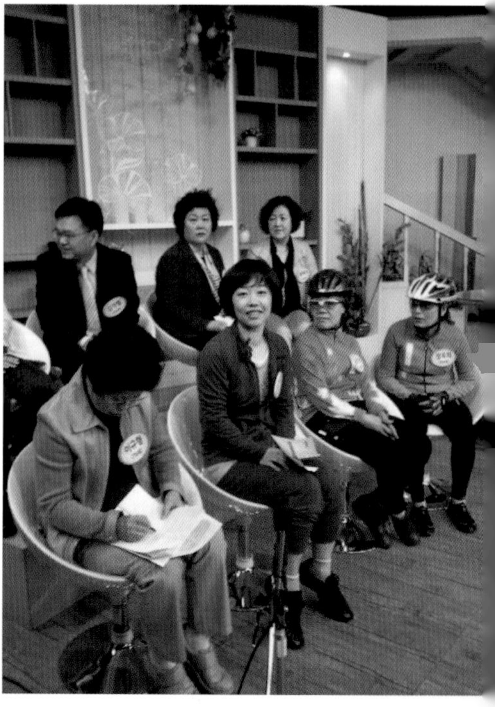

KBS 무엇이든 물어보세요

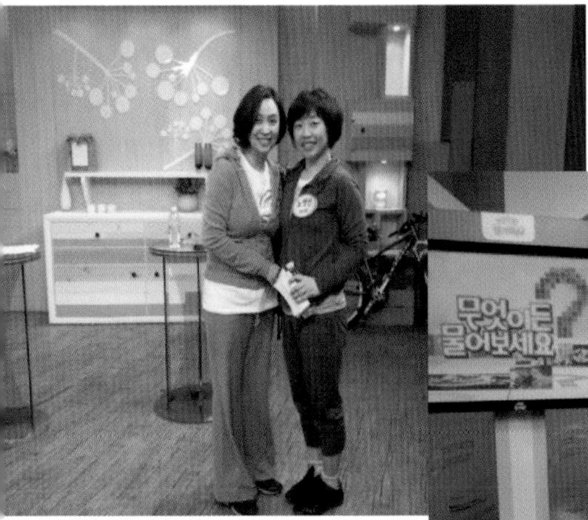

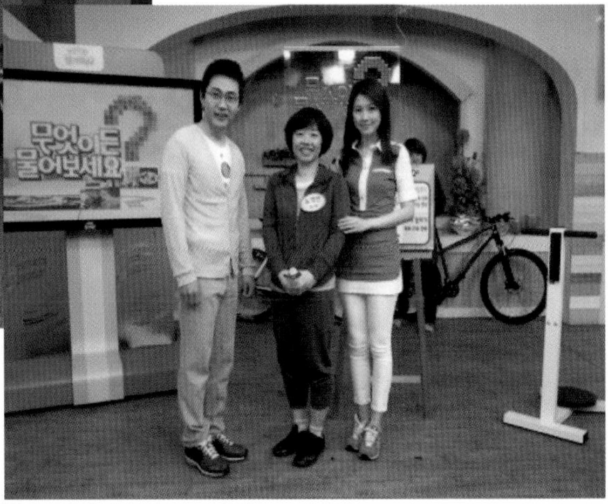

노영선 태극선법 수련생님이,
고혈압을 극복하게 된 과정에 대해 설명하고 있다.
호흡과 몇 가지 동작만으로 극복했다고 하여 모두들 믿지 못하는 분위기였지만
의학적 증명이 뒤따르자 분위기는 반전됐다.

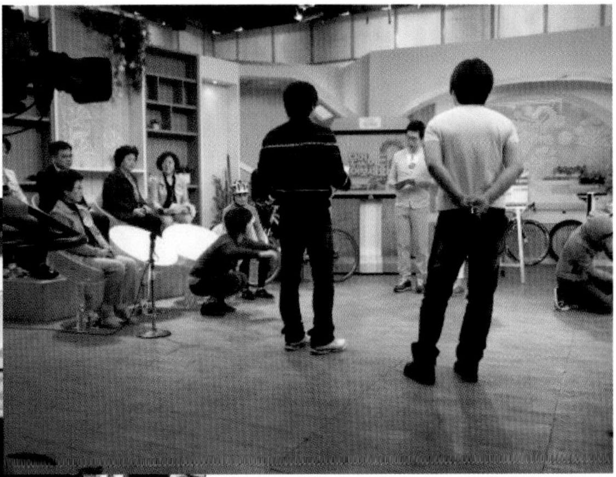

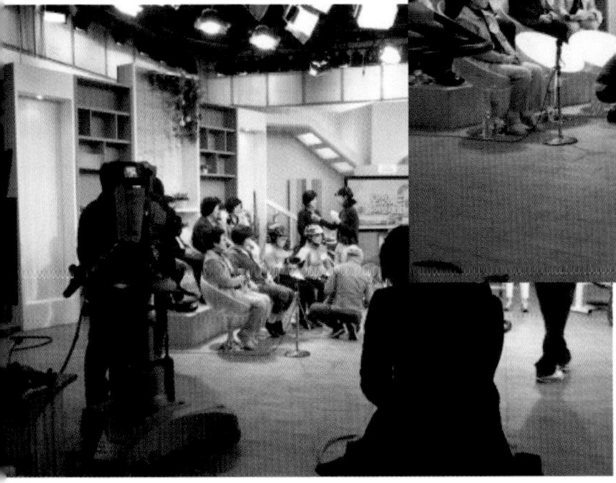

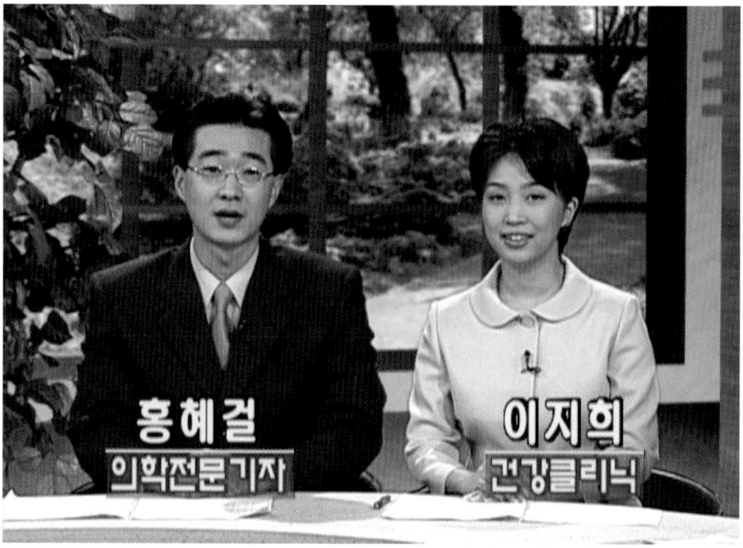
홍혜걸
의학전문기자
이지희
건강클리닉

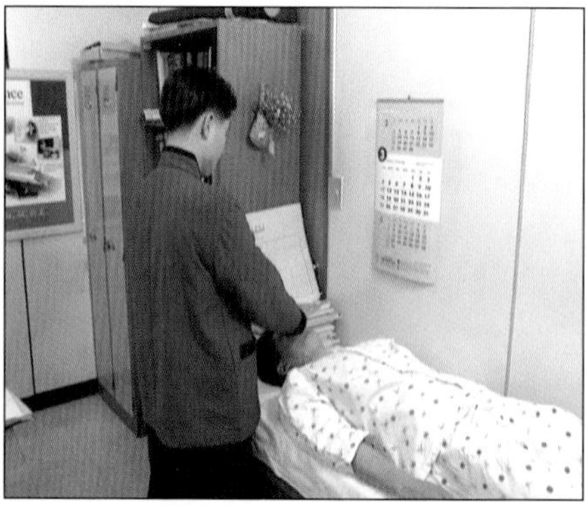

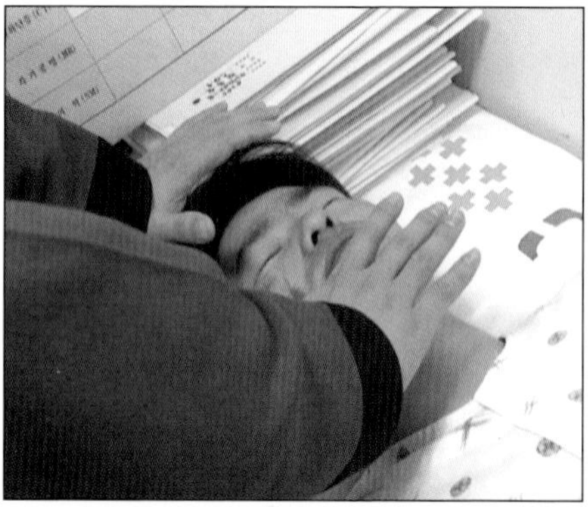

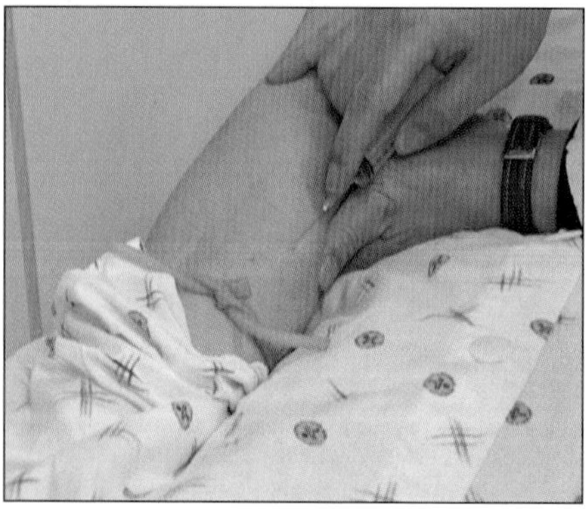

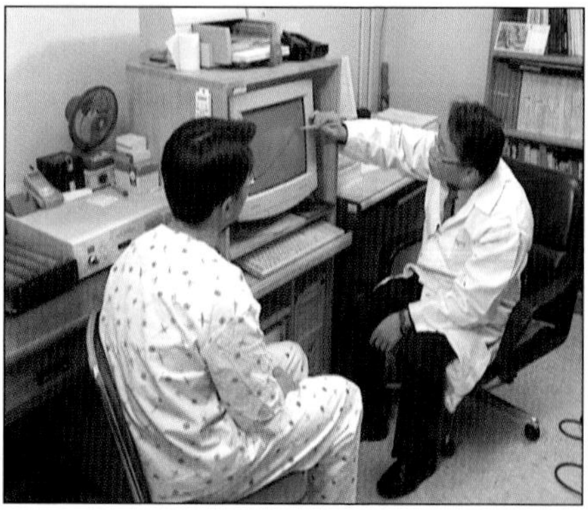

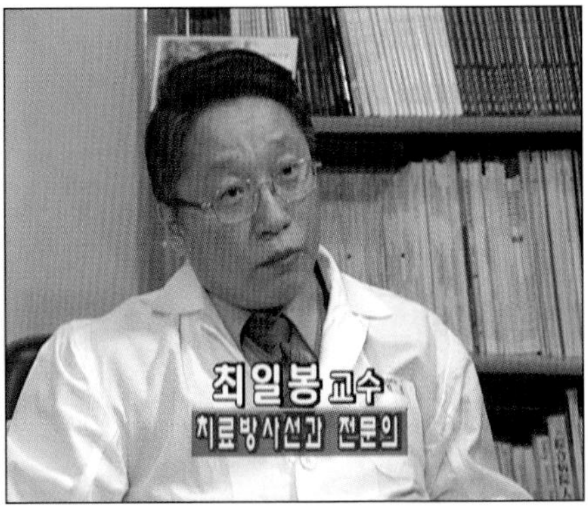

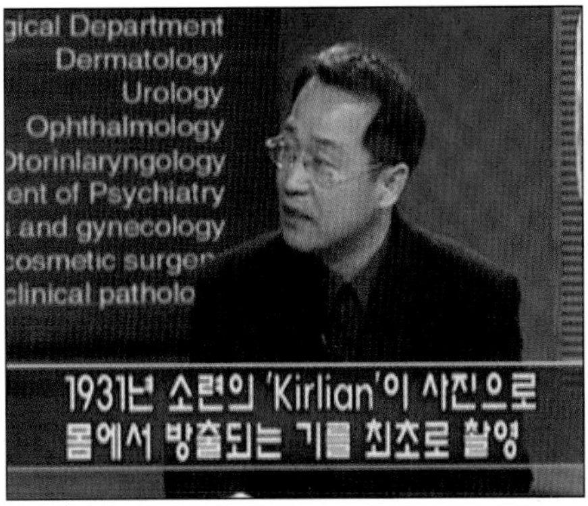

도해 기우근 전수자님이 출현하여 기공 방사 실험을 하고 있다.
[여의도 성모병원]에서 기공 방사 후에 혈액을 채취하여 활성산소의 변화를 측정하였고, [한국정신과학회]에서 기공 방사를 통한 뇌파 변화를 실험하였는데, 두 경우 모두 놀라운 변화를 입증하였다.

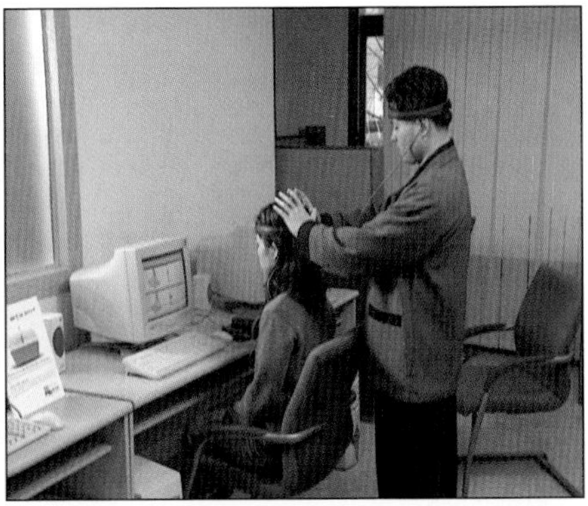

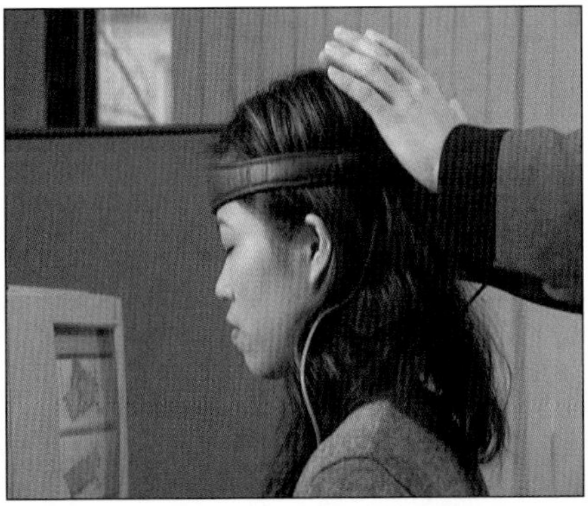

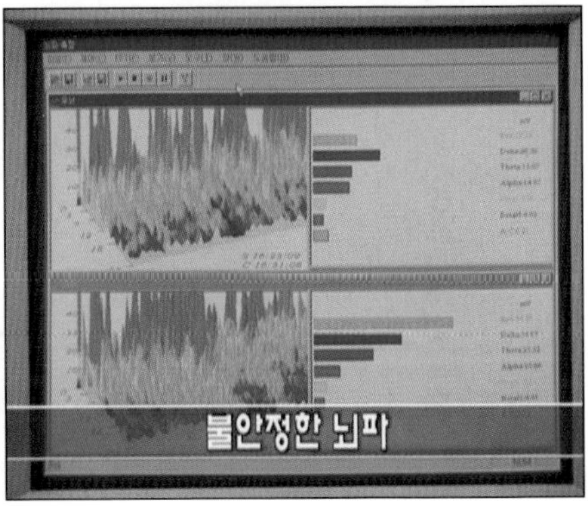

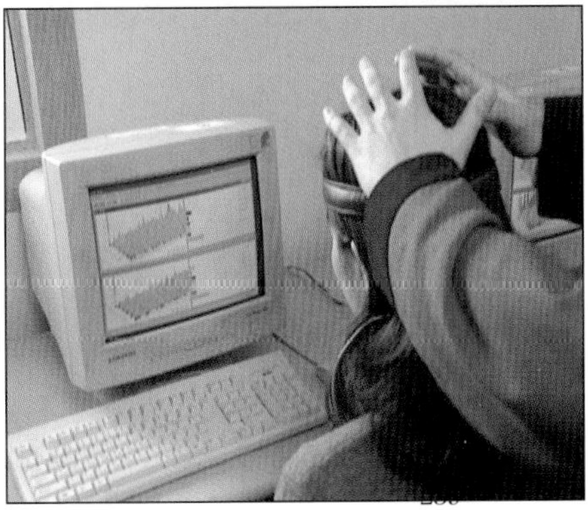

KBS 대하사극 자명고

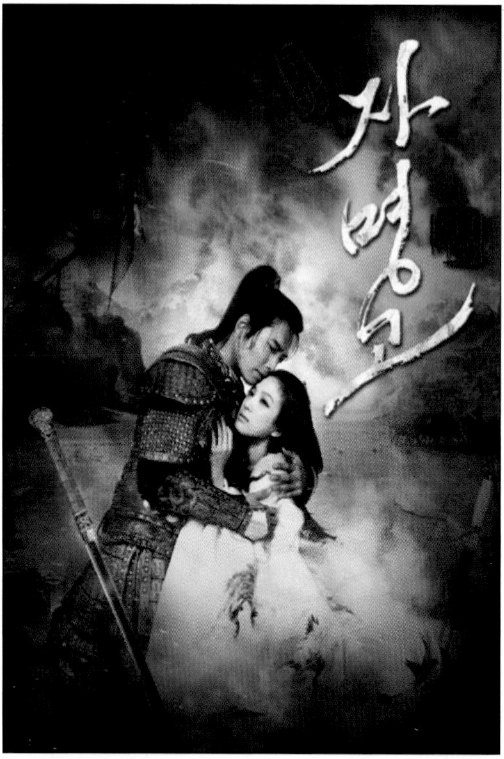

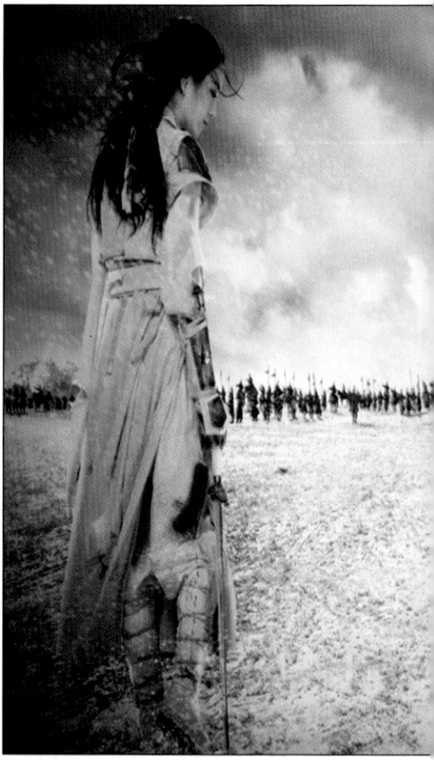

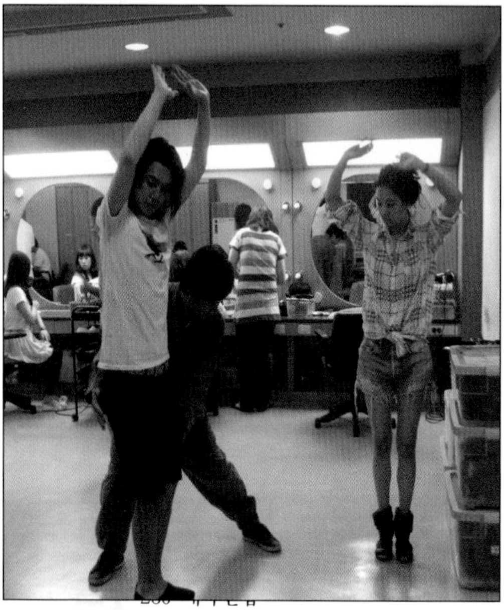

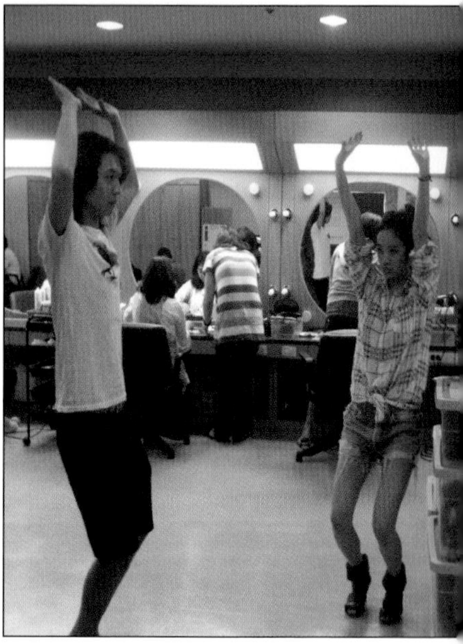

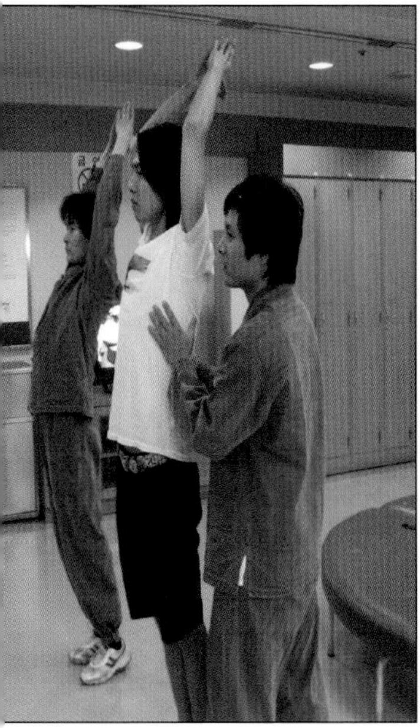

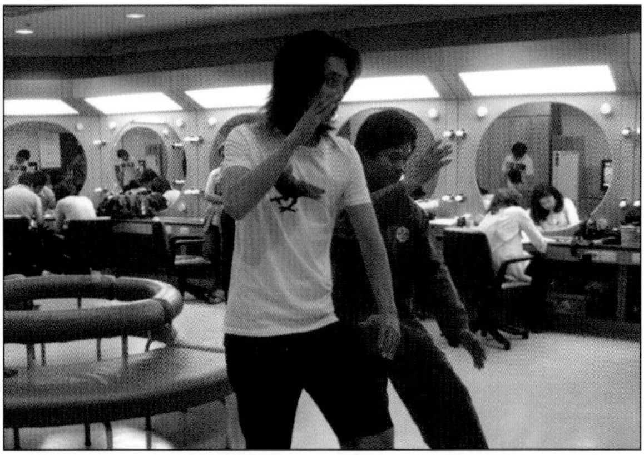

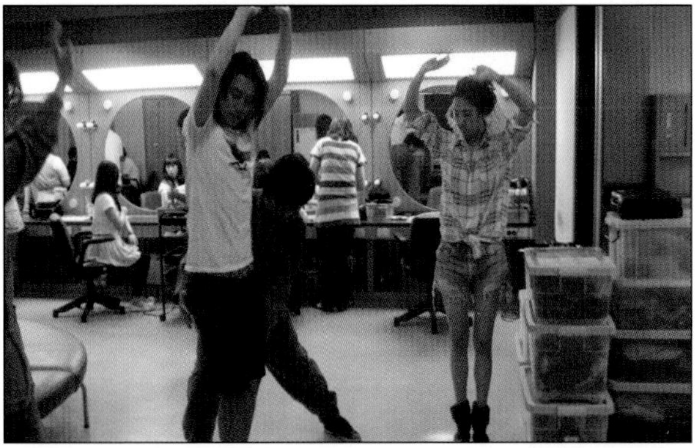

도해 기우근 전수자님이
드라마 주인공인
정려원과 정경호에게
태극선법을 지도하고 있다.

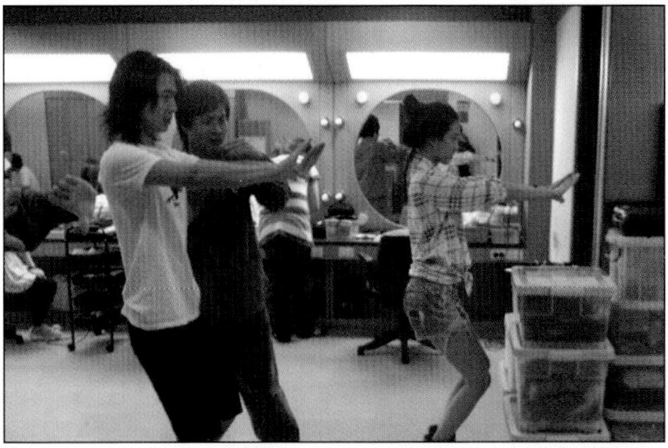

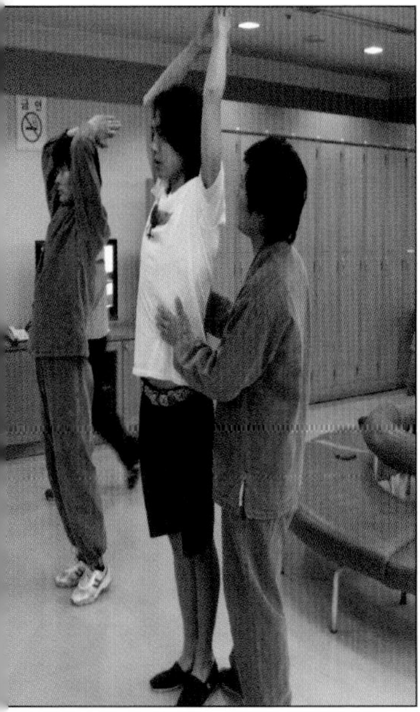

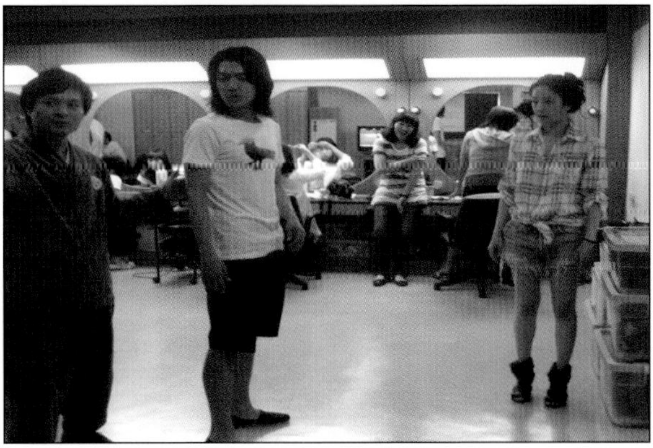

MBN 천기누설

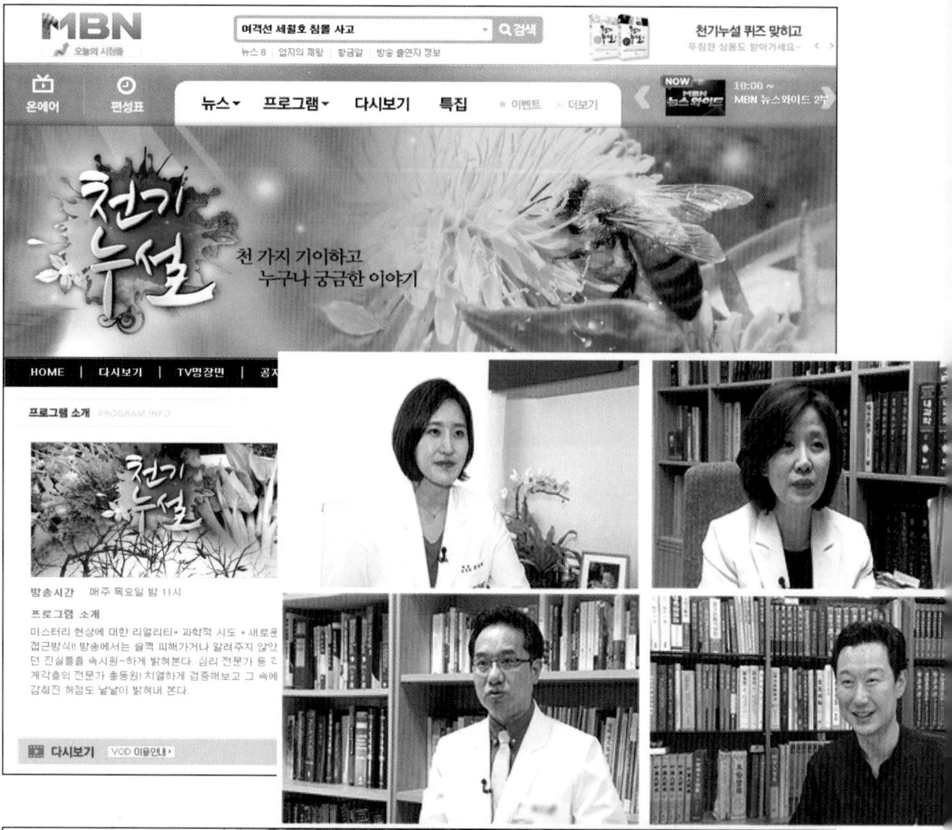
MBN
여객선 세월호 침몰 사고
Q검색
뉴스 8 | 업지의 제왕 | 황금알 | 방송 출연자 정보
천기누설 퀴즈 맞히고
온에어
편성표
뉴스
프로그램
다시보기
특집
이벤트
더보기
NOW
MBN 뉴스와이드
천기 누설
천 가지 기이하고
누구나 궁금한 이야기
HOME | 다시보기 | TV명장면 | 공지
프로그램 소개 PROGRAM INFO
방송시간 매주 목요일 밤 11시
프로그램 소개
미스터리 현상에 대한 리얼리티+ 과학적 시도 +새로운
접근방식!! 방송에서는 슬쩍 피해가거나 알려주지 않았
던 진실들을 속시원~하게 밝혀본다. 심리 전문가 등 2
계각층의 전문가 총동원! 치열하게 검증해보고 그 속에
감춰진 허점도 낱낱이 밝혀내 본다.
다시보기 VOD 이용안내

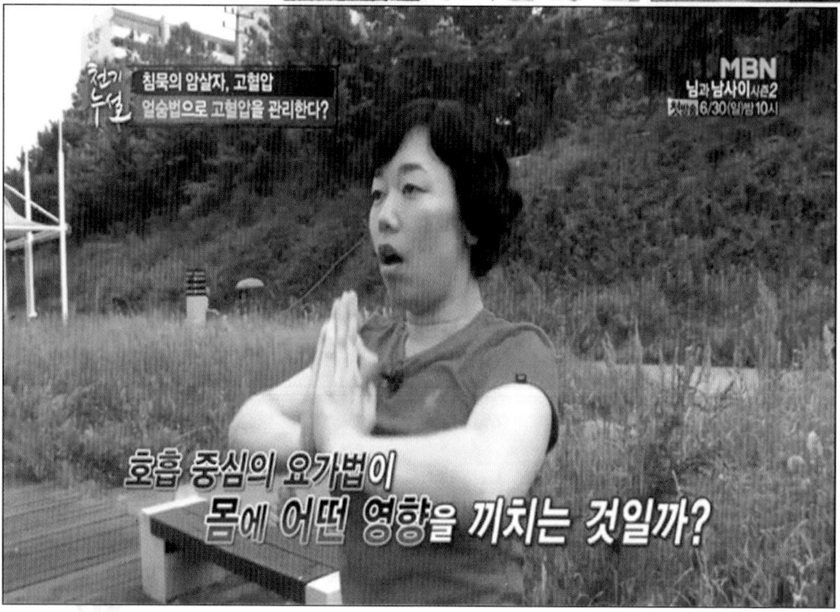
천기 누설
침묵의 암살자, 고혈압
얼숨법으로 고혈압을 관리한다?
MBN
님과 남사이 시즌2
6/30(일)밤10시
호흡 중심의 요가법이
몸에 어떤 영향을 끼치는 것일까?

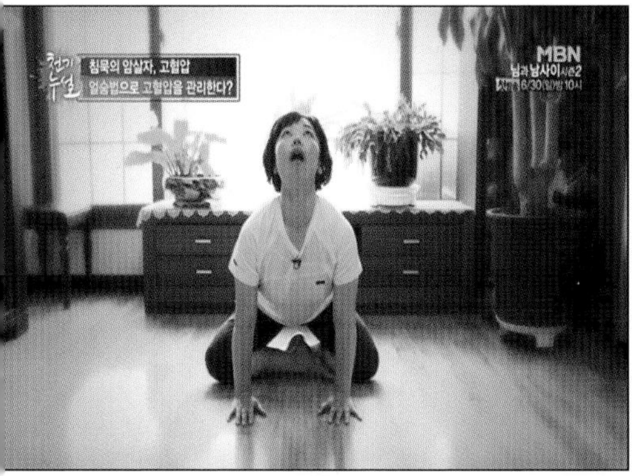
천기누설
침묵의 암살자, 고혈압
MBN
님과 남사이 시즌2

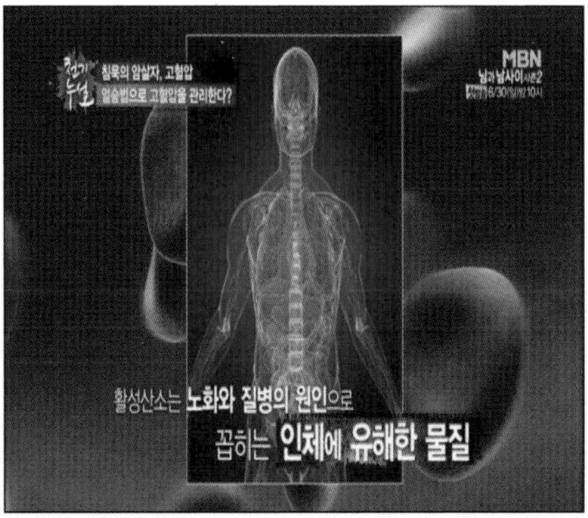
천기누설
침묵의 암살자, 고혈압
MBN
님과 남사이 시즌2
활성산소는 노화와 질병의 원인으로
꼽히는 인체에 유해한 물질

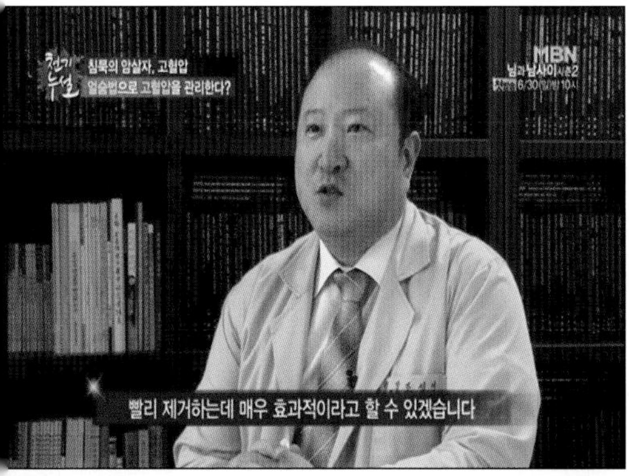
천기누설
침묵의 암살자, 고혈압
MBN
님과 남사이 시즌2
빨리 제거하는데 매우 효과적이라고 할 수 있겠습니다

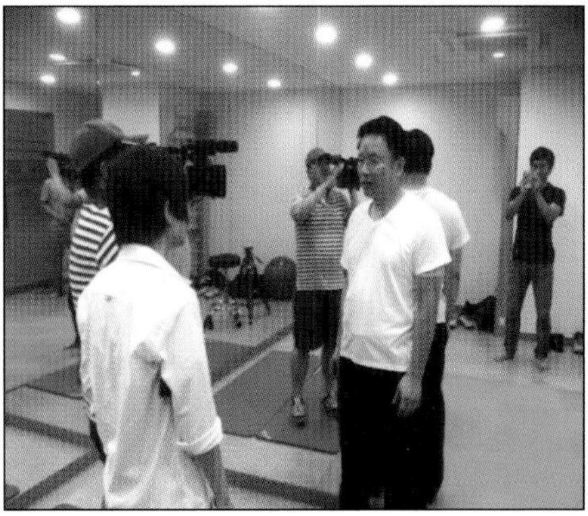

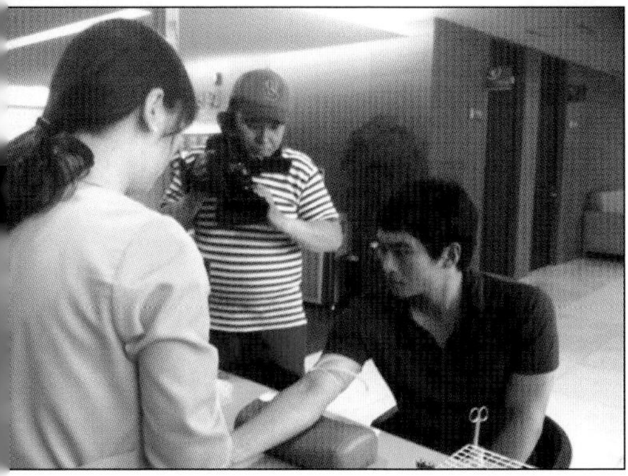

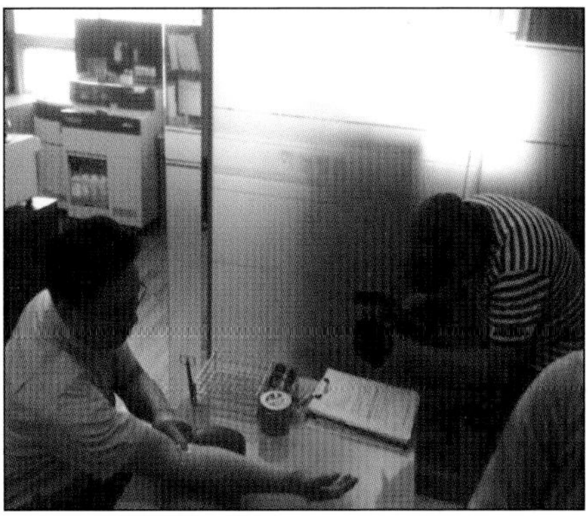

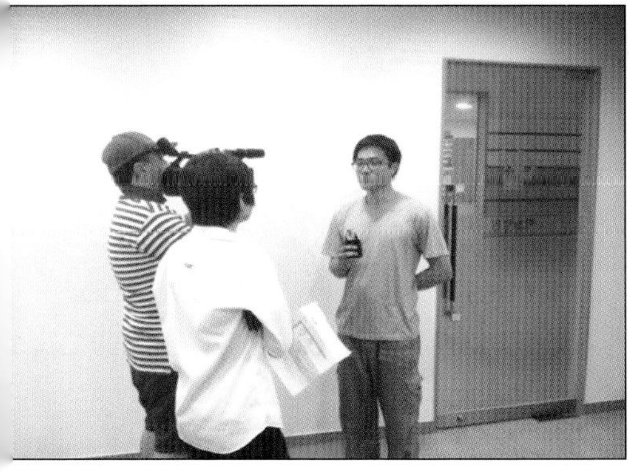

SBS 모닝와이드

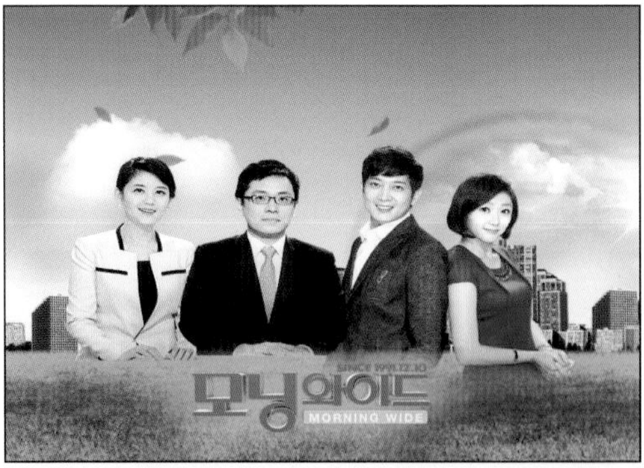

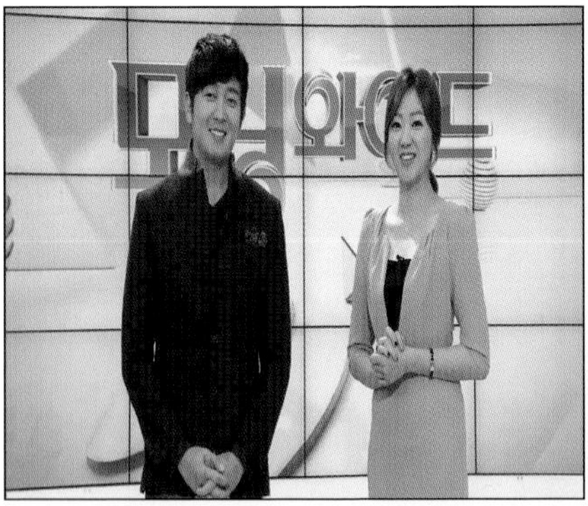

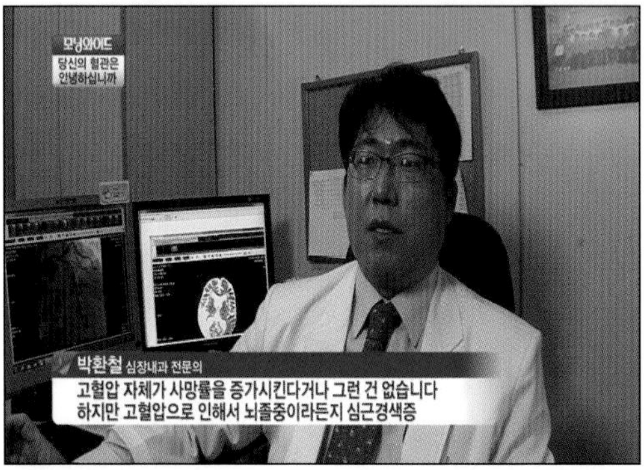

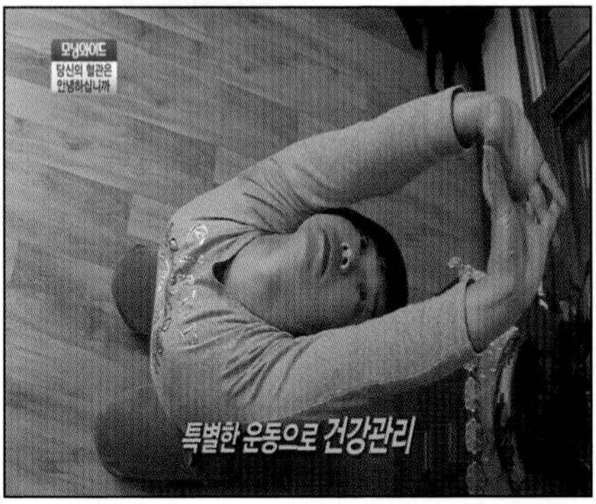

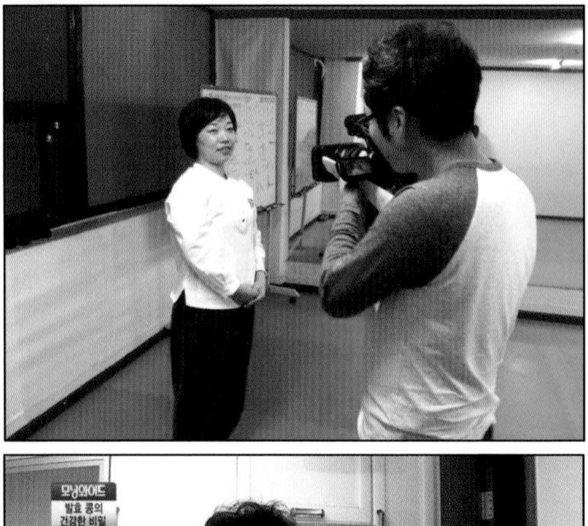

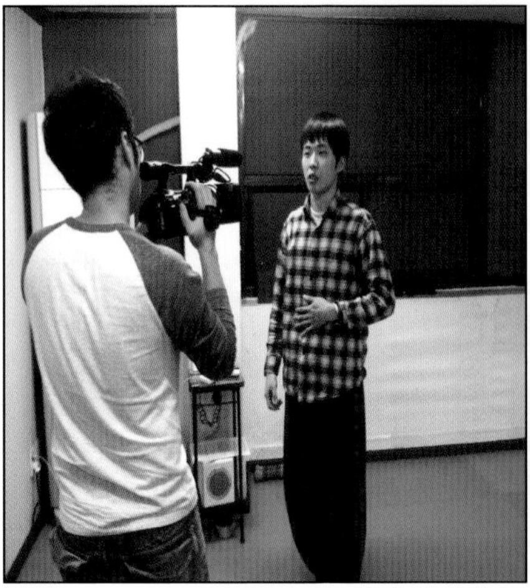

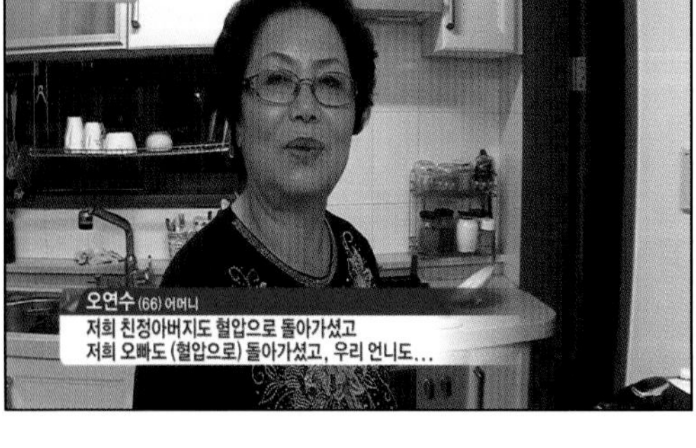

태극선법을 통해 질병을 치유한 사례에 대해 의학적 검증을 한 후에 인터뷰를 진행하고 있다.

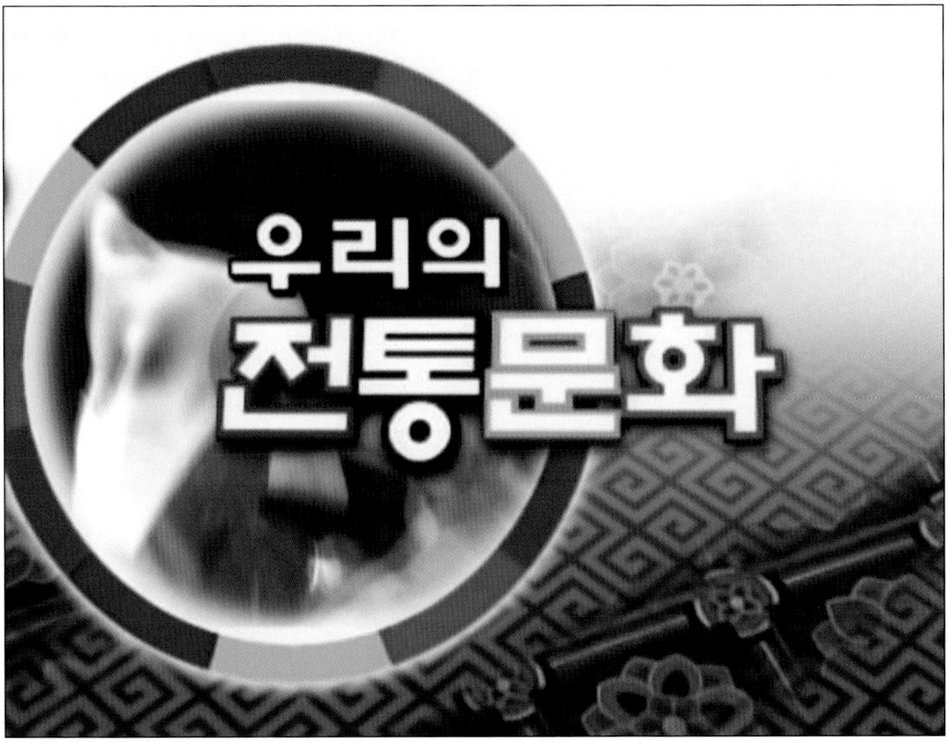

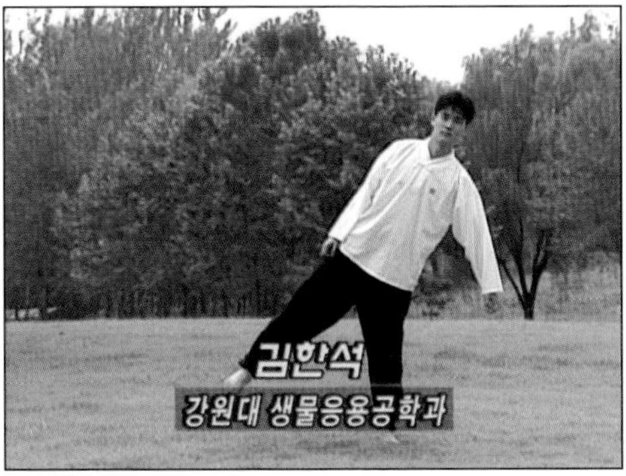

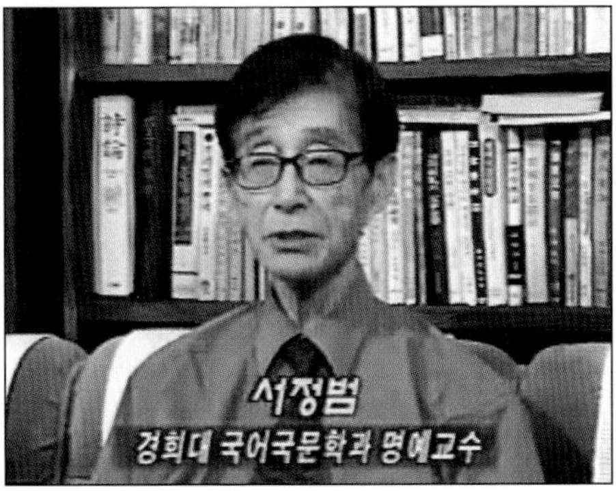

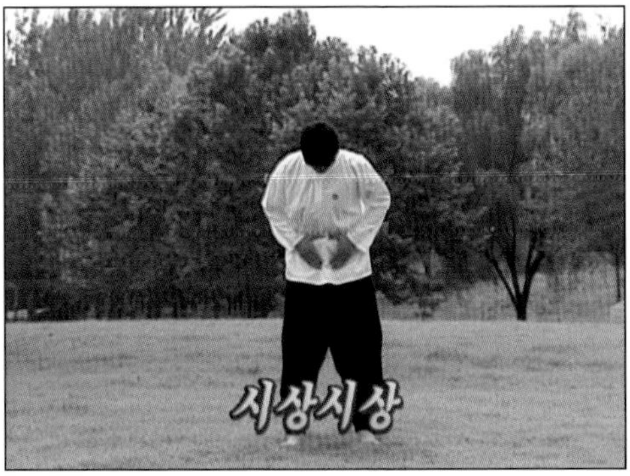

경희대 서정범 교수님이, 고대로부터 면면이 계승되어 내려오는 전통 수련법에 대해 소개하고 있다.

KBS 언제나 청춘

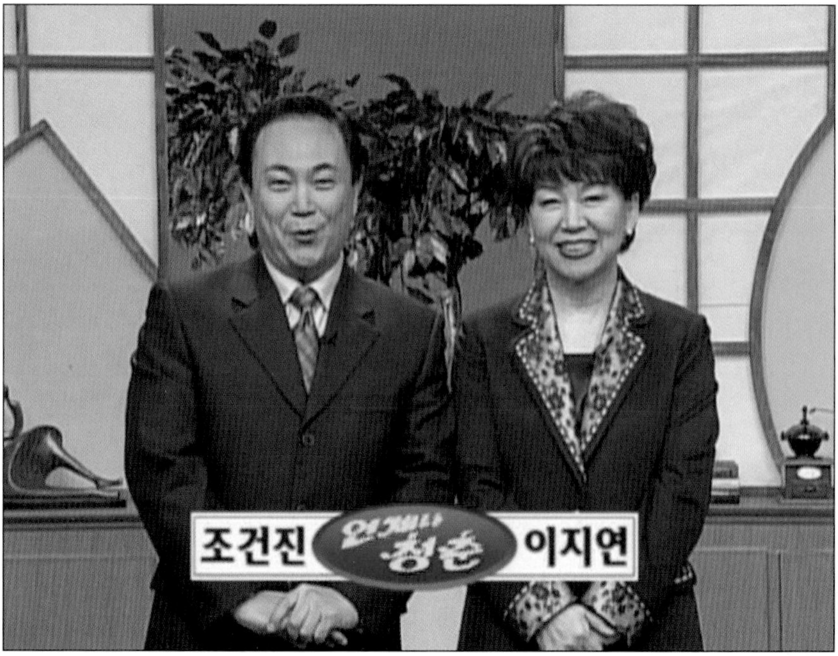

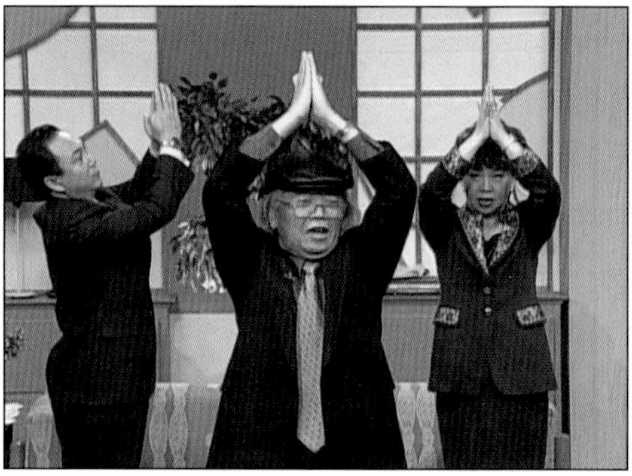

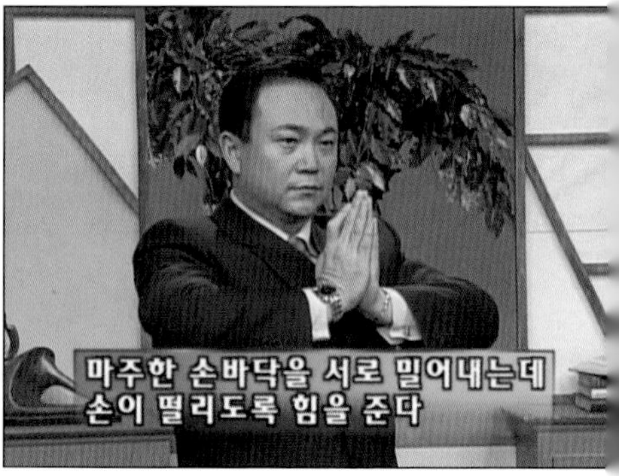

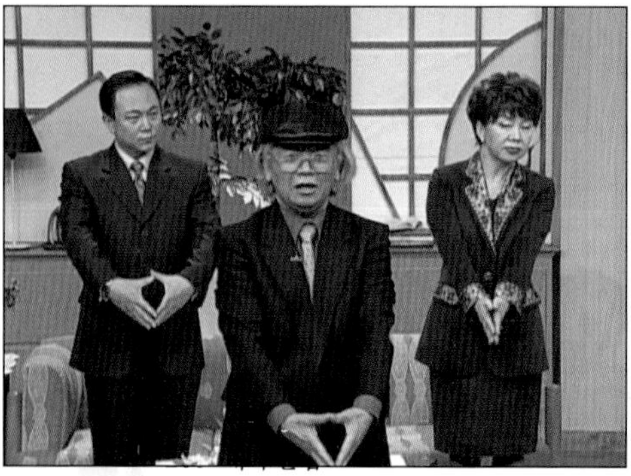

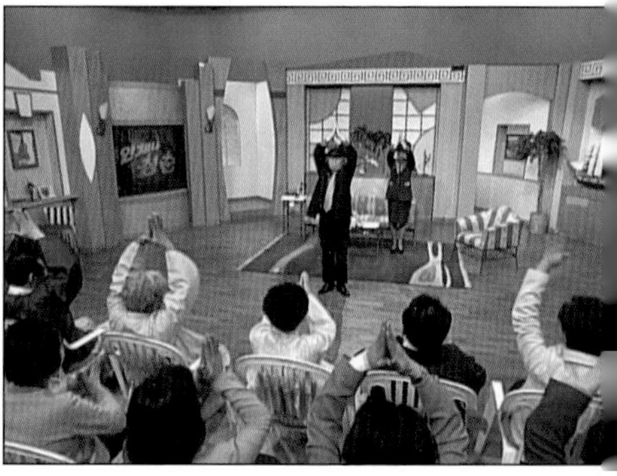

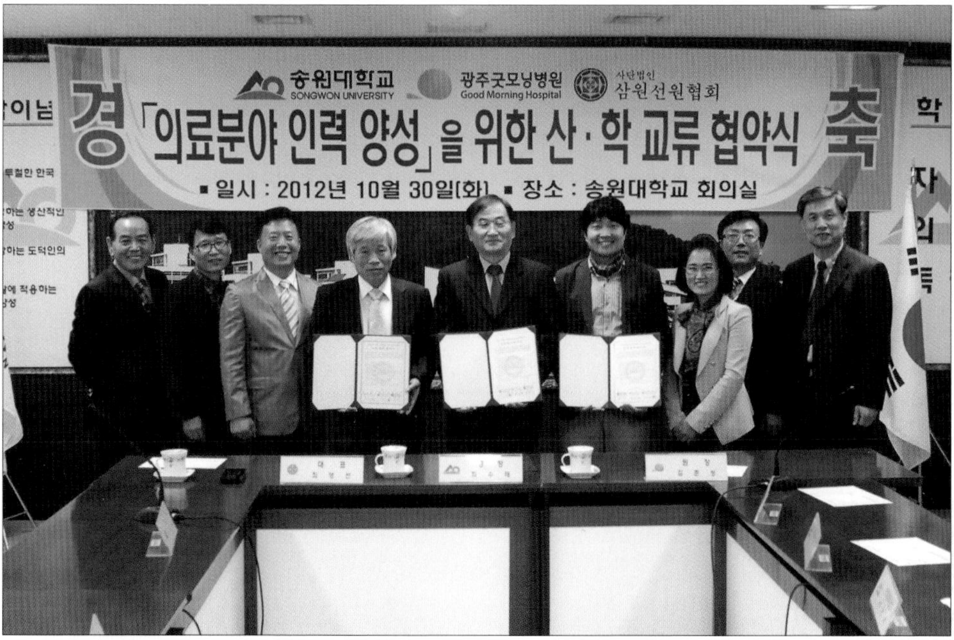

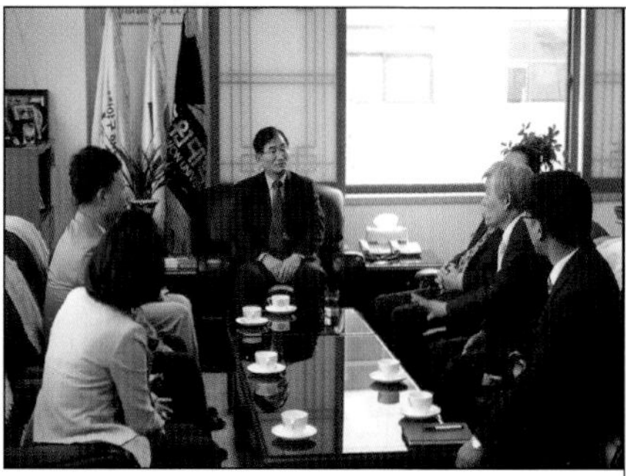

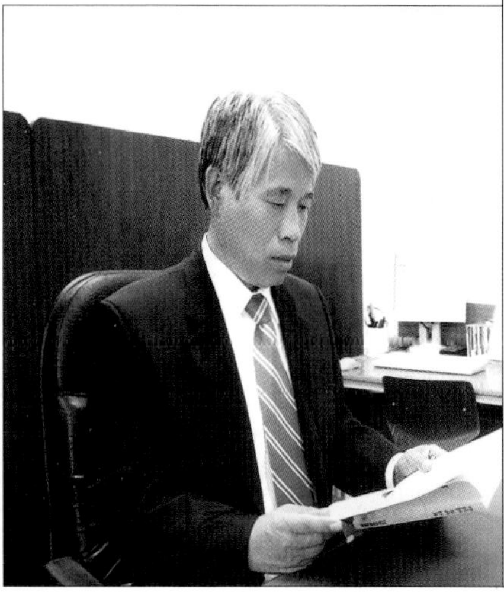

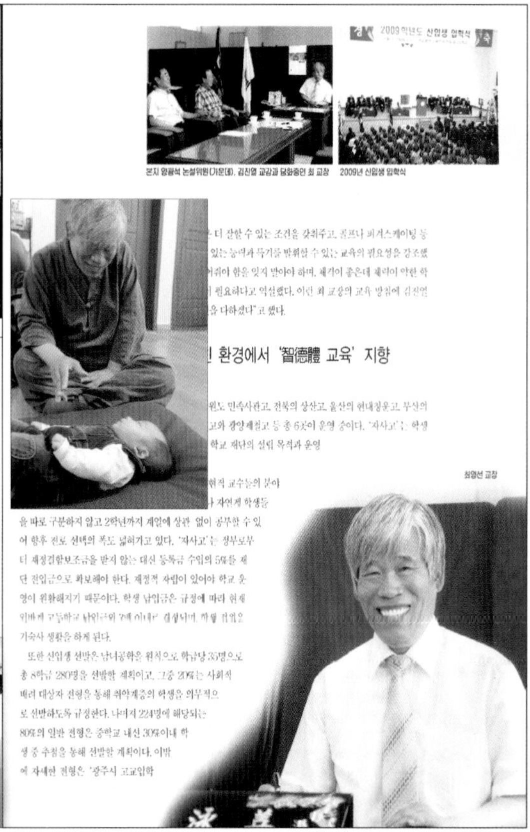

본지 양광석 논설위원(가운데), 김진열 교감과 담화중인 최 교장 2009년 신입생 입학식

…는 더 잘할 수 있는 조건을 갖춰주고, 골프나 피겨스케이팅 등 …있는 능력과 특기를 발휘할 수 있는 교육의 필요성을 강조했 …어줘야 함을 잊지 말아야 하며, 체격이 좋은데 체력이 약한 학 …이 필요하다고 역설했다. 이런 최 교장의 교육 방침에 김진열 …을 다하셨다"고 했다.

…인 환경에서 '智德體 교육' 지향

…원도 민족사관고, 전북의 상산고, 울산의 현대청운고, 부산의 …고와 광양제철고 등 총 6곳이 운영 중이다. '자사고'는 학생 … 학교 재단의 설립 목적과 운영

…현직 교수들의 분야 …나 자연계 학생들을 따로 구분하지 않고 2학년까지 계열에 상관 없이 공부할 수 있어 향후 진로 선택의 폭도 넓혀가고 있다. '자사고'는 정부로부터 재정결함보조금을 받지 않는 대신 등록금 수입의 5%를 재단 전입금으로 확보해야 한다. 재정적 자립이 있어야 학교 운영이 원활해지기 때문이다. 학생 납입금은 규정에 따라 현재 일반계 고등학교 납입금의 '3배 이내'로 결정되며, 학생 전원은 기숙사 생활을 하게 된다.

또한 신입생 선발은 남녀공학을 원칙으로 학급당 35명으로 총 8학급 280명을 선발할 계획이고, 그중 20%는 사회적 배려 대상자 전형을 통해 취약계층의 학생을 의무적으로 선발하도록 규정한다. 나머지 224명에 해당되는 80%의 일반 전형은 중학교 내신 30%이내 학생 중 추첨을 통해 선발할 계획이다. 이밖에 자세한 전형은 '광주시 고교입학

최영선 교장

송원대학교 굿모닝병원과의 의료 협력

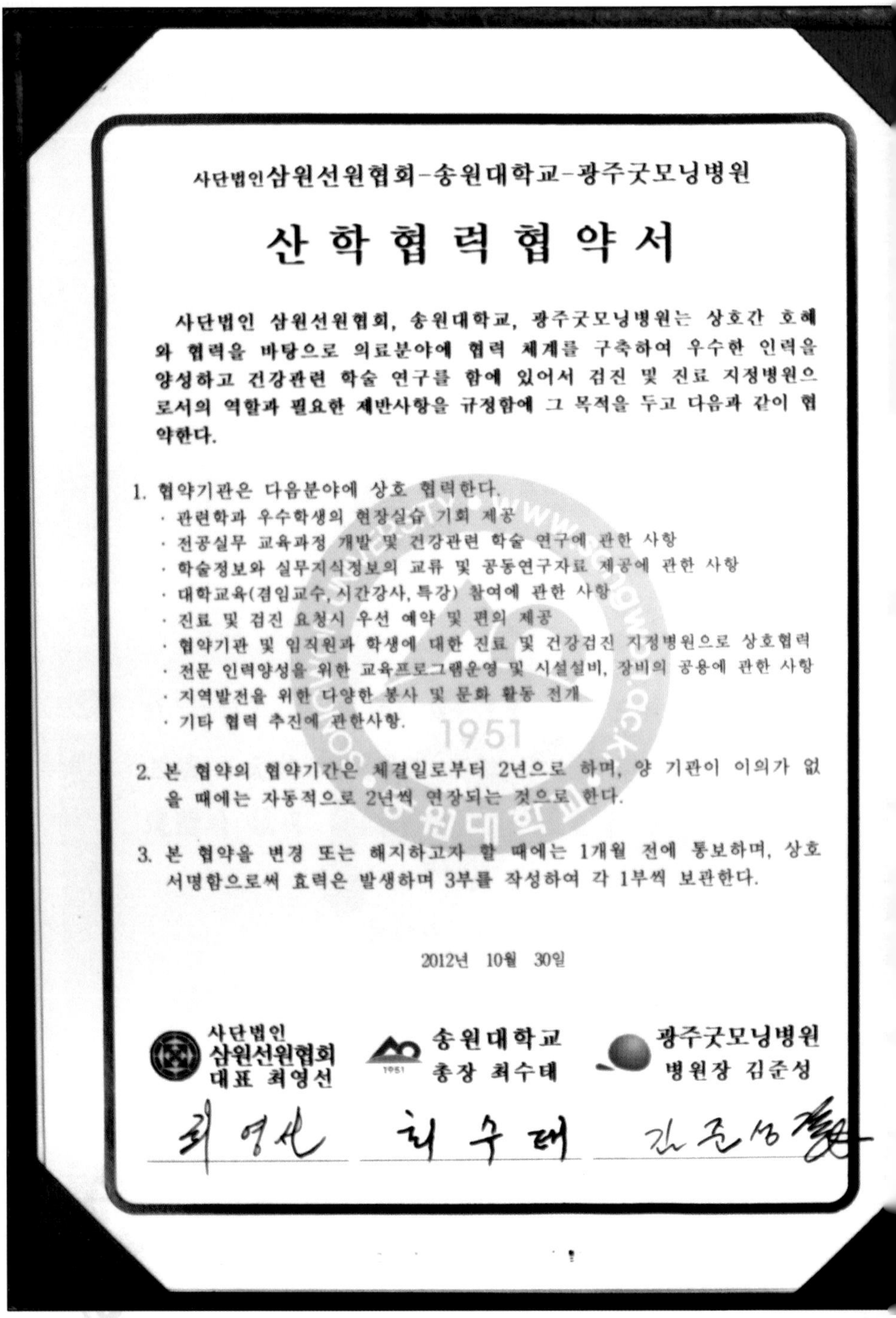

사단법인 삼원선원협회-송원대학교-광주굿모닝병원

산 학 협 력 협 약 서

사단법인 삼원선원협회, 송원대학교, 광주굿모닝병원는 상호간 호혜와 협력을 바탕으로 의료분야에 협력 체계를 구축하여 우수한 인력을 양성하고 건강관련 학술 연구를 함에 있어서 검진 및 진료 지정병원으로서의 역할과 필요한 제반사항을 규정함에 그 목적을 두고 다음과 같이 협약한다.

1. 협약기관은 다음분야에 상호 협력한다.
   - 관련학과 우수학생의 현장실습 기회 제공
   - 전공실무 교육과정 개발 및 건강관련 학술 연구에 관한 사항
   - 학술정보와 실무지식정보의 교류 및 공동연구자료 제공에 관한 사항
   - 대학교육(겸임교수, 시간강사, 특강) 참여에 관한 사항
   - 진료 및 검진 요청시 우선 예약 및 편의 제공
   - 협약기관 및 임직원과 학생에 대한 진료 및 건강검진 지정병원으로 상호협력
   - 전문 인력양성을 위한 교육프로그램운영 및 시설설비, 장비의 공용에 관한 사항
   - 지역발전을 위한 다양한 봉사 및 문화 활동 전개
   - 기타 협력 추진에 관한사항.

2. 본 협약의 협약기간은 체결일로부터 2년으로 하며, 양 기관이 이의가 없을 때에는 자동적으로 2년씩 연장되는 것으로 한다.

3. 본 협약을 변경 또는 해지하고자 할 때에는 1개월 전에 통보하며, 상호 서명함으로써 효력은 발생하며 3부를 작성하여 각 1부씩 보관한다.

2012년 10월 30일

사단법인 삼원선원협회	송원대학교	광주굿모닝병원
대표 최영선	총장 최수태	병원장 김준성

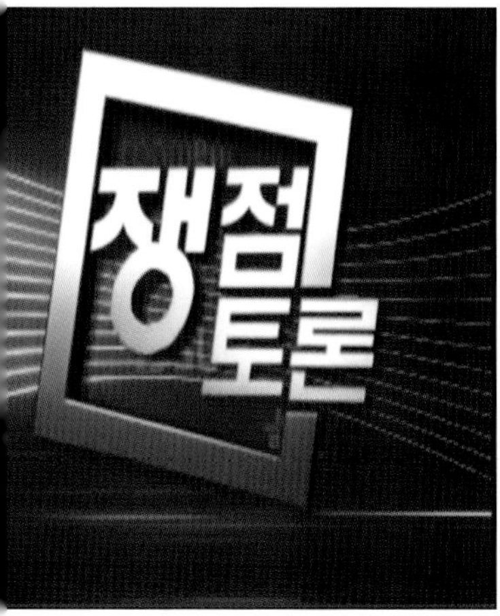

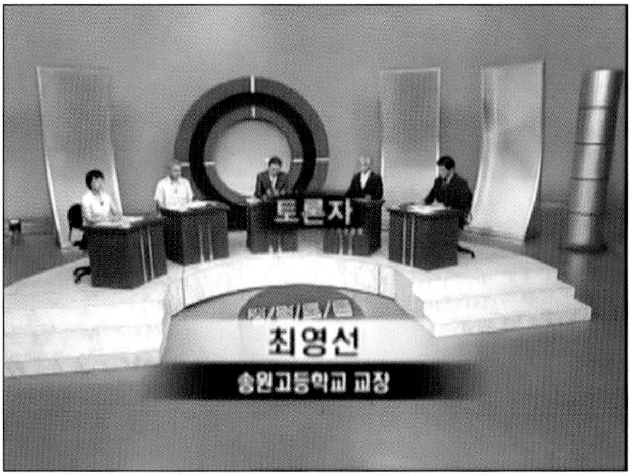

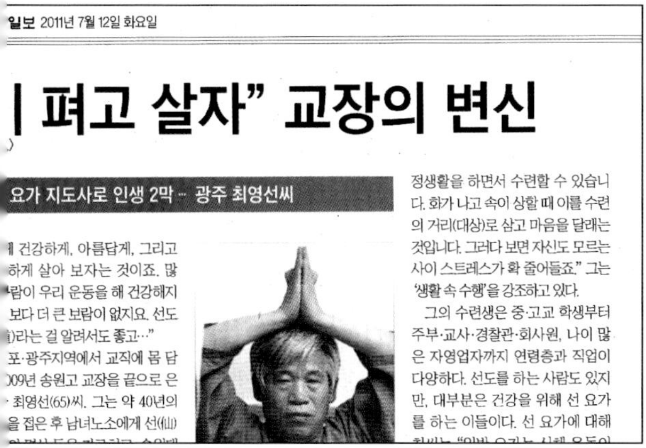
일보 2011년 7월 12일 화요일

| 펴고 살자" 교장의 변신

요가 지도사로 인생 2막 ··· 광주 최영선씨

ᅦ 건강하게, 아름답게, 그리고
하게 살아 보자는 것이죠. 많
람이 우리 운동을 해 건강해지
보다 더 큰 보람이 없지요. 선도
)라는 걸 알려서도 좋고···"
포·광주지역에서 교직에 몸 담
009년 송원고 교장을 끝으로 은
· 최영선(65)씨. 그는 약 40년의
을 접은 후 남녀노소에게 선(仙)

정생활을 하면서 수련할 수 있습니다. 화가 나고 속이 상할 때 이를 수련의 거리(대상)로 삼고 마음을 달래는 것입니다. 그러다 보면 자신도 모르는 사이 스트레스가 확 줄어들죠." 그는 '생활 속 수행'을 강조하고 있다.

그의 수련생은 중·고교 학생부터 주부·교사·경찰관·회사원, 나이 많은 자영업자까지 연령층과 직업이 다양하다. 선도를 하는 사람도 있지만, 대부분은 건강을 위해 선 요가를 하는 이들이다. 선 요가에 대해

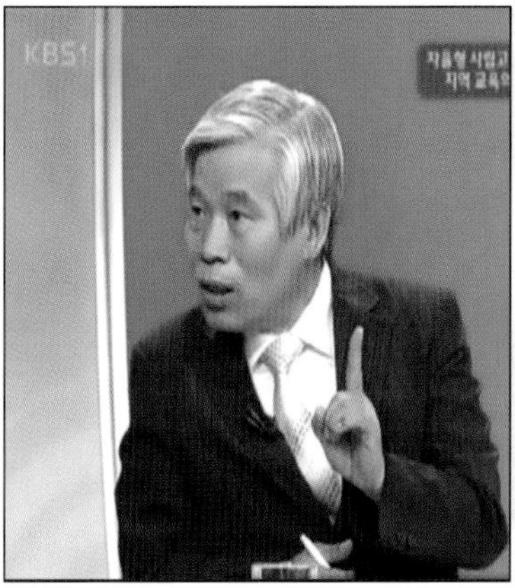

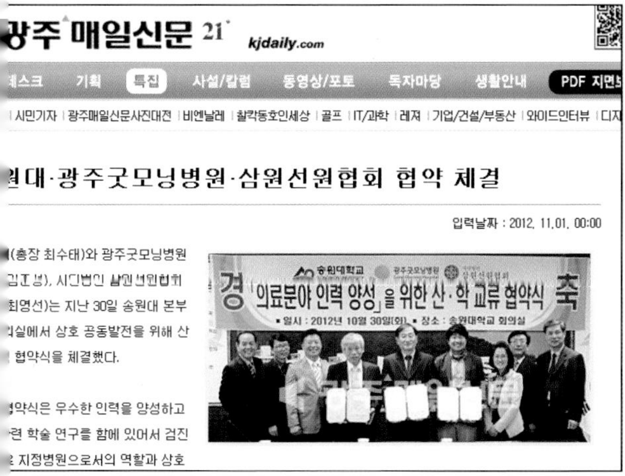
광주 매일신문 21 kjdaily.com

데스크 | 기획 | 특집 | 사설/칼럼 | 동영상/포토 | 독자마당 | 생활안내 | PDF 지면보

| 시민기자 | 광주매일신문사진대전 | 비엔날레 | 찰칵동호인세상 | 골프 | IT/과학 | 레저 | 기업/건설/부동산 | 와이드인터뷰 | 디지

원대·광주굿모닝병원·삼원선원협회 협약 체결

입력날짜 : 2012. 11.01. 00:00

(총장 최수태)와 광주굿모닝병원
김王성), 사단법인 삼원선원협회
최영선)는 지난 30일 송원대 본부
의실에서 상호 공동발전을 위해 산
협약식을 체결했다.

협약식은 우수한 인력을 양성하고
련 학술 연구를 함에 있어서 검진
 지정병원으로서의 역할과 상호

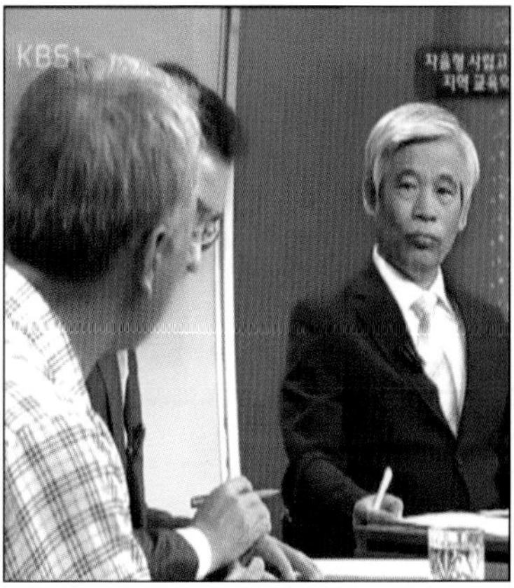

中道論 김준걸 지음

① '나' 는 있다. – 참나, 眞我
② '나' 는 없다. – 無我
③ '나' 는 있는 동시에 없다. – 有而無
④ '나' 는 있는 것도 아니고 없는 것도 아니다. – 非有非無
⑤ '나' 는 空이다. – 空
⑥ '나' 를 알 수 없다. – 不可知

이상의 '나는 누구인가?' 의 회두를 푸는 불교의 법방이 바로 中道이다. 본서는 그 답과 풀이 과정을 소개한다.

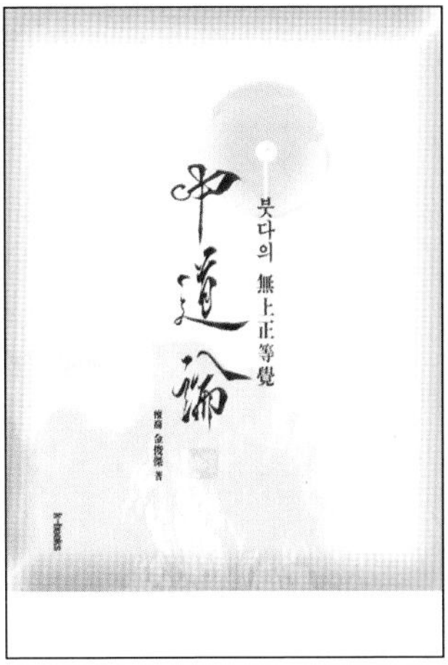

공으로 보는 금강경 김준걸 지음

불법의 요체인 空으로써 [금강경]의 분절을 새롭게 나누고 해석한 전대미문의 역서(譯書)!
본서는 세존의 가르침을 空으로 풀어, 깨달음에 대한 정의와 그것에 이르는 과정을 명명백백하게 제시한다. 그럼으로써 형이상形而上의 불법을 누구나 쉽게 이해하고 실천해 나갈 수 있도록 나침반이 되어 준다. 불교를 제대로 알고 싶고, 나아가 수행하여 깨달음을 얻고자 한다면 본서가 그 해답이 되어 줄 것이다.

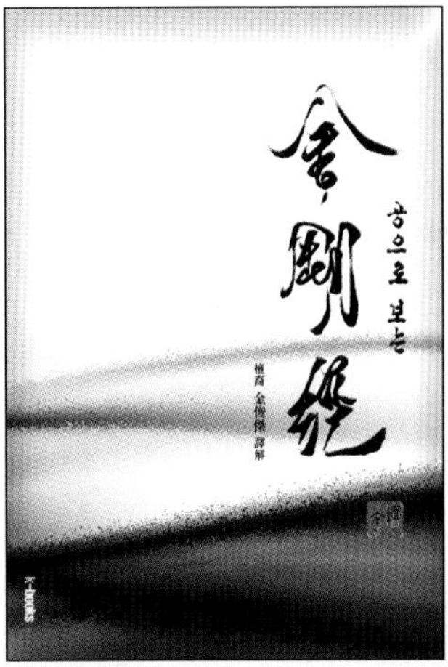

말을 타신 한얼님 최영선 지음

우리 민족은 말과 얼(정신)을 표리(表裏)로 인식하여 삶 속에 높은 철학의 세계를 구현하였다. 우리가 무의식적으로 내뱉는 말 한마디 한마디에는 삶의 지혜가 물씬 녹아 있는 것이다.
따라서 어려운 철학서적을 읽기 전에 말이 담고 있는 놀라운 정신 세계를 탐구해 보는 것이 어떻겠는가!

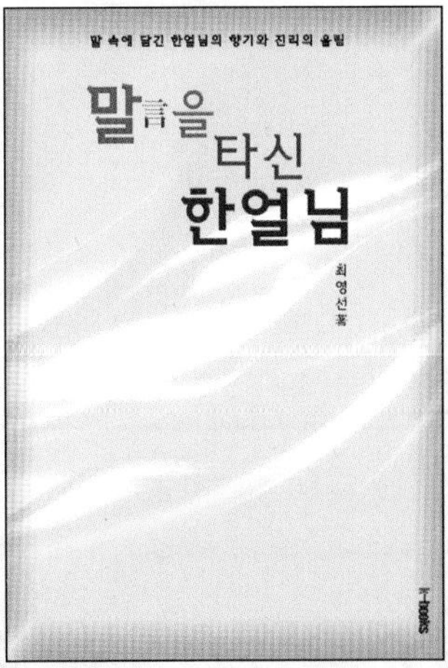

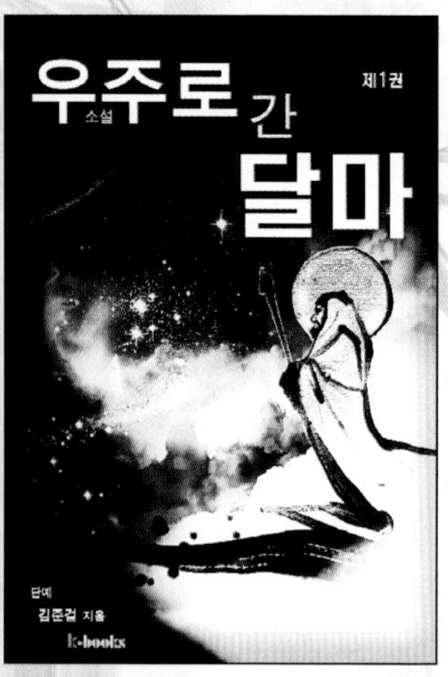

소설 우주로 간 달마 1,2,3 김준걸 지음

4차원 시공간에서 펼쳐지는 꽃미남 청년 달마의 좌충우돌 위빠사나 수행기.
본서는 [천국지] 제5권에 잠깐 등장하는 달마의 일대기를 확대하여 그린 작품으로서, 불교 수행의 정수를 담고 있다. 달마는 과연 생각과의 싸움에서 승리하여 마음을 훔칠 수 있을까?

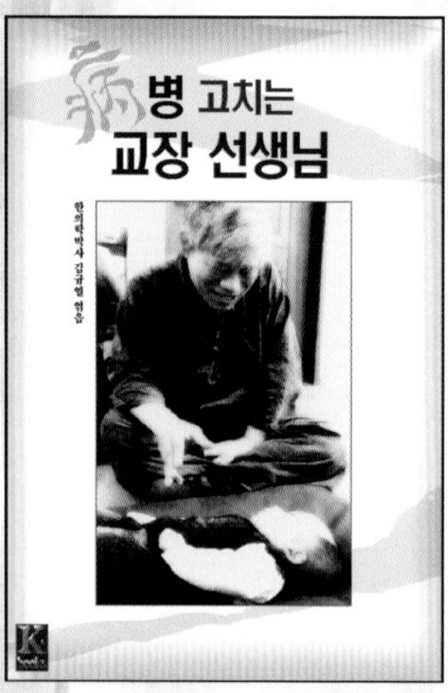

병病고치는 교장 선생님 김규열 엮음

본서는 몇 년간 최영선 교장 선생님이 병을 고친 사례들을 모아 놓은 자료집이다. 교장 선생님으로부터 氣 치료를 받아 나은 병명은 대략 다음과 같다.
아토피. •알러지성 비염. •생리통. •두통. •고혈압. •역류성 식도염. •오십견. •중풍을 비롯한 뇌질환. •심장판막증. •틱장애. •뇌수술 및 교통사고 후유증. •지적장애 및 자폐장애. •학습능력(공부).•다이어트, 복부비만. •저체중. •위염, 위경련, 소화불량 •선천적 흉곽기형. •여드름. •불면증. •우울증을 비롯한 정신질환. •신장염(사구체신염). •키 성장. •퇴행성 허리디스크. •갑상선항진증. •심장병. •원형탈모.•구내염. •만성신부전증. •과민성 대장증후군. •만성피로. •관절염.•고지혈증.…

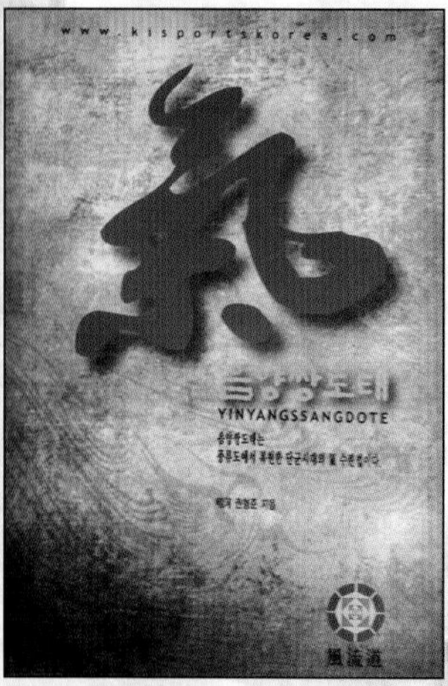

음양쌍도태 권형준 지음

지금까지의 氣 수련 단체에서는 수련의 진척을 알 수 있는 객관적 잣대를 제시하지 못했다. 허기(虛氣)를 가지고 의념으로 수련을 했기 때문이다.
음양쌍도태는 주관적이 아닌 객관적 잣대에 의해 수련의 진전이 명명백백하게 드러난다.
첫째, 호흡이 변한다.
둘째, 단전이 외부로 발달한다.
셋째, 목소리가 변한다.
넷째, 뼈의 구조가 바르게 바뀐다.

귀신백과 차용준 지음

본서는 귀신과 방술에 얽힌 100가지 의문을 명쾌하게 풂으로써 4차원 神의 세계를 그대로 드러내고 있다.

- 귀신도 성교를 할까?
- 저승은 어떤 모습일까?
- 윤회는 어떻게 이루어질까?
- 죽은 귀신을 또 죽일 수 있을까?
- 귀신들은 어떤 무기를 사용할까?
- 지옥과 극락은 실제로 존재할까?
- 사주팔자와 점괘, 풍수의 정확도는 어떤가?

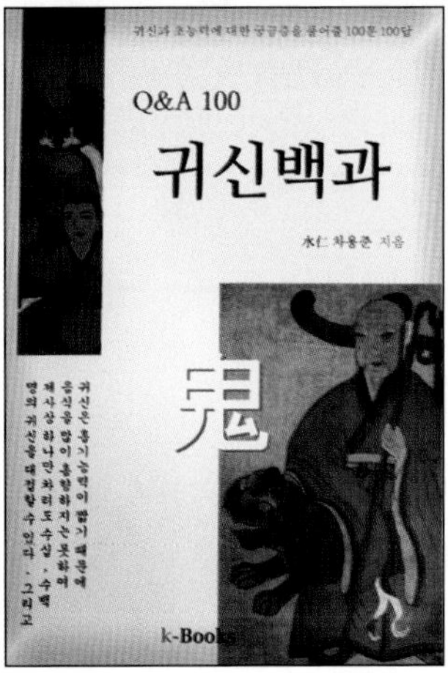

단경檀經 이준호 지음

복잡하고 심오하여 평생을 공부해도 체득하기 어렵다는 易과 동양철학의 세계. 그 핵심을 짚고 요체를 추려 간결하게 정리함은 물론이고, 잘못된 점을 바로 잡아 易을 완성하고 동양철학의 대간을 세운다.

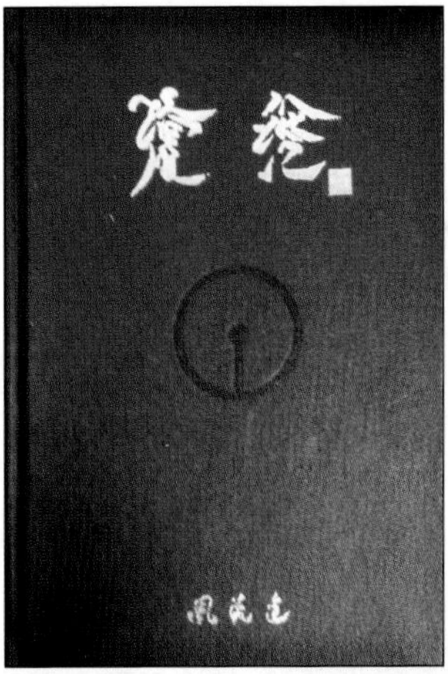

몸이 행복해지는 웰빙호흡 율려선

성경준 지음

웰빙이란 한마디로 건강하게 잘사는 것이다. 그러기 위해서는 숨부터 제대로 쉬어야 한다. 건강한 숨은 몸을 행복하게 하여 소중한 당신의 삶을 더욱 가치 있게 해 줄 것이다. 본서는 한국외국어대 성경준 교수가 [MONEYWEEK]와 [주간한국]에 연재한 율려선 칼럼에다가 연구 논문과 체험 사례를 더해 엮은 것으로, 온갖 질병에 노출되어 있는 현대인들에게 확실한 건강 길잡이가 되어 줄 것이다.

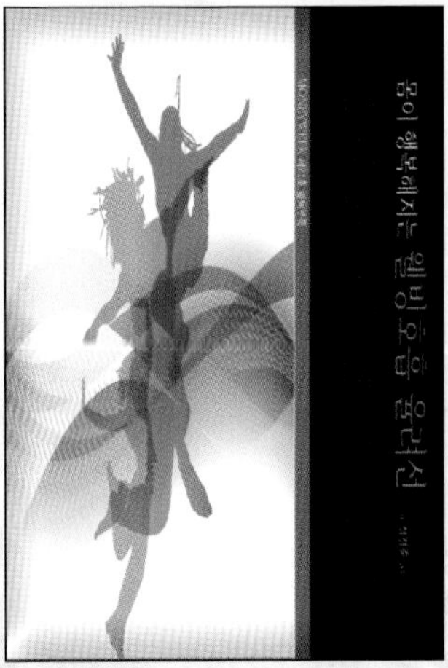